第2版 新しい鍼灸診療

篠原昭二 / 和辻 直 / 北出利勝
編集

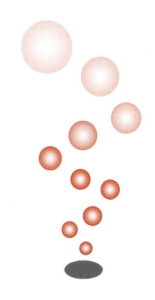

医歯薬出版株式会社

This book was originally published in Japanese
under the title of :

ATARASHII SHINKYUU SHINRYOU
（New Practices of Acupuncture Medicine）

Editors :

SHINOHARA, Shoji et al.
 Professor, Kyushu University of Nursing and Social Welfare

©2006 1st ed.
©2019 2nd ed.

ISHIYAKU PUBLISHERS, INC.
 7-10, Honkomagome 1 chome, Bunkyo-ku,
 Tokyo 113-8612, Japan

編集・執筆一覧

編　集

篠原　昭二　　九州看護福祉大学教授

和辻　直　　　明治国際医療大学教授

北出　利勝　　明治国際医療大学名誉教授

執　筆 (執筆順)

渡邉　勝之　　一般社団法人いのちクリエイション
　　　　　　　東洋医学治療院天龍

和辻　直　　　編集と同

関　真亮　　　常葉大学

水沼　国男　　明治国際医療大学

篠原　昭二　　編集と同

井上　基浩　　明治国際医療大学

矢野　忠　　　明治国際医療大学

伊藤　和憲　　明治国際医療大学

北小路博司　　宝塚医療大学

斉藤　宗則　　明治国際医療大学

藤本　新風　　一般社団法人北辰会

木戸　正雄　　日本鍼灸理療専門学校

北出　利勝　　編集と同

小田　伸悟　　小田整形外科医院

山野　隆　　　山野医院／一般財団法人チ楽協会

福岡　明　　　医療法人社団明徳会福岡歯科

古江　嘉明　　元・古江クリニック

吉本　英夫　　吉本クリニック附属中医漢方研究所

有川　貞清　　元・有川医院

徳永　秀次　　有川医院

加藤　淳　　　加藤淳鍼灸院

飯泉　充長　　ボディーワークとはり治療のR-1123

徳留　一博　　日当山温泉東洋医学クリニック

推薦の序

『新しい鍼灸診療』第1版が発刊（2006年1月）されてから，既に13年が経過しました．専門書の多くが，改訂されることなく絶版の運命を辿る傾向にある中で，『新しい鍼灸診療』が全面的な見直しが行われ，第2版が上梓される運びとなったことは，本書を座右の書とする人々の想いによるものと思います．それだけに本書は親しまれ，読み込まれてきたと言えましょう．

第1版の編者は北出利勝先生（明治国際医療大学名誉教授）でしたが，第2版の出版に当たって新たに篠原昭二先生（九州看護福祉大学）と和辻直先生（明治国際医療大学）が編者に加わり，新しい内容として第3章「伝統鍼灸を活用した新しい鍼灸診療」を組み込み，全面的な見直し作業が行われました．

第1版の推薦の序は，身体心理学の第一人者である春木豊先生（早稲田大学名誉教授）が執筆されました．春木先生はその序の中で「東洋医学では，気が重要な概念であると言われつつも，多くの東洋医学のテキストではないがしろにされていると思われる」と記され，本書の特徴を「気を中心にした新しい鍼灸医学の試み」として高く評価されています．そして，東洋医学の世界にもEBMの潮流が押し寄せ，科学化が求められることに対して，「必ずしも西洋医学と同じような科学の土俵に立たねばならぬと考えるのは早計」とし，「西洋医学は死体から出発した医学であり，身体を物体として扱うので，科学が縦横に活躍できるのに対して，東洋医学は生体から出発した医学であり，身体を物体として扱うことにはなじまない基本的相違がある」と記され，独自の科学化の必要性を示唆されています．

春木先生が指摘されたように，東洋医学にも独自の科学的思考があります．それは「生きた状態」をそのまま把握しようとする包括的なパラダイムです．「生きた状態」は極めて複雑な状態を呈しますが，その複雑な状態を分析せずに，複雑なままに捉え，問題を解決しようとする視点が東洋医学の特色です．西洋の要素還元主義に対する東洋の全包括主義，その視点に立脚した人間医学が東洋医学です．「生きた状態」とは，東洋では気の運動により流動的に複雑に変化する事象と捉えます．東洋医学が「気の医学」と言われる所以はこの点にあるように思います．

本書は，春木先生が慧眼をもって洞察されたように「気の医学」としての鍼灸診療の挑戦的な専門書です．「気」は，極めて抽象度の高い概念ですが，それを本書においては，「気」の医学応用として具象化し，多様な診療形態を紹介しつつ，「気の医学」としての鍼灸診療の深い学びと臨床実践に繋がることを意図し，配慮された書です．また，現代の鍼灸診療の様々な療法についても「第2章 Ⅱ わが国における鍼灸治療の実際」において紹介し，日本の鍼灸療法の現在を俯瞰できるように配慮されています．

本書は，鍼灸診療を学ぶ人，臨床する人，研究する人，それぞれの立場において「気の医学」としての鍼灸を多角的に学ぶことができるとともに鍼灸の新たな創造的挑戦を促す刺激的な書でもあります．

最後になりますが，編者および執筆者の先生方の並々ならぬ編集と執筆作業に対して衷心より敬意を表します．

令和元年5月吉日

明治国際医療大学 矢 野 　 忠

序（第2版）

　本書執筆の目的および編集の理念等については，北出利勝先生の「まえがき」に記述されている通りであるが，平成17年（2005年）に執筆されてより早15年が経とうとしている．この間に世間を取り巻く環境や生活においては格段の進歩が見られるも，鍼灸界を取り巻く状況は学問的，臨床的および研究面においても，必ずしも目を見張るような進展は少ない．

　一方，海外ではISO（国際標準化機構；International Organization for Standardization：鍼や艾の規格や低周波通電装置の規格などと関連），TC249（技術委員会；Technical Committee：ISOの249番目の技術委員会であり，鍼の品質や安全性，鍼以外の医療機器の品質や安全性，用語と情報科学などのワーキンググループが活動している），ICHI（医療行為の分類；International Classification of Health Interventions：経穴や鍼，灸，低周波通電などの介入方法に関する検討）の問題が注目されるとともに，2018年6月にICD-11（国際疾病分類11回改訂；International Statistical Classification of Disease and Related Health Problems：死因統計に使われる疾患コードの改訂作業）の中に鍼灸や漢方の病証名が採択されるかどうかの論議が交わされており，2019年6月にWHOにおいて採択されたなら，画期的な出来事と言える．しかし，ICD-11のフィールドワークで検討された内容は『霊枢』経脈篇の是動，所生病の内容であった．少なくとも，鍼灸の資格要件が都道府県知事免許から厚生大臣免許（国家試験）へと嵩上げされ，さらにその後27年を経たにも関わらず，経脈の病証として語られる内容が古典の一論編の記述から一歩も出ていないことは，大いなる怠慢と言われても返す言葉が見つからない．

　第2版で収録された話題としては，第3章の中に北辰会方式，VAMFIT（経絡系統治療システム），経筋治療の3項目が新たに追加および起こされた内容である．鍼灸臨床における診断・治療方式として非常に興味深い内容と言える．

　しかし，まだまだ本書では取り上げることができなかった優れた臨床方式もたくさんあるが，徐々に改訂され，網羅的に編集されることによってより一層本書が鍼灸界における入門書として愛読されることを祈りたい．

令和元年5月吉日

篠　原　昭　二

まえがき（第1版）

　本書は鍼灸医学の四診の診察法が詳しく実践的に述べられており，鍼灸を初めて学ぶ人にとって自学自習を必ずサポートするであろう．また，臨床の場で静かに浸透している気を利用した医療を知る書として役立つであろう．気が学問的に，また広く普及することは編者の切願の一端であるが，ここでは気を科学的に解明することをコンセプトとはしていない．悩む患者の健康回復に役立っている事実の提供を主眼においた．初心者にも実地医家にも参考になるよう努めたが，煩雑なところは賢明な読者の解読により氷解されたい．

　「新しい鍼灸診療」を上梓するにあたり，3つの表題を冠して記述する．

初めて鍼灸を学ぶにあたって

　初めて鍼灸を学ぶためには鍼灸医学の概要や特徴，現代の鍼灸診療を知ることが重要なので，イントロダクションから始める．

　「鍼灸医学の創造的再構築」と題して，鍼灸を含む東洋，西洋の哲学または原論というべき根本について渡邉は述べている．プロセスとして医療の歴史と特色について解説している．鍼灸医学にとって学・術・道は必ず鍼灸治療の根底に置くべき課題であろう．自然観・生命観などについての常識を，今一度問い直して，新しい鍼灸医学とはどうあるべきかを学ぶ．全国の専門学校などの授業でここまで詳しく取り上げているところはきわめて少ないと思われるが，該当する科目名を，もし挙げるとするなら「東洋思想」，「東洋哲学」，「東洋医学の歴史と哲学」であり，ここで記述しているのは新しい提言と理解してよい．

　つづいて「現代の鍼灸医療」の「伝統的鍼灸医学における診察法の実際」の項で，臨床に役立つ四診（望診・聞診・問診・切診）の診察法を初歩から臨床応用に入れるように詳細に解説している．なぜなら，鍼灸の臨床上，きわめて大切でありながら，初心者にとって習得が大変難しい項目部分であるがゆえに，詳述が望まれるのである．ここを身につけると臨床が楽しくなる．

　ここで，基本的な診察法から所見の判断までを理解することである．舌診では，和辻が研究で撮影した日常臨床でよく見られる舌のカラー写真を掲載する．聞診の中の声診では，最新の研究成果（腎不全患者の透析前後の声の高さ）を登載した．脈診や漢方腹診を含めた腹診，背診（背部の鍼灸的診察），切経（経絡の診察），切穴（経穴の診察）では，初心者でもすぐに実践できるように診察法の手順を詳しく記述した．これらの内容は，国試科目の中の「東洋医学臨床論」（東洋医学的診察法）に一部対応しており，教科書をサポートするよう構成されている．

　つぎに経絡・経穴・反応点の解説が続く．経穴名の由来，経絡と経穴の関係，交会穴，要穴，基準線・基準点に力点をおいており，経絡，経穴の基本的な要点に絞り記憶しやすいようにした．臨床経験を積むに従って「気の医学－気と経絡－」のところで鍼灸医学の立場から記述している経絡系，皮膚と経絡などの項目，および「新しい鍼灸診療」の経絡現象，オーリングテスト（BDORT）を用いた経脈・経穴の描画の解説が，経絡・

経穴の理解を深めてくれる.

　また，治療上，選穴するには多様な方法が存在するが，重要な経穴の選び方を5項目にわたり解説している. つまり，局所治療に本当に限界はないのかを問いかけ，体壁内臓反射や経筋病の応用の価値，経穴の性質（穴性）などを説明して，さらに従来の経絡・経穴の概念と異なる新しい知見について紹介している.

　以上が主要項目であるが，経絡図，経穴の位置，五兪（行）穴の項目，また，東洋医学の基礎理論を学ぶためには教科書を参照するとよい. すなわち，陰陽，五行論，五臓六腑，臓象学，気・血・津液，臓腑経絡論，病因論，病理・病証，治療法が基本的大項目である.

　「わが国における鍼灸治療の実際」のところは，今日的な現状をありのままに俯瞰して今後の方向性を示唆している. すなわち経絡治療，近代的鍼灸治療，中医学の鍼灸治療法，および臓腑経絡学説に基づく新しい鍼灸診断・治療法の4つの中項目を含む. 経絡治療では脈診から証の判断や再検討すべき諸問題を取り上げ，経絡治療の全体像がわかりやすいように配慮されている.

　近代的鍼灸治療では，腰部脊柱管狭窄症を例に取り上げ，基礎実験から臨床研究までの最新の成果を記載し，治療法のエビデンスの例を紹介した. また，トリガーポイント療法ではその検索法から治療法，臨床効果を掲載し，従来の治療との違いを述べた.

　中医学では，診療全体の流れ，基本的な弁証論治（中医学的診断治療）の要点，用語の意味が説明される. 入門者が中医学の弁証論治を学べるように，とかく広がり過ぎる中医学理論の要点を表として集約した. 簡潔に選穴例や治療法についてもわかりやすく表にしているが，何が原因で，どの部分がおかされ，どの機能が失調して，どのような所見として現れたのか，それぞれの仕組みを理解しないと，臨床において臨機応変に活用することはできない. この基本的な治療方法にそれぞれの疾病の概念，特徴などをつかんで初めて中医学的治療ができる.

　中医学の学習法は前提となる考え方，つまり哲学を理解したうえで，蔵象学説などの基礎理論を学ぶこと. 考え方と生理が明確であれば，病理は比較的理解しやすい. 中医学の長所は理論的にしっかりとしており，「医学」としての基盤がある. 中医学と日本鍼灸との大きな違いは，中医学は基礎理論に基づいた弁証論治を行う. これに対してわが国は所見（問診，脈診，腹診など）から得られる病証を重視し，経絡・経穴を中心にすえてそれを整えるため，比較的細い鍼で，浅く刺す. さらに多彩な灸法を用いる（中国は灸頭鍼くらいで，あまり灸法を用いない）. 日本の鍼灸は「術」に優れており，中医学の「学」をうまく利用，吸収すれば，学・術ともに優れた伝統的鍼灸診療になると思われる.

　臓腑経絡学説に基づく新しい鍼灸診断・治療法では，現在の鍼灸診療システムの特徴と課題を紹介し，臓腑経絡学説に基づく鍼灸のための新しい診療方式の特徴や基本的内容を提案した. 上記の記述により，鍼灸医療の全体像を把握できるようにした. 専門学校教育の3年間に現代的鍼灸，中医学，経絡治療などを学習することは極めて困難であることから，これらに共通するベースを習得するのが目的とされている. 現行の鍼灸教育ではその基本を第一にすべきであるので，「気の診療」については免許取得後に学ぶスタンスでもよい.

先鋭臨床鍼灸のために

　新しいムーブメントとして，臨床鍼灸にとって注目すべき課題は「気の医学」である．新しいテーマとして3者の立場から解釈が吐露されている．

　気，経絡について，鍼灸医学の立場から新しい視角で経絡を機能調節系としてのシステムとして解釈している．気，経絡について，東洋医学，中医学での概説を書いているが，顔，腹，足底，皮膚は臓腑と経絡系統によって深くつながっている．身体の部分の中に縮図があるというホログラム理論に触れている．

　修練を積めば五感を最大限に生かして気を立派に捉えることができる．鍼灸治療は患部や局所の治療だけで終わらないことを篠原は強く主張する．現代医学と東洋医学の観かたには自ずと差異があることを力説し，読者の理解を深めようとする．いずれも机上のことでなく，鍼灸臨床で得られた経験を入れながらの解説なので説得力がある．したがって，多年の臨床家ほど納得できる．

　つぎに「気診」（気による診断）とは，Oda test（小田一創案）で行うものであり，気，経絡を気診により診ることができる．小田伸悟は整形外科医で，東洋医学を学び独自な気診を診療に用いている．気診の立場から難解とされてきた李時珍の「診左手九道図」が，気診によりそのまま捉えることができたという．Oda test の練習の仕方が記載されており，是非，追試したい．習得は本人の熱心さの程度により目標までの距離が短くなる．「鍼灸気診による診療システム」では，この「診左手九道図」について図解されているので理解しやすい．また気診治療により奏功した症例が呈示される．脈診といえば患者の脈を触れて行うのが常識だが，Oda test はそうではなく，六部定位上で触れないで空に浮かせて行う．また，音素診断と組み合わせることもある．どこの研究会でも臨床研究が進められているが，その中に自分を置いて学ぶのも一つである．

　気，経絡に対して3つ目の立場は「湯液・鍼灸作用同一論」で，非常に新しい考えであり，まだ，広く行き渡っていない．この章のなかで，山野は症例を呈示しながら，気と経絡について有川説に則った臨床知見をもとに平易に語られる．本稿では新しい言葉である「印知」，特有の意味をもつ「気滞」，「有川反応点」（従来の反応点の意味と区別），ならびに従来の鍼灸概念と異なる「灸点」，「禁灸点」が出てくる．ここで特異なことは，五感以外の新しい感覚である「印知」による気，経絡の意味するところが語られる．有川説に基づいた臨床応用の症例について詳細な経過を追って解説されており，神経内科専門医として観察された五感の事実と印知による所見，解釈が記述されている．

　「原始信号系による診療システム」の項において有川により気滞を消去すれば疾病は治癒の方向に向かうという有川説が解説される．修練して有川反応点の観察能力を高めたうえで，原穴，井穴の近くのプラス反応点に赤ペンで刺激して，磁石を持ち経を追いかけた結果，走行が古典文献の経絡図に類似したルートが描画できた．精力的に検討したデータを加藤はイラストにして掲載した．経絡現象の研究は遠く長濱善夫（1950年）に始まり，中国の循経感伝現象研究に繋がった．大村のBDORTでは各種のプレパラート（組織標本）を掌握して経絡を描画するという方法である．黒川のBDORT研究結果を併せて通読したい．つぎに有川反応点を用いて有効であった腹痛，腰痛，頭痛症例により有川反応点の意義と，その臨床応用について徳留（内科医）の記述からわれわれ

は学ぶことができる.

　従来にないより良い臨床効果を出すための卒後研修のパイロット役を果たすであろう. まずは実践的能力を高めてこの章につなげたい.

新しい気の診療のために

　気を応用した診療のためには「新しい鍼灸診療」の章のコンテンツを勧める. いままで各地のセミナー規模で研究・検討されてきたと思われるが, 本章では, それらを立場の違いがあるものの総花的にここで展開している.

● Bi-Digital O-Ring Test（BDORT）による診療システム

　BDORT の応用は広範囲であり, 医師, 歯科医師, 鍼灸師, 獣医師, 基礎医学研究者から, 国際シンポジウム, 国内医学会やセミナーにおいて研究成果が毎年, 定期的に報告されている. BDORT により学際的なアプローチが可能になり, 医療者間で学術知見の交換が盛んである. 国際雑誌に掲載されることにより世界を舞台としているのが BDORT の特徴であろう.

　本項で岩本（日本 BDORT 協会認定鍼灸師）は, 入門者に理解しやすいように BDORT の手技方法と鍼灸治療における方法を凝集して解説している. 鍼灸における BDORT の意義は四診の診断に有用性を発揮することである. 証をたてるだけでなく, 治療後に再び治療効果を判定し, 客観的に評価できるので患者に説明（インフォームドコンセント）できる.

　BDORT によって経絡学説研究の可能性について黒川は述べているが, 同法によって古典医書で著されているいくつかの経脈と経穴を皮膚上に描画できることを紹介する. 他に経絡現象について多数の文献からコンパクトに纏めて読者の便に供した.

　福岡（日本 BDORT 協会認定医）は歯科臨床のなかに気の概念を活用している. その結果, 痛みのない歯科診療を実現, 治癒が格段に早いことを実証している. スタンダードな処置で難治性になった症例に対して BDORT の導入で改善した成果を, 学会, 雑誌で報告している. まさに気は医療にとって必要不可欠という. BDORT は気の客観化の一手段になるともいう. BDORT と歯科臨床の研究をアクティブに展開されている論述が本稿に溢れる.

　BDORT のテクニックはデモンストレーションを見ればすぐ分かるが, 岩本, 北出と福岡の 3 者の角度の違う説明は, かえって初心者には理解しやすくなったと思う. 臨床に直結するシステムを学ぶことができよう.

●生体気診による診療システム

　BDORT からヒントをえたといわれる井上末男独自の気診法は, 患者の協力を必要としない. 医療者自身でできるテクニックである. それをさらに前進させて生体気診という名のもとに本項において解説している. BDORT は気の診断にそのまま用いることができるという持論から, 現代医療に抵抗した 3 症例を鍼と漢方薬により改善させた. 気診により洋薬の投与も行われる. 気の把握技法を, 術者の気診姿勢から始まり, 実施要領, 判定方法, 注意事項, 練習法まで懇切丁寧に説かれている. 気診の応用編で古江（外科医）は, 気, 十二経絡, 漢方薬, 西洋医薬を気診で診断するための独特のダイヤグラム（図表）を使って図説している. ダイヤグラム中の円に向かって患者（被検者）の息を

吐くとダイヤグラムに患者の気が移り，それに対して気診を行う．東西医療を統合して気診が利用できるとしている．患者が多愁訴で複数の科を受診している場合，漢方薬のメリットは一つの方剤で効果を発揮する．適応を誤らなければ副作用が大変少ない．

●入江フィンガーテストによる診療システム

入江正が開発した入江フィンガーテスト（FT）を，16年間，研究を積み重ねた吉本（臨床医）が解説．概説でありながら，その内容は苦労しないで臨床に導入できるように肝腎な項目が無駄なく詳述されている．テスター，センサーなどの手指のイラストが分かりやすい．今まで古典医書に記載があっても，間中喜雄以外は誰も臨床に取り入れなかった経別，経筋，奇経治療を，入江が著書に著したが，本書で随所に実例を挟みながら臨床に役立つよう解説している．初心者に対しては誤治におちいらないための注意点や不問診は絶対にいけないなどの助言を添えている．鍼灸医学を解読，解析する手段にFTは最適という．たとえば1本の経脈でなく，全身の経脈を考えるようにすべきで，治療に際しては「実」した経脈に瀉法だけでなく，補法の治療も行うこともある．効く鍼，効く漢方を求めるならFTの応用であろう．したがって，虚実と補瀉は相対的概念と理解しなければならないと教えている．

最後に，気の概念を取り入れたこれからの新しい医療として，すなわち鍼灸，漢薬，洋薬の包括的な医療が，今後展開するべき方向性であることを明らかにできたと思う．現時点では，このような気に対する収斂（気の医学）は，時期尚早の危惧を抱かないわけではないが，むしろ現代医学・医療が進歩すればするほど，本書のねらいが明らかになると信じてやまない．

東西医学の補完と融合をめざして21世紀にふさわしい医療の実現に努めているなかで，鍼灸医療の真価を発揮できることを意図として本書の企画はスタートした．そのことに賛同された，特に「気の医学」，「新しい鍼灸診療」の章の筆を執っていただいた臨床・研究の最前線の先生方に深甚なる謝意を表したい．

刊行に先立ち，春木 豊先生，栗山欣彌先生には発刊の趣旨を体して，核心を衝いた序文・推薦文のお言葉をいただいたことに心から感謝申し上げたい．

これからのあるべき鍼灸診療という頂上をめざしたものの，編者の力不足によりまだまだ未整理であり山腹を彷徨しているかもしれない．その意味からも，本書が同学諸賢のご批判，ご叱声をえて，さらに検討を重ねるべきと思っている．

このようなユニークな学術書として上梓できたのは，健康・福祉にかかわるさまざまな領域において活気ある出版事業の展開を長年続けている総合的医学書出版社であればこそ達成できたのである．しかも社のチャレンジ・スピリットという経営理念の実現化に熱意をそそがれた結果にほかならない．医歯薬出版㈱編集部・竹内 大氏ほか関係者に厚く御礼申し上げる次第である．

平成17年11月7日

編者 北 出 利 勝

目　　次

カラー 舌所見の種類／29

第1章　鍼灸医学の創造的再構築 ………………………………… 1

◆1. 東洋医学原論の構築に向けて ……………………………… 2
　1）澤瀉久敬と東洋医学原論 ……………………………………… 2
　2）広義の医学・医療行為 ………………………………………… 3
　　（1）医学／3　（2）医療行為／4　（3）伝統医学／4

◆2. 東洋医学の起源と特徴 ……………………………………… 5
　1）日本における医学・医療の歴史 ……………………………… 6
　　（1）初期（受容期）／6　（2）後世派期／6　（3）古方派期／6
　　（4）洋方派期／6　（5）東洋医学復興期／7
　2）東洋医学の特徴 ………………………………………………… 7

◆3. 鍼灸医学の学・術・道 ……………………………………… 8
　1）学（哲学・科学・全一学） …………………………………… 8
　2）術（技術・仁術・技能） ……………………………………… 10
　3）道（自然観・生命観・健康観・病気観） …………………… 10
　　（1）自然観（生物的自然・物質的自然・根源的自然）／10　（2）自然治
　　癒力／12　（3）生命観／13　（4）健康観・病気観／15

◆4. 気を認知する（印知：生命感覚, 感知：共通感覚） ………… 15
　1）東洋医学の源流（気の医学・場所の医学） ………………… 15
　2）伝統的鍼灸医学（液体医学） ………………………………… 16
　3）近代的鍼灸療法（固体医学） ………………………………… 16
　4）印知感覚における気の認知 …………………………………… 17

◆5. 日本の鍼灸医学の現状と課題 ……………………………… 17
（渡邉勝之）

第2章　現代の鍼灸医療 ………………………………………… 20

I　伝統的鍼灸医学における診察法の実際 …………………… 20

◆1. 望　診 ………………………………………………………… 20
　1）全体望診 ………………………………………………………… 20
　　（1）神／20　（2）色／21　（3）形／21　（4）態／22

2）顔面診 ……………………………………………………………… 22
　　3）局所望診 …………………………………………………………… 25
　　　　(1) 眼／25　　(2) 鼻／25　　(3) 口／26　　(4) 髪／26　　(5) 耳／26
　　　　(6) 歯齦／26
　　4）舌診 ………………………………………………………………… 26
　　　　(1) 舌診の方法／27　　(2) 正常の舌所見／28　　(3) 舌質／28
　　　　(4) 舌苔／36　　(5) 舌所見からみた予後判断／38　　(6) 舌所見の捨
　　　　従／38　　(7) 舌所見と症候が一致しない場合／38
　　5）爪甲診 ……………………………………………………………… 39
　　　　(1) 爪の色／39　　(2) 爪の形／39　　(3) 爪の半月／40　　　　　（和辻　直）

◆2. 聞　診 …………………………………………………………………… 41
　　1）声診の意義 ………………………………………………………… 41
　　　　(1) 声の高さ／42　　(2) 声の大きさ／42　　(3) 声質／42　　(4) 話し
　　　　方／43
　　2）五音 ………………………………………………………………… 43
　　3）五声 ………………………………………………………………… 44
　　4）発語の異常 ………………………………………………………… 44
　　5）呼吸の異常 ………………………………………………………… 44
　　6）異常音 ……………………………………………………………… 45
　　7）気味 ………………………………………………………………… 45

◆3. 問　診 …………………………………………………………………… 46
　　1）医療面接と問診 …………………………………………………… 47
　　2）問診の流れ ………………………………………………………… 48
　　　　(1) 初診時の問診例／48　　(2) 再診時の問診例／48
　　3）東洋医学の診断に必要な問診項目 ……………………………… 49
　　　　(1) 十問歌／49　　(2) 寒熱／49　　(3) 汗／50　　(4) 痛み／52
　　　　(5) 二便(大便・小便)／57　　(6)飲食／59　　(7)胸腹部の問診項目／61
　　　　(8) 耳部の問診項目／62　　(9) 目部の問診項目／63　　(10) 鼻部の問
　　　　診項目／64　　(11) 睡眠／66　　(12) 婦人／66　　(13) 小児／67
　　　　　　　　　　　　　　　　　　　　　　　　　　　　　　　　　　（関　真亮）

◆4. 切　診 …………………………………………………………………… 67
　　1）脈診 ………………………………………………………………… 68
　　　　(1) 脈診する部位／68　　(2) 寸口診法／69　　(3) 脈状診／72
　　　　(4) 祖脈（基本の脈状）／73　　(5) 脈状の複合／73　　(6) 七表八裏九
　　　　道／75　　(7) 脈の順逆／75　　(8) 脈の捨従／75　　(9) 脈状の変化に
　　　　よる予後判断／75　　(10) 怪脈（死脈）／76　　(11) 脈差診／76
　　　　(12) 六部定位脈診／77
　　2）体表診察 …………………………………………………………… 78
　　3）腹診 ………………………………………………………………… 79
　　　　(1) 平人無病の腹／79　　(2) 腹診の方法／79　　(3) 腹診の種類／80
　　　　(4) 難経系腹診／80　　(5) 意斉・夢分流の腹診／81　　(6) 漢方腹
　　　　診／82　　(7) 募穴診／85　　(8) 臍診／85

目　次　xiii

4）背診 ··· 86

(1)背診における部位名／86　(2)背診の方法／86　(3)背部兪穴／88
(4) 背診における五臓反応／88　(5) 胸椎棘突起の反応と病症／89
(6) 背部反応と病症／89

5）切経 ··· 89

(1) 切経の方法／90　(2) 撮診／90

6）切穴 ··· 90

(1) 切穴の方法／91　(2) 基本的な腧穴反応の様式／91　(3) 原穴
診／91　　　　　　　　　　　　　　　　　　　　　　　（和辻　直）

◆**5. 経絡・経穴・反応点** ···································· 92

1）経絡 ··· 92
2）十二経脈の流注 ·· 93
3）奇経八脈の流注 ·· 94
4）腧穴 ··· 95
5）経穴の名前の由来 ······································ 95
6）経絡と経穴の関係 ······································ 96
7）交会穴 ··· 96
8）要穴 ··· 96
9）経絡・経穴の国際標準 ·································· 97
10）取穴の尺度 ·· 101
11）経穴の取穴に必要な用語 ······························ 102

(1) 方向に関する用語／102　(2) 経穴部位を理解するための体表指
標／103

12）経穴部位の標準化 ····································· 105
　　　　　　　　　　　　　　　　　　　　　　　　　　（水沼国男）

13）選穴方式のバリエーション（経穴の選び方） ············· 106

(1) 局所的・局部的選穴／107　(2) 内臓体壁反射を介した選穴／107
(3) 経脈流注に基づく選穴／108　(4) 証または穴性を考慮した選穴／109
(5) 肩こりのバリエーション／111

　　　　　　　　　　　　　　　　　　　　　　　　　　（篠原昭二）

14）経絡・経穴に関する新しい知見－発現する経絡・強力反応点－ ··········· 112
　　　　　　　　　　　　　　　　　　　　　　　　　　（渡邉勝之）

Ⅱ　わが国における鍼灸治療の実際 ·························· 113

◆**1. 経絡治療** ··· 113

1）経絡治療の成立 ·· 113
2）脈診による診断 ·· 114
3）脈診のランク ·· 114

(1) 脈差診／114　(2) 祖脈診／116　(3) 脈状診／116　(4) 脈位
脈状診／117　(5) 経絡治療の証／117

4）経絡治療を取り巻く諸問題 ······························ 118
　　　　　　　　　　　　　　　　　　　　　　　　　　（篠原昭二）

◆2. 近代的鍼灸治療 ………………………………………………… 121

1）物理療法的鍼灸療法 …………………………………………… 121
（1）現代医学的な病態把握に基づいた鍼灸治療／121　（2）物理療法の概要／122　（3）物理療法としての鍼灸治療の実際／124　（4）腰部脊柱管狭窄症を例にあげて／124　（5）腰部脊柱管狭窄症に対する鍼灸治療のまとめ／129

（井上基浩・矢野　忠）

2）トリガーポイント療法 …………………………………………… 131
（1）トリガーポイントの意義／131　（2）トリガーポイントの探し方／134　（3）トリガーポイント療法の実際／136　（4）トリガーポイント鍼療法／137

（伊藤和憲・北小路博司）

◆3. 中医学における鍼灸治療 ………………………………………… 140

1）鍼灸の治療作用 ………………………………………………… 141
（1）疏通経絡／141　（2）扶正祛邪／141　（3）調和陰陽／141

2）鍼灸治療の原則 ………………………………………………… 142
（1）治神と得気／142　（2）清熱と温寒／142　（3）補虚と瀉実／142　（4）標治と本治／142　（5）弁病と弁証／142

3）鍼灸弁証論治の要点 …………………………………………… 143

4）鍼灸の配穴処方 ………………………………………………… 149
（1）選穴原則／149　（2）配穴方法／149　（3）鍼灸処方の構成／150

（斉藤宗則）

◆4. 臓腑経絡学説に基づく新しい鍼灸診断・治療法 ……………… 151

1）現状の診断・治療システムの特徴と課題 …………………… 151
2）診療方式の特徴と基本的フレーム …………………………… 152
3）診療方式の種類 ………………………………………………… 153
4）臓腑病証，経脈病証，経筋病証，外感病証 ………………… 153
5）証の重層構造 …………………………………………………… 154
6）臓腑病証の診断 ………………………………………………… 154
7）経脈病証の診断 ………………………………………………… 154
8）経筋病証の診断 ………………………………………………… 155

（篠原昭二）

第3章　伝統鍼灸を活用した新しい鍼灸診療 ………… 157

Ⅰ　北辰会方式 …………………………………………………………… 157

◆1. 治療方式の概要 …………………………………………………… 157

1）現代中医学理論をベースとする ……………………………… 157
（1）医学としての論理性／157　（2）医学史・各家学説／157　（3）共通言語／157

2）体表観察を駆使 ………………………………………………… 158

（1）特徴的な診断意義を踏まえる／158　　（2）左右差を重視／158
（3）フェザータッチの活用／158

3）胃の気の脈診 ……………………………………………… 159
4）病因病理を重視 …………………………………………… 159
5）空間論を診断・治療において活用 ……………………… 159
6）選穴について ……………………………………………… 160
7）少数鍼（原則1穴） ……………………………………… 160
（1）効果判定からよりよい選穴を模索しやすい／160　　（2）片側1穴に
刺鍼する／160　　（3）置鍼を基本とする／160

8）正邪弁証 …………………………………………………… 161
（1）正気虚程度と負荷試験／161　　（2）難病治療／161

9）撓入鍼法 …………………………………………………… 161
10）刺入しない鍼──打鍼・古代鍼 ……………………… 162
（1）打鍼／162　　（2）古代鍼／162

11）太極陰陽論 ………………………………………………… 162

◆**2. 診察方法** ………………………………………………… 163

◆**3. 治療方法** ………………………………………………… 163

◆**4. 症例** ……………………………………………………… 164

（藤本新風）

II　VAMFIT（経絡系統治療システム） …………… 169

◆**1. VAMFIT の概要** ………………………………………… 169

1）「VAMFIT（経絡系統治療システム）」について ……… 169
2）基本証と異常経絡（寒熱波及経絡）について ………… 170
3）VAMFIT による治療の流れ …………………………… 170

◆**2. VAMFIT による診察部位と考え方** …………………… 171

1）愁訴が上肢や下肢にある場合の診断 …………………… 171
（1）愁訴が上肢や下肢にある場合の診断部位について／171
2）愁訴が体幹部や頭部にある場合 ………………………… 172
（1）愁訴が体幹部や頭部にある場合の診断部位について／172　　（2）"経
絡系統"すべての診断を頸部で行う／172　　（3）「頸入穴」を診断点,「下
合穴」と「絡穴」を確認穴とする／173

◆**3. VAMFIT による異常経絡（寒熱波及経絡）のみつけ方** ………… 174

1）愁訴部位の位置で異常経絡（寒熱波及経絡）をみつける …………… 174
2）頸部運動による愁訴の出現部位によりみつける ……… 174
3）頸入穴触診によりみつける ……………………………… 174

◆**4. VAMFIT による異常経絡（寒熱波及経絡）への治療方法** ……… 175

1）異常経絡（寒熱波及経絡）を確認する ……………………………… 175
2）要穴への刺鍼 …………………………………………………………… 175
3）複数経絡異常の場合 …………………………………………………… 176

◆5. 霊背兪穴 VAMFIT について …………………………………………… 176

1）霊背兪穴 VAMFIT の例（霊背兪穴を使った体前屈兪穴テスト） ……… 176

◆6. すべての「経絡系統」の異常に対応する ……………………………… 177

◆7. 経脈治療・経別治療について …………………………………………… 178

1）絡脈治療 ………………………………………………………………… 178
2）経別治療 ………………………………………………………………… 178

◆8. 経筋治療について ………………………………………………………… 179

◆9. 奇経治療について ………………………………………………………… 180

1）八総穴による奇経治療の例 …………………………………………… 180
2）「新治療システム」による奇経治療の例 …………………………… 180

◆10. 症例 ………………………………………………………………………… 182

（木戸正雄）

Ⅲ　経筋治療 ……………………………………………………………………… 184

◆1. 経筋病モデルとしての遅発性筋痛 ……………………………………… 185

◆2. 新しい経筋治療 …………………………………………………………… 186

◆3. 経筋病の診断と治療 ……………………………………………………… 188

1）動作時の痛みがあれば経筋病 ………………………………………… 188
2）愁訴と関連する経筋ルートの異常 …………………………………… 189
3）経筋病の治療は滎穴，兪穴の圧痛点 ………………………………… 189
4）治療（刺激）方法 ……………………………………………………… 189

◆4. 経筋治療の症例 …………………………………………………………… 190

（篠原昭二）

第4章　気の医学 –気・経絡– …………………………………………… 191

はじめに／191

（北出利勝）

Ⅰ　鍼灸医学の立場から …………………………………………………… 193

◆1. 機能調節系としての経絡システム ……………………………………… 193

目 次　xvii

1 ）ホログラム理論による身体観 ……………………………… 193
2 ）顔面と臓腑との関係 ………………………………………… 193
3 ）腹部と臓腑との関係 ………………………………………… 194
4 ）経絡系統 ……………………………………………………… 194
5 ）皮膚と経絡 …………………………………………………… 194
6 ）奇経八脈 ……………………………………………………… 195
7 ）現代医学と東洋医学の視点の違い ………………………… 195
8 ）運動器系愁訴に特化した「経筋」 ………………………… 196
9 ）経筋治療の有効性 …………………………………………… 197
10）局所だけでなく経筋上に広く出現する反応 ……………… 198
11）反応があればどの経穴も有効か …………………………… 199

◆2. 鍼灸臨床と気 ………………………………………………… 200

1 ）鍼灸医学の立場からみた気 ………………………………… 200
2 ）邪気 …………………………………………………………… 201
3 ）気を認識することは可能か ………………………………… 201
4 ）経脈と経絡 …………………………………………………… 201
5 ）経絡は存在するか …………………………………………… 202
6 ）経穴の意味 …………………………………………………… 202
7 ）灸をしてはいけない場合 …………………………………… 203

（篠原昭二）

II　気診の立場から ………………………………………………… 203

◆1. 気診までの道のり …………………………………………… 204

1 ）小田一のあゆみ ……………………………………………… 204
2 ）経絡の電気磁気的考察 ……………………………………… 204
3 ）イオンパンピングとダイオード …………………………… 205

◆2. Oda test の基本的事項 …………………………………… 206

1 ）胸鎖乳突筋を調べる方法 …………………………………… 206
2 ）Oda test の練習方法 ……………………………………… 207
3 ）筋緊張の条件づけ …………………………………………… 207
4 ）音素コード …………………………………………………… 207

◆3. 磁石診断とダイオード診断 ………………………………… 207

1 ）胸鎖乳突筋の緊張 …………………………………………… 207
2 ）両者対等二者択一の診断 …………………………………… 208
3 ）ダイオード・リングによる診断 …………………………… 208
4 ）脈診に代わる経気診断法 …………………………………… 208

（小田伸悟）

III　湯液・鍼灸作用同一論の立場から ……………………… 210

◆1. 印知の臨床作用 ……………………………………………… 210

◆**2. 印知の解釈——自然科学的方法論** ···························· 211

◆**3. 印気・気滞** ···························· 212

◆**4. 経絡・経穴・有川反応点** ···························· 212

◆**5. 湯液・鍼灸作用同一論と臨床応用** ···························· 214
  1）経過−処置，五感による所見および印知で捉えた所見 ···················· 216
  2）五感による事実と印知による所見および解釈 ···················· 218
  3）有川のコメント ···················· 219
  4）印気による医療を新しい学問として捉えることの意義 ···················· 220

（山野　隆）

第5章　新しい鍼灸診療 ···························· 221

はじめに／221　　　　　　　　　　　　　　　　　　　　（北出利勝）

Ⅰ Bi-Digital O-Ring Test（BDORT）による診療システム 224

◆**1. Bi-Digital O-Ring Test と経絡現象** ···························· 224
  1）BDORT による経絡学研究の可能性 ···························· 224
   (1) BDORT を用いた経脈・経穴の描画／224　　(2) BDORT の臨床的
   応用／224　　(3) BDORT の仕組み／224
  2）経絡現象 ···························· 225
   (1) 鍼の響き・鍼響と経絡現象／225　　(2) 鍼響の速さと持続時
   間／225　　(3) 肺経における経絡現象の結果比較／226
  3）BDORT からみた経絡現象 ···························· 227
   (1) 黒川・北出の BDORT 研究結果／227　　(2) 経絡現象・研究の要
   約／228　　　　　　　　　　　　　　　　　　　　（北出利勝）

◆**2. 気の重要性と Bi-Digital O-Ring Test** ···························· 230
  1）気の究明は情報科学 ···························· 230
  2）BDORT で何がわかるのか ···························· 231
  3）BDORT にて生体情報を知る ···························· 231
   (1) BDORT における情報的相互作用／231　　(2) BDORT によるイメー
   ジング法と薬剤の適合・適量／232　　(3) 歯科治療における鍼灸医学と
   BDORT／232　　(4) 免疫，ストレス度のチェックおよび心理状態を把
   握／233　　(5) BDORT による気の虚実証／233
  4）歯科治療を効果的にする気の導入 ···························· 234
  5）気の導入効果の客観的臨床的観察 ···························· 235

（福岡　明）

II　鍼灸気診による診療システム　237

◆1.　身体に出現する治標法・治本法・局所法の孔穴　237

1）治標法・局所法　237
2）治標法・局所法における標識経気　238
3）治本法と3つの治法経気　239
4）円柱状経気の中の情報　240
5）手指関節の反応の優位診断　241
6）鍼灸診断と漢方診断　241

（1）鍼灸診断のための標識経気の診断／241　（2）漢方診断のための標識経気の診断／242

（小田伸悟）

III　生体気診による診療システム　244

◆1.　生体気診による統合医療　244

1）気を診断する　244
2）気の井上式把握技法　245

（1）井上式気診法の姿勢／245　（2）テスターとセンサー／245
（3）気診の実施要領／245　（4）判定方法／246　（5）陰：陽の診断／246　（6）望視法／246

3）気診における注意すべき事項　247
4）気診の練習法　247
5）練習上の注意　247

◆2.　気による診断の応用法　247

1）薬物の適応診断　247
2）鍼灸の気診による診断法　248

◆3.　症　例　248

（古江嘉明）

IV　入江フィンガーテストによる診療システム　251

◆1.　入江フィンガーテストの実際　251

1）テスター──FT は相対性理論　251
2）センサー──目的に応じた使い分け　253

◆2.　鍼灸と湯液が統合された入江 FT システム　254

1）FT システムは臓腑経絡学説　254
2）最初にマスターすべき経別脈診　254
3）FT システムを用いた診断と治療──誤治しないために　255
4）FT システムのメリット　257

◆3. 経　筋 ･･ 257

1 ）経筋診断の実際 ･････････････････････････････ 257
2 ）経筋治療の実際 ･････････････････････････････ 258
3 ）経筋症治療の実例 ･･･････････････････････････ 258

◆4. 奇　経 ･･･ 260

1 ）奇経の診断法 ･･･････････････････････････････ 260
2 ）奇経の治療法 ･･･････････････････････････････ 261
　(1) シングル治療／261　(2) ペア治療／261
3 ）奇経治療の実例 ･････････････････････････････ 262

◆5. 虚実と補瀉 ･･･････････････････････････････････････ 262

◆6. イメージ診断 ･･･････････････････････････････････ 264

1 ）病名診断への応用は慎重に ･･･････････････････ 265
2 ）イメージ診断が許される疾患 ･････････････････ 265
3 ）経穴部位診断に最適 ･････････････････････････ 265

◆7. FT 診療 25 年を経て──それでも西洋医学がないと ･･････ 266

1 ）経絡医学の限界を解決したデルマトームの図 ･････ 266
2 ）鍼灸の適応決定に西洋医学は不可欠──高齢女性の腰痛と MRI 検査 ･･･ 268
3 ）おわりに ･･･････････････････････････････････ 268
　(1) 経別脈診と経別 IP 療法は必要か？／268　(2) 気診（FT）をはじ
　める前に／268　(3) 経筋治療は滎穴の円皮鍼がよい／269

（吉本英夫）

V　原始信号系による診療システム ･････････････････ 269

◆1. 気滞を消去すれば疾病は治癒の方向に向かう ･････････････ 271

（有川貞清・德永秀次）

◆2. 印知能力が芽生えるまで ･･･････････････････････････ 271

◆3. 人間のもつ五感以外の感覚 ･･･････････････････････ 273

（加藤　淳）

◆4. 経絡の図説──現れる経絡 ･･･････････････････････ 274

（加藤　淳・飯泉充長・有川貞清）

◆5. 有川反応点を刺激して有効であった腹痛, 腰痛, 頭痛の症例 ･･･････ 280

（德留一博）

さくいん／286

第1章
鍼灸医学の創造的再構築

　日本における鍼灸医学は，陰陽論，五行論，臓腑・経絡学説を重視する伝統的鍼灸療法と，解剖・生理学に基づく物理的・化学的刺激療法の近代的鍼灸療法に大別される．さらに伝統的鍼灸療法は，日本で生まれた経絡治療と中国から輸入された中医学に分類される．各々の鍼灸医学は方法論だけではなく，医学・医療の基本となる自然観・生命観・健康観・病気観にも大きな相違が認められ，同じ国家資格を有する医療従事者ではあるが，相互間の共通言語をもたず，また同じ言語でも意味が異なるなどの支障をきたしており，共通の基盤が存在せず，共通理解が困難な状況である．

　鍼灸師相互間においてこのような現状であれば当然，医師・コメディカルスタッフらとのチーム医療への参画や，臨床におけるインフォームドコンセントなどにも困難をきたし，医療界だけではなく社会的にも鍼灸医学の理解が拡大しない大きな要因となっている．**表1-1**にWHO（世界保健機関）から提出されている伝統医学の定義および鍼灸の定義（案）を示す．

　近年，世界的に統合医療・代替医療が注目され，その中でも鍼灸医学は単に臨床効果や費用対効果だけではなく，近代科学・医学の枠組みそのものを問いただす叡智が埋もれているのではないかと期待され，研究がなされている[1,2]．しかし日本においては大学または専門学校などの鍼灸師養成機関は増加したが，臨床・研究・教育・医療制度など，どの方面においても，決して先進国とは言えない状況である．このような閉塞した現状を打破していくためには，まず初めに鍼灸医学を統合していくための共通基盤となる「東洋医学原論」を構築し，現代医療に貢献しうる新しい鍼灸医学・医療を創造し実践していく必要がある．

　さらにはWHOが推進している，各国が自国の文化的背景に基づいた保健・医療システムであるPHC（Primary Health Care）システムや患者を中心とした医療システムを実現させていくた

表1-1　伝統医学（WHO）および鍼灸の定義（全日本鍼灸学会案・間中喜雄案）

WHO	伝統医学とは，現代的医学の確立およびその普及以前に存在した考え方に基づいた治療法で，かつ今日においても実践されているものの総称である．
全日本鍼灸学会	鍼灸とは古来よりの鍼灸医学の概念を応用した治療である． 　**鍼**とは，生体の体表上に器具（鍼など）・機器を用いて物理的（機械的）刺激を与え，生体の恒常性の維持に寄与するものである． 　**灸**とは，生体の体表上に器具（艾など）・機器を用いて化学的（温熱的）刺激を与え，生体の恒常性の維持に寄与するものである．
間中喜雄	鍼灸の定義に，一つ大切なことを付け加えた．それは， 「刺激とは定義できないような微少（極微量）のいわば"信号"を一定点に送ることによって，それに対してある反応が期待できる」である．

めの基盤づくりが必要不可欠である．鍼灸医学の起源は，古典の記載からもわかるように本来「気の医学」であった．しかし歴史を経るに従い，「液体病理学説」に立つ伝統医学，「固体（細胞）病理学説」に立つ近代的鍼灸医学へと変貌を遂げ，混在しているのが日本における鍼灸医学の現状である．これら"気相・液相・固相"の3相の各医学を統合して初めて鍼灸医学と呼称できるであろう．本章では，3つの異なる鍼灸医学が共通して立つことのできる論理的基盤を構築し，鍼灸医学の創造的再構築をすることにより，現代医療に貢献しうる新しい鍼灸医学・医療を実践していくための，一つの方向性を提示する．

1. 東洋医学原論の構築に向けて

東洋医学原論とは，東洋医学・鍼灸医学の原理・理論的基盤を明らかにする学問である．それらを理解・体得し，東洋医学の源流（気の医学・場所の医学），伝統医学（液体医学），近代的鍼灸医学（固体医学）の三者を真に統合することにより，新しい鍼灸医学の創造を目的としている．

そのためには，まず初めに自然観・生命観などの常識を，今一度問い直す必要がある．そして，これまでの古典信奉主義や近代科学至上主義とは異なる，第三の道である新しい鍼灸医学の創造を実現させ，日本におけるPHC（Primary Health Care）システムの構築および実践をしていく必要がある．

1）澤瀉久敬と東洋医学原論

澤瀉久敬（おもだかひさゆき）は「概論とは哲学することであり，哲学するとは，自分自身で考えることである」「哲学とは，存在・生命の自覚である．生命独自の原理を見いだすことである」と述べており，東洋医学について示唆に富む意見を述べている[3,4]．

以下にその要旨を提示する．
(1) 東洋医学と西洋医学の根本的な相違は，両者の底にある世界観・生命観の相違である．
(2) 東洋医学の研究における一つの欠陥は，東洋医学なるものの原理がなんであるかが，少なくとも十分に解明されていないことである．
(3) 東洋医学を西洋医学化することは東洋の否定である．否，東洋医学を西洋科学の概念で理解しようとすることさえ，すでにその危険を孕んでいる．東洋の正しい理解は，独自性を明らかにすることであり，世界観・生命観そのものの解明でなければならない．
(4) 東洋医学者の現代の使命は，ただそれを科学化するだけにあるのではなく，東洋医学そのものを一層進歩せしめることである．
(5) 東洋医学は決して完成した医学ではない．したがって，ただ東洋医学の古典書を研究し，それを金科玉条として実行することにあるのではなく，自ら東洋医学を実践することにより，よりよい東洋医学を形成することでなければならない．
(6) 東洋医学の原理を把握することができれば，そこから東洋医学の長所のみならず，短所も自ら明らかになる．
(7) 西洋医学は"一般人の医学"であるのに対して，東洋医学は"名人の医学"であるとい

うことができる．東洋医学については，自らそれを体得した者のみが言をなしうる．

　また，「医学概論とは医学という学問そのものを反省し，創造する学問である．それは，医学をする人が自己批判・自己反省するものでなければならない」と述べている．われわれは『医学原論』の先駆者である澤瀉久敬の姿勢を継承しつつ，鍼灸医学を実践する者として，東洋医学の原理を明らかにする必要がある．また，単なる近代医学の一つの物理的・化学的刺激療法に終わらせることなく，新しい鍼灸医学を創造し実践していく必要がある．

◆2）広義の医学・医療行為

　広義の医学・医療行為とは，医学・医術・医道の３つが統一・実践されて初めて成立するのである．医学の対象は単なる生物的ヒトでもなく，ましてや機械論的物質でもない．「生・老・病・死」に悩み，自然環境の中に生活する人間こそが医学の対象となる．

　医学は科学のみでは成立しない．医学（哲学・科学・大学），医術（技術・仁術・技能），医道（生命倫理，医の哲学，生命哲学）が統合されて成立する医療行為である．

(1) 医　学

　ヒポクラテスは次のように述べている．「医とは，人間とは何であるか，どのようにして生じたか，何からできているのかを正確に知ることである」「病気は医師だけが治すことができるのではない．患者の自然治癒力，看護者の協力，環境のたすけがあって，はじめて病気は治癒される」．

　デカルトは生理学者でもあり，確実な医学をつくることが終生の願いだったと言われており，「医学とは人間をより聡明にし，より有能にするものである」と述べている．

　澤瀉久敬は「哲学なくしては，真の医学は成立しない」，また日野原重明は「医療は科学を基礎とし，哲学によって完備されたアート（芸術）である」と述べている．

　医学を，自然科学的方法に基づいた西洋近代医学の意味で考えている人が多い．しかし近代医学が，近代自然科学の方法論を応用する形で理論を整備し，近代的学問の体裁をとるようになったのは，20世紀に入ってからである．また，近代医学とは異なる理論体系としての伝統医学・民族医学等が，世界中で近代医学と併存し医療の役割を担っている．

　医学とは，病を認知し，その原因を同定し，治療方法を提示する理論体系である．近代科学の有無にかかわらず，医学・医療は世界中の各地域・文化・社会に存在する[5]．

　WHOでは，各国が自国の文化的背景に基づいた保健・医療システムを構築していくことを推進しており，とりわけ自国の伝統医学を応用しつつ，PHCシステムをつくりあげることの重要性を強調している．中島宏（元WHO事務総長）は「伝統医学の体系は，中国系，インド系，アラビア系のように系統だったもののみを指すのではなく，いわゆる民間医学といわれる，各国，地方の文化風俗に根ざしたものまでをも含む．これらに注目することによって，保健において新しい水平線を開き，新しいパラダイムを作り上げることが期待される」[6]と述べている．鍼灸などの東洋医学はもちろんのこと，民間療法も医療である．つまり社会の医療の全体像はさまざまな医療を含めて成立する[5]．

(2) 医療行為

　医療の体験を深めるほど，自然治癒力の偉大さが実感され，人間の無力さが痛感される．医療行為（medical service, medical care, medical practice）は医療従事者と患者の信頼関係の上に成立する．両者が一如となってはじめて，医療の目的を達成することができる．病気を治すのは"いのち・自然治癒力"であるという自覚と，その"いのち・自然治癒力"によって病気が治るという信頼感が医療行為の基盤となる．

　医療とは，患者個人またはその集団に対する医学的実践である「医療行為」を略したものである．この言葉は，かつては単なる「診療行為」，すなわち診断と治療だけを意味するものであった．しかし20世紀後半になると「予防的な検診」さらには「健康教育」という意味がつけ加えられた[5]．治療学・予防学・健康学さらにはいのち学を統合したものである（**表1-2**）．医学と医療は，その具体的行為は同じに見えても決して同じではない．経済学的，医学的観点から導き出された医療行為というものは，本来存在すべきではなく，医療の原点に立った，経済学的，医学的考え方による医療が真の医療の姿である[7]．医学・医療に関する澤瀉・有川の考えを以下にまとめた（**表1-3**）．

表1-2　医学・医療

1）いのち学 ………………………………………………………… 自然治癒力：**Core**
2）治療学 …………………………………………………………………… 已病：**Cure**
3）予防学 …………………………………………………………………… 未病：**Care**
4）健康学（維持・増進）………………………………………………… 養生：**Care**
　　3つのCである，Core・Care・Cureが統合・実践されて真の医学・医療行為となる．
東洋医学はCoreに最重点を置く．

表1-3　澤瀉・有川による医学・医療の考え方

1．澤瀉久敬による医療[2]
　　医療とは，以下の4つであり，医療の最後は，医師自身の哲学にある．
　　医の本質は「医学とは人間として天寿を全うさせるための学問であり，術である」[1]
　　　　(1)　病気を治すこと
　　　　(2)　病人の苦痛を軽減すること
　　　　(3)　病人を力づけること
　　　　(4)　生と死に対する深い達観

2．有川貞清による医学・医療の原点[7]
　　医学の原点：医療の方法論の追求
　　医療の原点："心の持ち方"にある
　　　　○病気の仲間を思いやる
　　　　○病気の仲間の苦痛を軽減しようとする
　　　　○病気の仲間の平癒を願う

(3) 伝統医学

　WHO（世界保健機関）では「伝統医学とは現代科学的医学の確立およびその普及以前に

存在した考え方に基づいた治療法で，かつ今日においても実践されているものの総称である」[8] と定義している．その中でも，今なお多くの人達が広範囲で実践し，体系的な医学理論を有するアーユルヴェーダ，ユナニ・ティブ，中国医学を世界三大伝統医学と呼称している．定義が示すように，東洋医学および伝統医学は自然科学・近代医学が確立するはるか以前に発祥し，五感とは異なる原始感覚とも呼ぶべき「生命感覚・共通感覚」が普遍的に使われていた時代に形成された医学であると考えられる．

　また，近代医学が自然科学を基礎とし密接不離の関係であるのに対して，東洋医学・伝統医学は自然科学とは無関係に発祥し，発展した医学である．インド・ギリシャ・アラビア・中国で発祥した世界三大伝統医学は，個別に発祥し，発展したといわれているが，非常に多くの共通点を有している（**表1-4**）．

　自然観・生命観も類似した伝統医学が今なお世界中で実践されている[9-11]．世界の健康管理業務の65〜80％を伝統的医療と分類しており，WHOでは鍼の教育，研究，臨床，および情報の交換において学術用語の国際標準化の必要性を認識し，活動がなされてきた．1978年に提出されたアルマ・アタ宣言は伝統医学に門戸を開いたけれども，科学的でかつ社会的に受け入れ可能な方法と技術という条件付きなのである．すべてのいわゆる「伝統医学」を無条件に推進しているのではない．この前提条件とともに，伝統医学は健康増進のための重要戦略としてしっかり位置づけられており，WHOは伝統医学が新しい医学システムのなかで，特にPHCの促進に貢献しうる道を探ることを，各国で推進しており，10月22日を伝統医学デーとして制定している．

表1-4　世界三大伝統医学の理論比較における共通点 [15]

(1) 自然治癒力を基本とする
(2) 環境と人間を相関的にとらえる（大宇宙・小宇宙）
(3) バランスを重要視する
(4) 液体病理学説
(5) 自然の植物・動物・鉱物を用いる
(6) 医食同源

2. 東洋医学の起源と特徴

　東洋医学の起源は文献学的には不明であるが，司馬遷の『史記・扁鵲倉公列伝第四十五』[12] に東洋医学の源流の姿を垣間見ることができる．古代においては，病人が出るとその病人が回復するようにと願い，人力をはるかに越えた大いなるものにすがり，占いや巫女などを通じて，その指示にしたがって手当てや呪術的医療を施していたと推測される[7]．しかしそれとはまったく別に，扁鵲のように"気"を認知する能力である「生命感覚・共通感覚」を駆使して，病人に種々の刺激（鍼・灸）を与えたり，植物・動物・鉱物などを服用させたりして，病気を治療していたのが，東洋医学の源流だと考えられる．『扁鵲倉公列伝』にも，巫女のことばを信じて，医者を信じない者を，6種類の「不治の病」の一つとして記述しており，明らかに「呪術的医療」と「気の医学」とは異なっていたのである．しかし，時代を経

るに従い"気"を認知できる人が少なくなり，東洋医学本来の「印知（生命）感覚・共通感覚」を基盤とした「気の医学」から，直観と五感を基盤とした「体液の医学」である「伝統医学」へと変化していったと考えられる．

◆１）日本における医学・医療の歴史

日本における医学・医療の歴史は，外来の医学と医療を受容してきた歴史であるといわれているが，外来医学をいかに取り入れ，受容および変容させて日本化していったかに注目する必要がある．日本の医学史は大きく５つの時期に分類・整理することができる[13]．

(1) 初期（受容期）

808年に平城天皇の勅命により，10年の歳月をかけて日本古来の医術や療法が失われることを危惧して，日本全国より民間の処方や家伝の治療や薬方を集めた『大同類聚方』100巻が編纂された．しかし残念なことに，この書物は現存しておらず，日本固有の医学がどのような医学・医術であったかは不明である．文献学的に明らかになるのは，984年に丹波康頼（典薬寮医・鍼博士）によって編纂された，現存する最古の医学書である『医心方』以降である[14]．興味深いことにこの書物では，単に中国医学をまとめただけではなく，中国医学を日本化していく努力の跡をうかがい知ることができる．その１例として，第２巻鍼灸において中国医学の基礎理論である経絡の概念を導入せず，身体の部位別に経穴を記載しており，自然哲学を排除し，医学の実用化・技術化の特徴を認めることができる．

(2) 後世派期

16〜17世紀は，中国の金・元時代の陰陽論・五行論・運気論などを重視した医学である．金元四大医家のなかでも，特に李朱医学の影響が強く認められる．田代三喜が明より医学を持ち帰り，その弟子の日本医学中興の祖と呼ばれる，曲直瀬道三が活躍した．

(3) 古方派期

17〜19世紀は，中国医学の日本化が強力に推し進められ，実証主義的な色彩が強く打ち出された．一気溜滞説を主張した後藤艮山，その弟子で日本において初めて人体解剖を行い『蔵志』を著した山脇東洋，万病一毒説を主張した吉益東洞らが活躍した．「目に見えぬことは言わぬ」という極端な実証主義の立場に立ち，陰陽論，五行論，経絡学説など，中国医学の基礎理論を否定した．この時期の日本独自の医学の発展は，結果として次の洋方派期へのスムーズな移行，近代医学の受容・発展の基礎となった．

(4) 洋方派期

16世紀後半以降，蘭医学が導入されたが，漢方医学と対立する勢力となったのは，18世紀以降である．中国人は論理性・抽象的理論を好み，日本人は実用性・具体性を優先する傾向がある．古方派が極端な実証主義に陥った反省もあって，臨床に役立つものなら学派を問わず，後世派と古方派を折衷する「折衷派」や，文献学的・客観的に研究する「考証学派」が出現した．「漢蘭折衷派」で有名な華岡青洲は，全身麻酔薬である通仙散を創り，全身麻

酔下で乳癌手術をわが国で初めて成功させた．また華岡流外科では「整骨術」を必修四大科目の1つに入れて，脱臼，骨折の治療法や矯正も実施していた．

(5) 東洋医学復興期

日本における伝統医学には，湯液，鍼灸，按摩，整骨術などがあり，江戸時代まで，医療の中核を担ってきた．幕末まで医学は「本道」と呼称されていたが，蘭医学が輸入され，近代医学に主流が転換したころから「蘭方」に対して「漢方」と呼称されるようになった[14]．明治時代の医療制度の近代医学への移行ならびに第二次世界大戦後の混乱という，二度にわたる逆風の中で民間療法に埋没しかけた日本の伝統医学を，今日の医学の一環として再生させようという意図のもとに，「東洋医学」と呼称し現在に至っている．

◆2）東洋医学の特徴

世界三大伝統医学は生物的自然観・「伝統（身体）の知」の立場に立ち実践されている．一方，西洋ではルネッサンス以後，精神（時間）と物質（空間）を分ける二元論の立場に移行し，「科学の知」と「臨床の知」に分かれ，細胞病理学説に立つ肉体医学と精神医学が実践されている．上記，3つの知では"いのち"の観点が射程に入らない．東洋医学の源流における特徴である「生命の智」を基盤として心・身・体・いのちを包含した「医の知」が必要である．

中村雄二郎は自然科学・近代医学の原理を「科学の知（普遍主義，論理的一義性・分析主義，客観主義）」として3つの原理にまとめている．またそれとは異なる新しい知として，精神医学・心身医学の原理を「臨床の知（コスモロジー：有機的な宇宙観，シンボリズム：象徴表現・多様性，パフォーマンス：身体的な相互行為）」として提出し，両者の相違を対比して説明している[16]（**表1-5**）．

表1-5　「医の知」の形態

伝統（身体）の知	科学の知 （中村雄二郎）	臨床の知 （中村雄二郎）	生命の智 [15]
随機制宜 （人・時間・場所） 全体主義 主観主義	普遍主義 論理的一義性 分析主義 客観主義	コスモロジー シンボリズム パフォーマンス	根源的自然（生然） （無分節・絶対無の場所） 二元的一元性・一如 印知感覚・共通感覚

また，澤瀉久敬はデカルト医学（空間的医学，分析的医学，構造）とベルグソン医学（時間的医学，直観的医学，機能）の2つの哲学的医学[3]の特徴を整理し，近代医学を物質的医学，伝統医学を精神的医学として捉え，理論の相違を哲学的に説明している．

科学の知とデカルト医学は，物質・細胞・構造（死体解剖）を重視した医学の知であるのに対して，臨床の知とベルグソン医学は精神・体液・機能（生理機能）を重視した医学の知だと考えられる．しかしこれら2つの分節知・哲学的医学では射程に入ってこない，時間と空間，精神と物質，機能と構造，体液と細胞に分節する以前の，深層的で無分節の知を「生命の智」と造語し，生命の智の特徴を**表1-6**にまとめた．

「伝統（身体）の知」・「科学の知」・「臨床の知」・「生命の智」の4つの知の形態を統合し，「医の知」を構築していくことが必要不可欠である．またそれを基盤として，鍼灸医学の統合のみならず，新しい医学・医療の創造，実践へと発展させていく必要がある．

表1-6 「生命の智」の特徴 [15]

(1) 有分節（生物的自然・物質的自然）に属する精神と物質に分節する以前の，無分節（根源的自然・絶対無の場所・王然）に属する生命を思想の根底に置く．
(2) 時間・空間，精神・物質の領域である有分節と，生命の領域である無分節を「生命の原理」とも言うべき重畳的な二元的一元性・一如として捉える．
(3) 人間なら誰もが有する，五感の根源となる生命を維持するための生命感覚と五感を統合して働く共通感覚において，生命を自覚・体覚し，気を印知・感知する．

◆3. 鍼灸医学の学・術・道

　鍼灸医学および医療行為は，近代医学同様，「学・術・道」の三位一体で初めて成立する（**表1-7**）．学（哲学・科学・大学），術（技術・仁術・技能），道（生命倫理・生命哲学・生命の自覚）の多面的な観点から医学を捉えなければ，鍼灸医学を理解し実践することは不可能である．

表1-7 鍼灸医学・鍼灸医療：学・術・道

学	1）**近代医学**：科学・客観的・物質的・空間的…………………思考，知識，論理を重視	
	2）**伝統医学**：哲学・主観的・精神的・時間的…………………感性，直感，直観を重視	
	3）**東洋医学の源流**：大学・達観的・生命的・場所的………印知感覚を重視	
術	1）**技術**：人間が自然に働きかける術…伝達・積み重ねができる術・再現性がある術	
	2）**仁術**：人間が人格（心情）に働きかける術 ……………………………伝達・積み重ねが困難な術・再現性がない術	
	3）**技能**：いのちがいのちに働きかける術 ……………………………伝達・積み重ねが困難な術・再現性がある術	
道	1）**バイオエシックス**（生命倫理），医の倫理（ヒポクラテスの誓いなど）	
	2）**生命哲学**（自然観・生命観・人間観・身体観・健康観・病気観）	
	3）**生命の自覚**：絶対無の場所から考え・見る・達観する（絶対的客観主義）．生命の中に融け入る．自己が真の自己となる．	

◆1）学（哲学・科学・全一学）

　学についてのそれぞれの特徴を**表1-8**にまとめた．
　西田幾多郎は，「西洋文化は，空間的，理知的，"有"の文化であり，形相を実在と考える．東洋文化は，時間的，情意的，"無"の文化であり，形のないものを実在と考える特徴

表 1-8 神学・哲学・科学・全一学の特徴

1 ）**神　学**：宗 教 学：超越者の立場，超人間的，超自然的（超越的自然：神話）．
2 ）**哲　学**：形而上学：形なきものを対象とする．自然界（精神的・生物的自然：physis）．時間・精神，内への方向・主観的，全体的学問．全体を対象とする．
3 ）**科　学**：形而下学：形すなわち現象のみを対象とする．自然界（物質的自然：nature）．空間・物質，外への方向・客観的，分科的学問．有分節（現象界）を対象とする．
4 ）**全一学**：いのち学：絶対無の場所から生命感覚を用いていのちを対象とする（根源的自然）．絶対現在，絶対的客観，生命の学問．無分節の立場にたつ．

がある．西洋は環境から主体への “物” の論理であり，科学者は現実を物と見る．東洋は主体から環境への “心” の論理であり，仏教者は現実を心と見る」，さらには「日本は主体から環境へという方向においてどこまでも自己自身を否定して物となる．物となって見，物となって行う．自己というものを徹底的に否定して，物になりきる，否，事になりきるという特徴がある」[17] と述べている．「純粋経験」から「自覚」，さらには「場所（絶対無の場所）」へと思想的発展を遂げ，東西哲学の融合，さらには日本独自の哲学である場所的論理を構築した．

　澤瀉久敬は「哲学とは，内への方向，全体の学，全体を対象とする．哲学とは生命の自覚である．生命の哲学は生命の根元的原理を探求しようとする」「科学とは，外への方向，分析的学問，特殊な現象を対象とする．五感で認識できる自然界のものや現象だけを，思考・判断の基礎にしている」[2]，また「科学はすべて個別科学として，それぞれの特殊的な領域を全体との連関を切り離して捉えるのであって，その限りにおいては真理であるとしても，真に具体的・全体的な真理とは言えない」と述べている．

　科学の限界を知ることが，科学の価値を知ることと同様に大切である．科学はその対象を非人格化・機械化する．生きたもの，感情をもったもの，人格的なものを対象としない．

　「全一学」とは仮定や独断を一切捨てて，生命の自覚から事実そのものに迫る．対象的論理ではなく，場所的論理に立ち，生命感覚を用いて，事実と思われるあらゆるものや現象を思考・判断する学である．場所的論理を医学に応用して，全一学を構築していく必要がある（**表 1-9**）．

表 1-9 場所的論理と対象的論理

○**全一学：場所的論理**[7]
　場所的論理に立ち，絶対無の場所（無分節・天然・いのち）からあらゆるものや現象を事実に基づいて解釈・説明・判断して，真理を追求しようとする考え方．
　　真の実証的精神：仮定・独断・常識を一切捨てて，事実そのものに迫ろうとするもの
○**科学：対象的論理**[7]
　対象的論理に立ち，自我を中心として人間が五感で認識できる自然界のものや現象を，「数の概念」を使って解釈・説明することによって自然を理解しようとして成立した学問である．自然科学での立場から認められた自然の法則に反する現象は，検討に値しないという考え方．

◆2）術（技術・仁術・技能）

　　澤瀉久敬は「従来，人は，医学とは単なる技術であると考えて来た．しかしながら技術とは，人間が自然を征服する手段である．それは人間と自然との関係である．けれども医術は技術であるとともに仁術である．仁術とは，人格と人格との関係である．自然と人間との関係と，人間と人間との関係，この二つの関係の相違を認めえぬ理論は抽象的であり，この二つの関係の違いを無視しようとする態度は不道徳である」と述べている．

　　鍼灸医術は，肉体に働きかける技術，心情に働きかける仁術，いのちに働きかける技能の各々の面を有しており，まさしく芸術（art）ともいうべき高度な術が要求される．しかし，芸術と異なるところは，再現性のある技能なのである．

　　病気を対象とした"cure"，病人を対象とした"care"，自然治癒力を最大限に働くように援助する"core"の各々に対応できる，術（技術・仁術・技能）を身につけ，「生，老，病，死」に悩む人間の良き伴侶になることが，医療人の使命といえるであろう．近代医学・自然科学・技術のように，世代を越えて知識や技術・経験の伝達・積み重ねができないゆえに，東洋医学は近代医学のように歴史的に発展することができなかったのである．"いのち・気"を印知・感知できる者とできない者との差が歴然として存在する．この点が東洋医学の長所でもあり，短所でもある．

◆3）道（自然観・生命観・健康観・病気観）

　　澤瀉久敬は「医道の本質は，生命への畏敬，生命への絶対服従であり，生命の中に融け入ること，生命と同化し，生命そのものに融け入ることこそが，医道の真髄である」，また「生命の哲学とは，実在の本質を生命と考え，探求する学である」と述べている．

　　次に，自然観，自然治癒力，生命観，健康観，病気観について考察する．

(1) 自然観（生物的自然・物質的自然・根源的自然）
i　生物的自然（physis）

　　フィシス（physis）は生ずる，生成するという意味をもっており，physis は生成する有機体的な自然を意味している．また人間の外に，対立してある nature ではなく，人間をその構成要素として人間を包含する，生きている自然（physis）との認識，自然観である．しかし，絶対無の場所（無分節・王然）から達観する場所的論理ではなく，対象的論理に立ち自他を分離した自然観であるところが，後に述べる根源的自然とは異なる．

ii　物質的自然（nature）

　　ネーチャー（nature）はギリシャ語の physis のラテン語訳 natura から派生した言葉である．中世になると，フィシス（physis）という概念が崩れ，それに代わって創造主としての神，被造物としての人間と自然（nature）という位階的秩序の観念が生じた．さらに被造物としての人間は自然（nature）と対等ではなく，自然（nature）の上位に位置し，自然を支配し統御する資格を神から賦与されていると考えるようになった．このような自我中

心的な対象的論理に立ち，自然（nature）を人間と対立するものとして，無機的で物質的な自然との認識があらわれた．自他分離・心身二元論の哲学の上に，自然（nature）を支配し利用するための自然科学が確立されたのである．

iii　根源的自然（絶対無の場所・無分節・王然）

西田幾多郎は，西洋哲学は対象的論理を基礎としていると考察し，それとは異なる独自の場所的論理を構築した．場所とは，「相対有の場所（物質界）」・「相対無の場所（意識界）」・「絶対無の場所」の３つの場所が重畳していると考えられており，場所的論理を基盤として，西洋哲学と東洋哲学の融合を志し，日本を代表する哲学を樹立した．

井筒俊彦はギリシャ以東を東洋と位置づけ，広義の東洋哲学の構築を目指した．

「東洋哲学では"有"を存在の表層にのみ認め，深層には"無"を見るといった根本的な特徴がある」．また「東洋哲学では最初に形而上的体験がなければならない．この"体験知"をのぞいては，存在論も形而上学も成立しない」[19]と述べており，無分節即有分節の矛盾的同時成立，「存在即意識のゼロポイント」の体験知を東洋哲学の根本においている．

有川貞清は長年の東洋医学の臨床を通じて，上記２人の絶対無の場所・無分節と，類似した世界観である「王然」という概念を導入し，東洋医学の理論を説明している．

生物的・物質的自然（相対有の場所・相対無の場所・分節）と根源的自然（絶対無の場所・無分節・王然）は，まったく別世界ではなく重畳した世界ではあると考えられている．しかし，各々が別々のまったく異なる法則により支配される世界だと思われる．両者共に法則に支配される世界であるという共通性から，自然を包含する世界を「王然」と有川が造語した．「すなわち王然は別々の法則に支配される２つの世界，現象界（分節）と潜象界（無分節）から成り立っている．自然界という認識は人間だけのものである．"数"が通用する世界は自然界だけであり，自然と王然との境界を"数"が通用するかしないかではっきりと厳密に設定できる．自然科学は数を基本として成り立っているので，数のない自然科学は存在しない．観察される自然現象は，数の通用する世界のものであって，実在するかもしれないが客観できないもののなかで，数で説明できるものは現象界に属し，数が通用しないものは現象界には存在しないということになる」[7]と述べている．根源的自然（絶対無の場所・無分節・王然）は確かな世界であって，イメージや妄想で作り上げたような不確実な世界ではない．したがって，五感で認識できないという点では同じであっても，法則が存在する潜象界としないイメージの世界とを厳密に区別すべきである．

iv　相違する３つの自然観の要因

なぜ，生物的自然（physis）と物質的自然（nature），さらには根源的自然（絶対無の場所・無分節・王然）というような世界観の相違が起こるのであろうか．その要因の一つとして，認識する観点の違いが考えられる．生物的自然観は，自然内存在であるが，人間の立場から対象的に，自他分離的に見る自然（physis）の観点である．物質的自然観は，自他を分離して，自然外存在として，心身分離的に見る自然（nature）の観点である．しかし，いずれも主観的・客観的との相違はあるものの，対象的論理に立っている点では同じである．

根源的自然観は，上記の人間（自我・自己）中心的な対象的な見方ではなく，絶対無の場所（無分節・王然）・いのちから，考える・見る・達観する，場所的論理に立っているとこ

ろが大きく異なる.

もう一つの要因として，認識する感覚の相違が考えられる．生物的自然（physis）は直観または五感で認識されている．物質的自然（nature）は思考または五感で認識されている．根源的自然は，原始感覚ともいうべき，五感の根源となる生命を維持するための，生命感覚・共通感覚で認知・自覚している相違がある.

(2) 自然治癒力

i　伝統医学の自然観と自然治癒力

ユナニ・ティブ（ギリシャ医学），アーユルヴェーダ，中国医学の世界三大伝統医学はどれも類似した，有機的・生物的・質的な自然（physis）観の上に成立している．医学理論では液体病理学説に立ち，体液の不調和状態が病気であり，体液の調和状態が健康である．また自然と人間との調和において，自然治癒力が働くと考える.

ii　近代医学の自然観と自然治癒力

人間と自然を分離して，自然を外から対象的に見る，自我意識が座標系の原点に位置し，人間が外部に位置している，無機的・物質的・量的な自然（nature）観の上に成立している．医学理論では，心身二元論，人間機械論，細胞（固体）病理学説に立ち，自然と人間とを開放系としては捉えず，人体を閉鎖系として捉えている．当然，自然と人体の関係で発動する，自然治癒力という概念は無視または軽視されている.

自然治癒力の現象面を，免疫現象または神経・免疫・内分泌軸をホメオスタシスの三角形として捉えている．また近年，精神現象と神経系・免疫系・内分泌系が相互に影響を及ぼし合うとの見解に達し，精神神経免疫学・PNI（Psyco-Neuro-Immunology）が研究されている．しかし，上記の方法では自己治癒力は解明できても，開放系の概念である自然治癒力は解明できない．なぜなら，自然治癒力の本質はいのちおよび印気（原始信号系の瑛*）の働きであり，場所・環境を無視して解明することはできないと考える.

iii　東洋医学の源流における自然観と自然治癒力

なぜ，医学の基盤となる自然観において根源的自然という自然を包含する，絶対無の場所（無分節・王然）という概念を導入する必要があるのか．それは「いのち・気」は自然界ではなく，根源的自然の存在と認識されるからである．自然治癒力や自然治癒過程は，本質的には印気によるもので，根源的自然に位置している．また自然治癒力は根源的自然と（生物的・物質的）自然の両界にまたがって存在している．また有川は「健康な生体の各細胞のベクトルは生物個体の本来のベクトル（健康な生体のベクトル）に一致するように制約されています．病気になったり，外傷したりすると，生体，器官，組織，細胞のベクトルが狂って本来のベクトルに沿わなくなります．このとき生体は，狂ったベクトルを本来のベクトルに沿うように正そうとします．したがって各細胞は本来のベクトルに沿うようにベクトルを正そうとします．この働きが自然治癒力です．この働きによってベクトルの狂いは正され，

---

*瑛：生物にのみ宿る「生命」を意味する有川[7]による造語．瑛の「その状態を存続させようとする方向性の存在」が生命.

細胞は正常な働きをするようになり，病気や外傷は治癒の方向に向かいます．これが自然治癒過程です」[7]と述べている．

医術・治療の原則は，①自然治癒力の過程を妨げない，②自然治癒力を妨げているものを除く，③自然治癒力のないところには治癒はなく治療もないである．

（3）生命観

これまでに哲学・科学において様々な生命観が提出されてきた．ルネッサンスまでは，東西ともに生命観に大きな相違がなく，西洋では生物的自然観に立脚した，アリストテレス哲学の生気論・目的律が主流であった．ルネッサンス以後，伝統的な自然観・生命観と袂を分かち，デカルト哲学の心身二元論・機械論・因果律が主流となった．また，ラ・メトリーの「人間機械論」の哲学に立脚した，西洋近代医学が発展し，伝統医学と近代医学は大きく異なった診断・治療法を有する医学として現在に至っている．**表 1-10** に主な生命論の特徴をまとめた．

生命観と言っても，主語・述語，客観的・主観的，静的・動的，閉鎖系・開放系のように哲学・論理によって異なる．また複雑な重層構造でもある（**表 1-11**）．生命を外側から，いくら客観的に観察しても，それだけでは生命の本質は理解できない．大切なことは内側から見る，さらにはいのちと一如になる以外に，生命の本質を知ることはできない．自己と他者，人間と環境を分節して考えるのではなく，場所的論理に立ち，自他一如で行動し，全人的に認識する必要がある．

表 1-10 生命論

1）**生 気 論：目的律**…未来による現在の決定（アリストテレス）
2）**機 械 論：因果律**…過去による現在の決定（デカルト）
3）**創 造 論：自由律**…相互性・二元的一元論（ベルグソン・澤瀉久敬）
4）**全体論・新生気論**：個体は環境と分離できない．生命現象は物理・化学では
　　　　　　　　　　　　把握しえない
5）**有機体論**：全体論の流れを汲み，情報理論などのエレクトロニクスの諸学問を
　　　　　　　　基に構築された．（一般システム論，ホロン学説，散逸構造論など）
　　　　　　　　清水博：場の思想・生命関係学（自己組織化・ゆらぎ・引き込み現象）
論理：主語の論理・述語の論理・対象的論理・場所的論理

表 1-11 玉城康四郎による生命の主要構造

①　分子生物学の生命 ②　大脳生理学の生命 ③　医学の生命	**客観的生命**	**閉じられた生命**
④　自己意識の生命 ⑤　無意識的自己の生命 ⑥　人格的自己の生命	**主体的生命**	
⑦　開放的自己の生命		**開かれた生命**

原初存在は，生命あるいは生命の方向性を内に蔵する，単なる環境でもなく，明らかな生物でもない，両者未分の混沌である．それが一方に生物を，他方に環境を成立せしめる．澤瀉久敬は原初存在いのちが分化するという事実の底に，生命の個性化の根本原理を認める．

(1) 生命はとどまるものではなく，動きであり自ら創造するものである．

(2) 生命は完成体ではなく，つねに新たに自己を形成することによってのみ生命である．

(3) 生命を知るとは，生命が自ら自己を自己として創ること．生命は自ら自己を創る以外に自己を知る方法はない．

　個人のあらゆる悩みは自己をもつことに由来する．その自己を生命と合一させるときのみ，われわれは生きる苦しさから解放され，生命の自己創造に歓喜の叫びをあげる．よく生きるとは，よりよく他者を生かしめることであり，生きる力を与える慈悲の深いほどその生命は偉大である．人間に生命力を与えることは，まさにその根底の大生命を自覚せしめることである．哲学は生命の自覚を通じて，生命そのものを高揚するものでなければならない．単なる真理の研究ではなく，生命の歓喜の探求でなくてはならない．

表1-12 主な健康の考え方

1. 世界保健機関（WHO）の健康の定義[8]

「健康とは，単に身体に病気がないとか身体が弱くないというだけでなく，肉体的にも，精神的にも，社会的にも完全なよい状態のことである」
"Health is a dynamic state of complete physical, mental, spiritual and social well-being and not merely the absence of disease of infirmity." （改正案）

2. 熊本県蘇陽町健康づくり基本構想書 （健康の定義）

・病気や機能障害，なやみなどがなく，主観的にも客観的にも快適な生活を送ることができる
・病気や機能障害，なやみなどがあっても，自分自身で対処することができ，社会的にも適応した生活を送ることができる
・病気や機能障害，なやみなどがあり，自分自身で対処することができなくても，周囲が支えてくれることにより生活していくことができる

3. ホメオパシーの健康 （ジョージ・ヴィソルカス教授）

(1) 身体性（body）の健康：疼痛からの解放　　（freedom from pain）
(2) 精神性（mind）の健康：情念からの解放　　（freedom from passion）
(3) 霊性（spirit）の健康：利己主義からの解放（freedom from egotism）

4. 東洋医学の源流における健康観 （生命観・死生観・病気観：有川貞清）

◎生命：瑛；その状態を存続せしめようとする方向性
◎ 死 ：瑛の消失；方向性が崩れてそれを回復しようとしない状態
○健康：身体本来のベクトルが統一した状態
○病気：統一の崩れたベクトル異常があり，それを本来のベクトルに沿うように変えようとする力（自然治癒力）が働いている状態；気滞が存在する

(4) 健康観・病気観

　"健康" とは，健康というものが存在するのではなく，それは生命的な存在のあり方である．すなわち，生命が生命本来の目的に合致するような状態が健康である．**表1-12**に，主な健康の定義をまとめた．

　"病" とはある社会（文化）のなかで，ある人々（制度・思想）が，ある人々（症状・行動・存在）に対して，その社会の文脈の下で，ある特定の意味づけを行う，その意味づけの一つが病であり，ほとんどの場合，否定的な意味づけであるが，それ以外の意味づけをされる病も存在する．どのようなもの（人・症状・行動）を，病と意味づけるかは，その社会に支配的な病をみるまなざしによって異なる[5]．

◆ 4. 気を認知する（印知：生命感覚，感知：共通感覚）

　東洋医学の源流，伝統医学，近代医学の特徴比較を**表1-13**に示した．また，日本における鍼灸医学の気・経絡・経穴・反応点についてまとめ**表1-14**に示した．

表1-13　東洋医学の源流・伝統医学・近代医学の特徴比較

東洋医学の源流	伝統医学	近代的鍼灸医学
場所の医学 生命医学 印知的医学 印知感覚・共通感覚	時間的医学 心身医学 直観的医学 直観・五感	空間的医学 物質・肉体医学 分析的医学 五感（視覚優位）
気の医学 気滞病理学説	機能的医学 液体病理学説	構造的医学 固体（細胞）病理学説
原始信号系 発現する経絡・反応点 （灸点・禁灸点）	情報系 特定の場所に存在 する経絡・経穴	エネルギー系 緊張・硬結・圧痛・ トリガーポイントなど

◆ 1）東洋医学の源流（気の医学・場所の医学）

　気は決して五感では感知することはできない．また気には，原始信号系（印気）・情報系（氣）・エネルギー系（気）レベルの気が存在し，これまでに様々な見解が述べられている．上記3相はまったく異なるものではないが，まったく同じものでもない．対象とする気のレベルに応じて，鍼灸医学における理論・医術も異なるのである．気を重視する伝統医学において，経絡治療では主に情報系レベルの気を対象とし，中医学では主にエネルギー系レベルの気を対象としていると思われる．しかし，原始信号系レベルの気は，現在の鍼灸医学においてほとんど問題にされていないのが現状である．「湯液・鍼灸作用同一論」の創始者である有川は，"印気" は印知と呼ばれる感覚を体得しない限り，理解することはできず誤解をしているに過ぎない．この印知と呼ばれる感覚は，五感以外の感覚であっ

表1-14 日本における鍼灸医学の気・経絡・経穴・反応点

---

(1) "気"には，原始信号系（印気・方向性）・情報系（気・波動性）・エネルギー系（気・粒子性）の3相が存在し，東洋医学の源流・伝統的鍼灸医学において重視され，臨床および研究がなされている.

(2) "印気"は，五感では認知できない.
　望診において，生命感覚を駆使して印気のベクトル異常である気滞を印知する.
　切診において，共通感覚を駆使して発現する経絡・反応点を感知する.

(3) 1) 経絡・経穴は存在しないと否定している近代的鍼灸医学.
　　2) 経絡・経穴は特定の場所に存在しているとする伝統的鍼灸医学.
　　3) 経絡・反応点は"気滞"を解消するために現れるとする東洋医学源流.
　　以上，3つの鍼灸医学理論が存在し，各々まったく異なる診断・治療法を行っている.

て，五感と全く同列に位置すると思われる新しい感覚である．湯液も鍼灸も主に，気滞を消去するのに"原始信号系"を通して作用を及ぼしている．湯液と鍼灸の間には本質的に違いはない」[7]と述べている．間中喜雄のX—信号系仮説[18]をさらに発展させ，印知感覚を用いて，望診において発現した気滞を認知する．共通感覚を用いて，切診において気滞を解消するために発現する経絡および反応点を感知する．治療は灸点・禁灸点（有川反応点；第5章V参照）の2種類の反応点に適する施術を行い，自然治癒力が最高の状態で発揮されるように，障害となる気滞を解消することを目的としている.

◆2) 伝統的鍼灸医学（液体医学）

　気（情報系・エネルギー系）が生命の本質であるとする生命観に立脚している．しかし現在では，気・血・津液（水）〔各々を神経系・免疫系・内分泌系に対応させて研究・解釈することが多い〕の液体病理学説に立っている．陰陽論・五行論の自然哲学を基礎として，八綱，臓腑，経絡，経筋，気血津液などのアンバランスを主に診察している．その具体的な診察方法が，望診・聞診・問診・切診と呼ばれる四診法である．"いのち"を把握できるのは「直観」であるとの認識から「直観と五感」の両方を駆使して診察を行う．鍼灸施術は全体観に基づき，一定の場所に存在すると考えられている経絡上の「経穴」に，補瀉などの鍼灸施術することによって，気・血・津液・臓腑・経絡のバランスを回復することを主な目的としている.

◆3) 近代的鍼灸療法（固体医学）

　近代医学と同じ，人間機械論の生命観である固体病理学説の疾病観に立っている．当然「気・経絡・経穴」は論理的に存在せず，気などを診察・治療に用いない鍼灸師が日本の過半数以上存在する．診察法も，視診・聴診・問診（面接）・触診といった「五感」を用いて診察する．また主観的・直観的なものはできるだけ排除し，近代医学と同様，客観化・数値

化・機械化を進めることが，より正確な診断を行えると考えている．また鍼灸施術も解剖・生理学に基づき，硬結・圧痛・トリガーポイントなどの部位に，物理的刺激（鍼）・温熱的刺激（灸）を施術することにより，痛みや筋緊張の緩和，循環改善などを主な目的としている．

◆4）印知感覚における気の認知

"気"は東洋医学には不可欠であるにもかかわらず，その存在を〈五感〉で直接には認識することができないので"気"という言葉だけがひとり歩きして，観念的な空想（イメージ），架空の産物として扱われるか，またはまったく別の意味でいろいろと使われているのが現状である．現在，日本で実践されている鍼灸医学においても"気"の肯定派は"気"を体液または神経系，あるいは一種のエネルギー・粒子または情報・波動などと解釈して臨床および研究がなされており，様々な見解が提出されている．また，経絡治療・中医学において，気は重視されているものの，医学理論および鍼灸医術が大きく異なっているのである．鍼灸医学は古来より「気の医学」といわれているものの，"気"に対する各々の定義・意味が異なっているところに，共通言語が成立しない，根本的な問題が存在している．

このような現状において，否定派は，"気"を非科学的として問題としないか，"気"および"経絡"は現在の自然科学では捉えることができないものとして，鍼灸医学理論および臨床には取り入れていない鍼灸師が日本では多く存在しているのも一理あると思われる．

鍼灸医学における最も基本的概念である"気"をどのように認識するかが，鍼灸医学の基盤を構築していく過程において，最重要課題である．"気"は五感で認知することはできないのである．ゆえに五感がすべてであると考えている現代人にとっては，気は存在しないと考えられているのは当然でもある．しかし，東洋のみならず西洋においても，アリストテレスなどの哲学者が，共通感覚を述べており，ルネッサンス期までは，西洋においても気と類似する概念は存在していたのである．近代以降，共通感覚が忘れ去られるのと平行して，気と類似する概念も否定もしくは忘れ去られていった歴史的背景がある[10]．気を認知するためには，誰もが有する五感や共通感覚より広くて深い，印知感覚を覚醒させる必要がある．また現在の自然観を広げ，根源的自然観をも視野に入れた，場所的論理を応用して，「東洋医学原論」を構築していく必要があると考えている．

◆5. 日本の鍼灸医学の現状と課題

日本の鍼灸医学において伝統医学（経絡治療・中医学）および近代的鍼灸医学が実践されている．各医学において共通基盤がなく，同じ言語を使用していても意味が異なるなど，多くの問題を抱えており，これが日本の東洋医学・鍼灸医学だといえる現状ではない．

このような状況下では，現代医療において鍼灸医学が期待に応えることは困難であろう．「温故知新」の諺にあるように，東洋医学の歴史から学び，またWHOが推進しているように，伝統医学を活用したおのおのの国・地域に適したPHCシステムを構築していく必要がある．

日本古来の医学・医療がどのようなものであったかは，残念ながら文献学的に明らかではない．しかし日本の医学の歴史は，中国医学・蘭医学などの外来医学をただ受容しただけではなく，長い年月をかけて日本化してきた歴史が存在する．先人の叡智に学び，現代医療に貢献できるよう，今こそ東洋医学従事者全員が立つことのできる理論的基盤が必要である．そのためには現在の常識や固定観念に縛られることなく，東洋医学を創造的に再編成して，現代医療に貢献できるように鍼灸医学を創造していく必要がある．歴史に学び同じ過ちを犯すことなく，木に竹を接ぐような折衷主義や，単なる近代医学の一つの物理的刺激療法に堕落することなく，医学の基盤となる自然観・生命観から問い直す必要がある．

　これまでの鍼灸臨床および研究を通して自己批判・自己反省した結果，"いのち"の原理とも言うべき重畳的な二元的一元性の観点が欠落し，"物質"を重視した唯物論または"精神"を重視した唯心論のどちらか一方に立つ既存の近代哲学・近代科学は，"いのち"の観点が欠落しており，表層的な分節知・二元論では，東洋医学を研究していくには限界がある．

　それを打開していくためには，東洋医学を原理的に論じ，場所的論理・生命の立場で医学を論ずる「東洋医学原論」を構築していく必要がある．その基盤の上に，東洋医学の源流・伝統医学・近代的鍼灸医学の各々がお互いの長所と短所を理解して，まずは鍼灸医学を統合する必要がある．全人的医療である東洋医学の特徴を失うことなく，随機制宜（人・時間・場所によって診断・治療法を臨機応変に対応する）を基本とした医療システムの構築が望まれる．

　今後の課題としては，鍼灸医学が対象としている"気"や"経絡"も"いのち"と同様，五感では認知することができない．また現在の自然科学では，物質的側面（エネルギー系・粒子性）・精神的側面（情報系・波動性）の気は，これまで様々な研究がなされてきたように，今後さらに解明していく必要がある．しかし，東洋医学が本来対象としている印気（原始信号系・方向性）はおそらく表層領域の物質を対象とする対象的論理に立つ自然科学の範囲を超えていると思われる．印気を解明していくためには，これまでの自然観を拡大した根源的自然の領域と認識される"いのち"を射程に入れた場所的論理を基礎として，鍼灸医学さらには東西医学の共通基盤となる，「医学原論」を構築していくことが重要課題であると考察する．

（渡邉勝之）

参考文献

1）渥美和彦：世界における相補・代替医療の現況と問題点．JACT出版，2000，pp8-11.
2）栗山茂久：科学史から見た鍼灸の意義．全日本鍼灸学会雑誌，49（3）：75-81,1999.
3）澤瀉久敬：医学概論．医学について，誠信書房，1960，pp128-165.
4）澤瀉久敬：医学概論とは．誠信書房，1987，pp1-28.
5）中川米造・監修：医療概論．医歯薬出版，1991，pp1-5.
6）中島宏：1990年代における伝統医学—WHOの活動と展望—．全日本鍼灸学会誌，40（4）：321-332，1990.
7）有川貞清：始原東洋医学．高城書房，2008，pp37-89.
8）WHO責任編集，津谷喜一郎・訳：世界伝統医学大全．平凡社，1995，pp15-24.
9）渡邉勝之，篠原昭二：プライマリー・ヘルス・ケア・システムにおける伝統医学の存在意義．

明治鍼灸医学, 20：65-80, 1997.

10) 渡邉勝之：鍼灸医学の現状と課題—医業類似行為から新しい医学の創造に向けて—. 別冊医学のあゆみ, 代替医療のいま, 医歯薬出版, 2000, pp68-71.

11) 渡邉勝之：鍼灸臨床の現状と研究の方向性. 別冊医学のあゆみ, 代替医療のいま, 医歯薬出版, 2000, pp72-77.

12) 司馬遷：史記7列伝3. ちくま学芸文庫, 1995, pp72-111.

13) 小曽戸洋：中国医学古典と日本. 塙書房, 1996, pp3-44.

14) 酒井シズ：日本の医療史. 東京書籍, 1980, pp391-441.

15) 渡邉勝之, 篠原昭二：東洋医学の創造的再編成の方向性—東洋医学原論の構築に向けて—. 人体科学, 13(1)：3-11, 2004.

16) 中村雄二郎：臨床の知とは何か. 岩波新書, 1992, pp141-172.

17) 西田幾多郎：西田幾多郎全集. 14, 岩波書店, 1965, pp404-405.

18) 間中喜雄, 板谷和子：体の中の原始信号系. 地湧社, 1990, pp59-118.

19) 井筒俊彦：井筒俊彦全集6. 意識と本質, 中央公論社, 1993, pp13-69.

第2章
現代の鍼灸医療

　現代の鍼灸医療には，近代西洋医学を基盤とした近代的鍼灸療法と中国伝統医学を基にした伝統的鍼灸医学などがある．近代的鍼灸療法の診察法は近代西洋医学の成書に譲り，本書では省略する．本章では伝統的鍼灸医学における診察法の実際，わが国における鍼灸治療の実際（経絡治療，近代的鍼灸治療，中医学，臓腑経絡学説に基づく鍼灸診断・治療法）を記載する．

Ⅰ　伝統的鍼灸医学における診察法の実際

　伝統的鍼灸における診察法には視覚（直感的要素も含む）によって得られる「**望診**」，聴覚と嗅覚によって得られる「**聞診**」，患者の病状や患者を取り巻く環境などを聞いたり尋ねたりする「**問診**」，患者の身体に触れて得られる「**切診**」がある．これら望聞問切の4つの診察法を「**四診（法）**」という．

◆1. 望　診

　望診とは四診で最初に行う診察法であり，主に視覚によって判断される最も重要な診察法である．望診は西洋医学の視診と同様に思われるが，患者の生命力の状態，雰囲気，元気な状態かどうかなど，直感的に患者から得られることも含まれている．望診は患者の生命力，身体の全体や局所の状態を診察し，病気の軽重や治療の適否，予後などを推察して判断することが重視されている．なお，望診には**神・色・形・態**といった基本的項目がある．

◆1）全体望診

　全体望診では，**神・色・形・態**を基本として身体を総合的にみて，患者の生命力の状態を観察し，体型や姿勢，動作をみる．患者をみたときの雰囲気（印象），姿勢，身だしなみ，体動（動作）などから総合して，生命力の状態や元気の程度，心身の状態を判断する．

（1）神（生命力を診察）

　神は患者が持ち合わせている生命力（生命活動）を示す総称であり，**望神**は患者の目の輝きや動き，顔の表情，精神・意識状態，身体の動きなどから生命活動が正常に営まれているかどうかを判断する．望神では特に目を観察することが重要とされており，目の輝き，生き

表 2-1 望神の判断

	有神（得神）	無神（失神）	仮神
眼光・目の動き	眼に輝きあり，動きが機敏	眼に輝きがなく，動きも遅く鈍い	危険な状態で死の予兆を示す． 失神から急に一時的に，好転したような状態となる．
顔色・表情	顔色がよく，表情が豊かである	顔色がすすけて黒く，表情が乏しい	
意識・精神状態	意識は明瞭で，精神状態も正常	意識は朦朧とし，精神が萎えた状態	
言　　語	言語が明朗で応答も明瞭	言語は不明瞭で，錯乱している	
動作・反応	動作は正常で，反応は機敏	動作は悪く，不随運動，反応は鈍い	
病状・予後	病は比較的軽く，予後も良好	病は既に危急状態で，予後も不良	

生きしているかどうか，動きの状態などから「神」の状態を判断する．

　望神の判断には，**有神・無神・仮神**がある．健康あるいは病気であっても回復する見込みがあり，予後が良好である状態を**有神**（得神）といい，病が重篤で危険な状態を**無神**（失神）という．無神であるのに一時的に回復したようにみえる「**仮神**」がある（**表 2-1**）．仮神は見せかけの回復であり，ろうそくの火が消えようとする前に一瞬，明るくなって消えること（残灯復明）に喩えられ，陰陽の決裂の兆しで死の予兆である．このためにすぐに無神に戻って死に至る場合があり，慎重に対応する．臨床では望神によって初めに患者の状況を見極め，治療の適否や予後を判断することが重要である．

(2) 色（顔や皮膚の色，排泄物や分泌物などを診察）

　患者の顔色や艶，皮膚の色，爪の色，あるいは大便や小便などの排泄物，鼻汁や痰，月経，帯下などの分泌物の色調から，寒熱や気血の状態を判断する．顔や皮膚の色における判断は，赤色は熱証に多く，白色は寒証あるいは失血，青色は寒証や痛証，血瘀（血瘀は血が停滞して通じない病証），黒色は寒証や痰飲（体内に水液が停留して起こる病証），血瘀，黄色は湿証にみられる．

(3) 形（患者の体型，姿勢などを診察）

　患者の体型（やせ・肥満，発育の状態，肉づきの状態），体質による虚弱や強壮，姿勢（前かがみ，患部を抱えている姿勢など）から，素因や体質的な虚実の状態，正気の程度，陰液の状態を知ることができる．

　具体的には，患者の体型ではやせ・肥満などから栄養状態や生活習慣などが影響し，病の判断や予測の参考となる．患者の体質には，体調を崩しやすく病気がちな虚弱な体質，気力や体力が旺盛で滅多に病気にならない強壮な体質がある．虚弱な体質は虚証になりやすい．また，皮膚が白く，体や手足が冷えやすい体質は陽気の不足（陽虚）であり，身体がやせて皮膚が乾燥し，つやがなく，火照りやすい体質は陰液の不足（陰虚）になりやすい．肥満の人は内湿や痰飲であることが多い．虚証となれば姿勢は前かがみとなりやすく，患部を抱えている姿勢などから病んでいる所を推測することができる．上腹部を押さえていれば脾胃の異常，下腹部では腎の異常を推測する．なお，子どもの発育状態は腎精との関連が深いため，年齢に相応した発育であるかを判断する．

　また，身だしなみも患者の性格や嗜好，心身の状態，生活状態を表すことがある．たとえ

ば服装にしまりがなく，ボタンの掛け違いや襟が折れ曲がる，靴下や靴のはき違え，ファスナーの閉め忘れなどは気力が乏しいとき，心神の失調などにみられる．

(4) 態（患者の動き，運動状態や反応性などを診察）

目や体の動き，物事に対する反応性より神の状態を判断する．姿勢や歩行，日常の生活動作などから気血の失調状態，経絡や経筋の異常を判断する．

たとえば日常の活動状態を尋ねたり，足の運びや動作の緩慢な状態，せっかちな態度やものぐさな態度などを含めて観察する．気や血が不足し虚証となれば，姿勢はうつむき，背を丸めたり，倦怠感がある様子で動作が鈍く，息切れやふらつきを伴ったりする．あるいは足の運びが悪く，手足に痙攣が生じたり，動作が緩慢になったりする．実証となれば精神的に興奮することが多く，よくしゃべり，動作は手や足をよく動かして落ち着きがない感じである．活動が低下する就寝時の動態も参考となり，症状が悪くなっている場合は室内を暗くし人に会いたがらない．寝返りをせず，壁の方を向いて寝たりする．重症例では意識が昏迷し，就寝中に衣服や布団，ベッドの縁を手でなでまわすような動作（循衣摸床）や，手をあげて空をつかんだり，糸をよじるようなしぐさをする（撮空理線）．これは無神の徴候であり，危険な状態を示す．なお加齢による老化は人によって様々であるが，姿勢や肢体の変形状態，体動や反応の敏捷性など，望診から気血（生気を含む）や腎精の状態などを知ることができる．

◆2）顔面診（顔面部の診察）

顔面診では，主に顔色や艶，顔の表情を診察する．顔色の全体をみる方法と顔の部分を細かく観察し，色や艶（光沢）をみる方法がある．顔色は寒熱の状態や気血の盛衰，臓腑*の異常と関連がある．顔の色だけでなく，艶・皮膚の光沢をみることが大切である．

顔色の全体をみる方法

(1) 健常者では肌色に少し赤みがあって血色が均等にあり，肌に艶と潤いがある．顔色が明るく艶がある場合は病が軽く，暗くて艶がなく色あせたり，沈んだりするのは病が重いことを表す．

(2) 顔色が青く黒いのは血瘀であり，口唇や爪にチアノーゼが認められる．蒼白に青味が増すのは風寒（悪寒，発熱などを伴う）や痛証によることが多い．気血の流れが悪くなったときにもみられる．

(3) 顔色が紅いのは熱証に認められ，顔全体が赤いのは実熱，頬が紅潮するのは虚熱にみられる．重病で顔面が蒼白にもかかわらず，両頬が紅をはたいたように赤みがあるのは，虚陽浮越〔真寒仮熱であり，陽虚で陰寒が体内，特に下部で盛んとなり陽気を外（主に上部）へおしだす状態，重症で危急の証である〕にみられる．

＊臓腑と蔵府：東洋医学史関係では，現代医学における解剖学の内臓は「臓腑」と記して「肉月」（漢字の偏）を付ける．東洋医学的な意味における蔵象を意味する場合には，「蔵府」と記すのが一般的である．

第2章　現代の鍼灸医療　**23**

(4)　顔色が黄色いのは虚証，湿証，脾虚に多く認められる．疾病により大量に出血したり，貧血になったりして，気血が損なわれると顔色が黄色っぽくなる．顔色や白眼，全身の皮膚が黄色になるのは黄疸であり，あざやかな黄色は湿熱（陽黄），暗い黄色は寒湿（陰黄）である．顔色が淡黄色で潤いや艶がない場合は脾胃が失調していることが多く，これに顔が腫れぼったい，あるいはまぶたの腫れを伴うのは脾虚湿困である．

(5)　顔色が蒼白で艶がないのは陽虚，気虚，血虚に多くみられる．顔色が白く光ったような感じがあり，腫れぼったいのは陽虚にみられる．顔色が白くて艶がなく，やつれたり，頬がこけたりするのは血虚にみられる．また急に顔面が蒼白になる場合は陽気が重度に消耗していることであり，亡陽といい，種々のショックで認められる．

(6)　顔色が黒いのは血瘀や腎虚にみられる．病が慢性化して，血の流れが悪くなって血瘀*が生じたり，あるいは腎精が消耗して顔色がすすけたり，灰暗，紫黒，どす黒くなる．黒色は慢性疾患や重病に多く，難治のことが多い．ただし先天的に皮膚色が黒っぽいものや日焼けで黒くなっているのは例外であるが，色素沈着するのは多くは瘀血*（血の流れが悪くなって，停留して起こる病状）によることが多い．

(7)　顔の表情では，顔色が赤く，眉間にしわをよせ，眉や目をつり上げ，口はへの字で怒っているのは，気が逆上していることを示す．おかしくないのにニヤニヤと笑うことが多いのは心神が異常となっている．常に顔の表情をくもらせ，思い悩んでる場合は気がふさぎ，脾気の弱りを反映している．

(8)　『霊枢』五色篇では，五臓六腑，身体各部が顔面に対応しており，その部分の色や艶，暗さ（気色）などをみることにより，病の深浅や性質，病変の所在，病の経過と予後がわかるとしている（**図2-1**）．診察方法は明るい光源がある所で，主に色や艶，皮膚の状態をみる．

　　顔面の各部の色や艶が良く，皮膚の状態に問題がなければ健康である．顔面部のどこかの色や艶が悪い，あるいは毛穴が開くのは，その部に対応する臓腑の失調を疑う．

　　顔色が沈んで暗いのは内，臓の病であり，顔色が浮き鮮明なのは外，腑の病であると大別している．また，病の深浅は，顔色が浮いていれば病が浅く，逆に沈むと病が深い．なお，顔面の診察方法には光源の明るさを落として，気色をみる方法もある．たとえば，白く色が抜けてみえる所は気色が悪くなっている．

　　病の予後は，顔色に艶があると予後は良好で暗いと予後は悪い．顔色が明るくて艶があるのは，病があっても軽く予後は良好，顔色が沈んで暗いのは病が重い．病の経過は，病色が消えて散じるのは経過が短い，逆に病色が集まり滞るのは病が慢性化し，長くなる．これらを合わせて気色の変化を捉え，病の順逆を判断し，治療が適応か不適応か判断する．

(9)　『素問』刺熱論篇では，肝の熱病は左頬がまず赤くなり，心の熱病は顔（額）がまず赤くなり，脾の熱病は鼻，肺の熱病は右頬，腎の熱病はあご（頤）がまず赤くなるとしている．後世の医家が熱病以外の疾病にも応用し，特に小児の診察に比較的に多く用いられている（**図2-2**）．

---

　　*瘀血と血瘀：両者ともに広義の意味は同じであり，瘀血証でも血瘀証でも同じと考えてよい．しかし，狭義には，局所的な出血などは「瘀血」と表現されることから，出血斑を指す場合には，「瘀血」を使う必要がある．

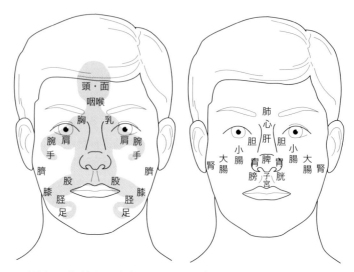

図 2-1 『霊枢』五色篇における顔面部の身体部位と臓腑配当

　顔面の診察部位には身体各部（**図 2-1** 左）と五臓六腑（**図 2-1** 右）の対応がある．顔面における身体各部の対応は額（天庭）が頭と顔に対応し，眉間の上が咽喉，目尻の上が胸と乳房（膺と乳），頬骨は肩，頬骨の後ろは腕（臂），その腕の部分の下は手，頬の下が臍，頬の外側の上が背となり，頬車穴の下が股，口元のしわ（鼻唇溝）が内股，大腸より下が膝，頬下の下顎骨部が膝蓋（膝頭），膝より下が胻（脛），その下が足となる．

　顔面における五臓六腑の対応は眉の間が肺，目の間が心，鼻背中央（心と脾の間）が肝，肝の傍が胆，鼻先が脾，鼻翼が胃，両頬が腎，頬と鼻の中央が大腸，鼻の両側で頬骨より内側が小腸，鼻の下（人中の両側）は膀胱と子宮，睾丸，陰茎となる．

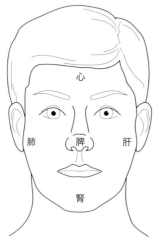

図 2-2 顔面の五臓配当

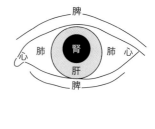

図 2-3 目と五臓相関

◆3）局所望診

（1）眼（眼部の色や形，動きなどを診察）

　眼の望診は生命力の判断や精神状態をみるのに欠くことができない．西洋医学でも眼の検査は中枢神経の診察法の一つとして重視している．眼は肝の竅（五臓と関連する穴，孔のこと）であり，五臓六腑の精気もすべて眼に注いでいるとしている．眼の望診では眼の輝き，眼の色，眼の形や動きなどを観察する．眼の各部と五臓の関係は，眼眦（内・外眼角）は心，黒眼は瞳孔が腎で虹彩が肝，白眼（結膜）が肺，眼瞼が脾に属する．眼眦が赤いのは心火，白いのは血虚となる（**図2-3**）．

　眼の輝き・動き：眼の診察では，特に眼の輝き（眼光）の観察が最も大事であり，生命力や気の状態がわかる（望神を参照）．また，望神の判断では眼光以外にも眼の動きも重要であり，精神状態を反映することが多い．たとえば，眼の動きがほとんどない場合は無神や意識状態が悪い，あるいは眼の動きが鈍い場合は精神状態が不安定であるときに認められる．予後判断にも用いられ，眼光を認める場合は良好に回復し，逆に白眼が濁ってよどんだり，黒眼がよどんで輝きがないのは予後不良である．

　眼の色：白眼（眼球結膜）が充血して赤いのは熱を示す（多くは風熱，心火や肝火による）．白眼が黄色いのは黄疸で認められ，多くは湿熱による．眦や目頭が白いのは気血不足に多い．眼眦が赤くただれるのは肝経湿熱に，まぶたが赤く腫れるのは風熱に多く認められる．眼の周りに黒いクマができるのは腎虚，眼の周りがむくむのは水腫であり，高齢者では腎気不足によって生じる．逆に眼の周りがくぼむのは津液不足である．眼が乾くのは燥邪や津液停滞で起こり，情緒の変化以外で涙を流すのは肝腎虚損による．なお，瞳孔散大は精気虚弱であり，危急症候である．

（2）鼻（鼻部の色や形などを診察）

　鼻の望診では鼻の外形と鼻からの分泌物があり，外形では主に鼻根，鼻背，鼻先（小鼻を含む）を観察する．顔面診と同様に，鼻根は心，鼻背中央は肝が関連し，その部の色艶は気血の状態や精神状態を反映する．鼻の尖端は脾，小鼻（鼻翼）は胃が関連し，胃経は鼻を通る．鼻先の色艶は消化器の状態を反映する．健常では鼻根・鼻背・鼻先ともに血色が良く，艶もあって輝きがある．体調が悪いときは色艶が悪くなる．

　また，鼻は肺の竅であり，喉とともに呼吸の門戸とされている．外邪が鼻を通って肺を侵すことが多く，肺の病変が鼻に現れやすい．たとえば，鼻翼が微動（煽動）するのは肺熱あるいは肺腎の虚損による喘息にみられる．鼻腔が乾燥するのは肺熱や燥邪による．鼻汁では透明で水様性であるのが風寒，陽気不足などの寒証でみられ，黄色で粘稠性であるのが風熱や燥邪などの熱証でみられる．小児の鼻根に青く血管が透けてみえる場合は虚弱体質，あるいは肝気が高ぶりやすく，ひきつけや痙攣を起こしやすい．病の経過中で起こる場合は熱性痙攣の前兆とされている．

(3) 口 （口唇部の色や形などを診察）

　口唇の色や艶は気血の状態を反映しており，口唇により全身の状態がうかがえる．健康な口唇は血色がよく，潤って艶がある．口は脾の竅，脾の華は唇であり，胃経は口とかかわっている．

　口唇が青になるのは寒証や痛証，赤は熱証，黄は脾虚，淡白は血虚や気血両虚，黒は寒証，青紫は寒証もしくは血瘀にみられる．口唇が乾燥するのは熱病，津液不足にみられる．涎（よだれ）が多く口角に出て，たまるのは痰証，脾虚や胃熱．口角が切れる・ただれるのも脾胃の熱によることが多い．口唇が歪むのは風邪や肝風，中風による顔面神経麻痺にみられる．

(4) 髪 （髪の色・艶，状態などを診察）

　髪は血の栄あるいは血余とされ，血の働きが正常であれば髪に艶がある．髪の成長や脱落は腎の精気の盛衰が深く関わっており，精血同源から髪は腎の華*（はな）とされている．腎精が衰え，老化が始まると髪が白くなり，抜けやすくなる．

　髪の望診は主に髪の色や艶，髪の性質や成長をみて，精血や腎の状態を把握する．髪に色艶がなく乾いた状態，もしくは髪が薄く抜けやすいのは精血不足となる．円形で脱毛するのは気血の停滞で生じ，若くて脱毛しやすいのは血熱で生じる．中年になって頭髪が次第に白くなったり薄くなるのは正常な現象であり，個人差があるのは血や腎精の状態をあらわすものと考えられる．

(5) 耳 （耳部の色や形などを診察）

　耳の色艶や耳の中を観察する．健常者の耳は血色がよくて潤いがあり，厚みがある．耳は腎の竅で，耳の縁が薄く白あるいは黒いものは腎精の虚損にみられる．耳内に膿液があるのは肝胆の湿熱によることが多い．慢性病や重病で耳の縁がひからびて黒くなったり，耳が小さく萎縮するのは気血や腎精の消耗を現し，予後不良で危急状態の所見である．

(6) 歯齦（しぎん） （歯や歯肉の色や状態を診察）

　歯は骨余，齦（はぐき）（歯肉）は胃の絡とされており，歯は腎精と関連があり，歯齦（歯肉）は胃と関連が深い．歯がグラグラして歯肉が浮く感じ（歯周病）があるのは腎虚である．歯が乾燥するのは津液消耗であり，乾燥が強く艶（つや）がまったくないのは腎陰枯渇である．歯齦が淡白になるのは気血両虚に多く，紅いのは胃火による．歯齦が発赤・腫脹・疼痛・出血あるいはびらんするのは胃火に多い．

◆4）舌　診 （舌の診察）

　舌診（ぜっしん）は簡便で，舌所見より多くの情報を得ることができ，証の判断に重要な意義を持っている．舌診の臨床的意義は，病の深さ・性質，病状の進退状況，人体の気血の盛衰を反映してお

---

*華：栄華のこと．五臓と関連する体の部位の色艶から病状を把握する．たとえば，髪の色艶がなければ，腎精の衰えを意味する．

◆3）局所望診

(1) 眼（眼部の色や形，動きなどを診察）

　眼の望診は生命力の判断や精神状態をみるのに欠くことができない．西洋医学でも眼の検査は中枢神経の診察法の一つとして重視している．眼は肝の竅（五臓と関連する穴，孔のこと）であり，五臓六腑の精気もすべて眼に注いでいるとしている．眼の望診では眼の輝き，眼の色，眼の形や動きなどを観察する．眼の各部と五臓の関係は，眼眥（内・外眼角）は心，黒眼は瞳孔が腎で虹彩が肝，白眼（結膜）が肺，眼瞼が脾に属する．眼眥が赤いのは心火，白いのは血虚となる（**図2-3**）．

　眼の輝き・動き：眼の診察では，特に眼の輝き（眼光）の観察が最も大事であり，生命力や気の状態がわかる（望神を参照）．また，望神の判断では眼光以外にも眼の動きも重要であり，精神状態を反映することが多い．たとえば，眼の動きがほとんどない場合は無神や意識状態が悪い，あるいは眼の動きが鈍い場合は精神状態が不安定であるときに認められる．予後判断にも用いられ，眼光を認める場合は良好に回復し，逆に白眼が濁ってよどんだり，黒眼がよどんで輝きがないのは予後不良である．

　眼の色：白眼（眼球結膜）が充血して赤いのは熱を示す（多くは風熱，心火や肝火による）．白眼が黄色いのは黄疸で認められ，多くは湿熱による．眥や目頭が白いのは気血不足に多い．眼眥が赤くただれるのは肝経湿熱に，まぶたが赤く腫れるのは風熱に多く認められる．眼の周りに黒いクマができるのは腎虚，眼の周りがむくむのは水腫であり，高齢者では腎気不足によって生じる．逆に眼の周りがくぼむのは津液不足である．眼が乾くのは燥邪や津液停滞で起こり，情緒の変化以外で涙を流すのは肝腎虚損による．なお，瞳孔散大は精気虚弱であり，危急症候である．

(2) 鼻（鼻部の色や形などを診察）

　鼻の望診では鼻の外形と鼻からの分泌物があり，外形では主に鼻根，鼻背，鼻先（小鼻を含む）を観察する．顔面診と同様に，鼻根は心，鼻背中央は肝が関連し，その部の色艶は気血の状態や精神状態を反映する．鼻の尖端は脾，小鼻（鼻翼）は胃が関連し，胃経は鼻を通る．鼻先の色艶は消化器の状態を反映する．健常では鼻根・鼻背・鼻先ともに血色が良く，艶もあって輝きがある．体調が悪いときは色艶が悪くなる．

　また，鼻は肺の竅であり，喉とともに呼吸の門戸とされている．外邪が鼻を通って肺を侵すことが多く，肺の病変が鼻に現れやすい．たとえば，鼻翼が微動（煽動）するのは肺熱あるいは肺腎の虚損による喘息にみられる．鼻腔が乾燥するのは肺熱や燥邪による．鼻汁では透明で水様性であるのが風寒，陽気不足などの寒証でみられ，黄色で粘稠性であるのが風熱や燥邪などの熱証でみられる．小児の鼻根に青く血管が透けてみえる場合は虚弱体質，あるいは肝気が高ぶりやすく，ひきつけや痙攣を起こしやすい．病の経過中で起こる場合は熱性痙攣の前兆とされている．

(3) 口（口唇部の色や形などを診察）

　口唇の色や艶は気血の状態を反映しており，口唇により全身の状態がうかがえる．健康な口唇は血色がよく，潤って艶がある．口は脾の竅，脾の華は唇であり，胃経は口とかかわっている．

　口唇が青になるのは寒証や痛証，赤は熱証，黄は脾虚，淡白は血虚や気血両虚，黒は寒証，青紫は寒証もしくは血瘀にみられる．口唇が乾燥するのは熱病，津液不足にみられる．涎が多く口角に出て，たまるのは痰証，脾虚や胃熱．口角が切れる・ただれるのも脾胃の熱によることが多い．口唇が歪むのは風邪や肝風，中風による顔面神経麻痺にみられる．

(4) 髪（髪の色・艶，状態などを診察）

　髪は血の栄あるいは血余とされ，血の働きが正常であれば髪に艶がある．髪の成長や脱落は腎の精気の盛衰が深く関わっており，精血同源から髪は腎の華*とされている．腎精が衰え，老化が始まると髪が白くなり，抜けやすくなる．

　髪の望診は主に髪の色や艶，髪の性質や成長をみて，精血や腎の状態を把握する．髪に色艶がなく乾いた状態，もしくは髪が薄く抜けやすいのは精血不足となる．円形で脱毛するのは気血の停滞で生じ，若くて脱毛しやすいのは血熱で生じる．中年になって頭髪が次第に白くなったり薄くなるのは正常な現象であり，個人差があるのは血や腎精の状態をあらわすものと考えられる．

(5) 耳（耳部の色や形などを診察）

　耳の色艶や耳の中を観察する．健常者の耳は血色がよくて潤いがあり，厚みがある．耳は腎の竅で，耳の縁が薄く白あるいは黒いものは腎精の虚損にみられる．耳内に膿液があるのは肝胆の湿熱によることが多い．慢性病や重病で耳の縁がひからびて黒くなったり，耳が小さく萎縮するのは気血や腎精の消耗を現し，予後不良で危急状態の所見である．

(6) 歯齦（歯や歯肉の色や状態を診察）

　歯は骨余，齦（歯肉）は胃の絡とされており，歯は腎精と関連があり，歯齦（歯肉）は胃と関連が深い．歯がグラグラして歯肉が浮く感じ（歯周病）があるのは腎虚である．歯が乾燥するのは津液消耗であり，乾燥が強く艶がまったくないのは腎陰枯渇である．歯齦が淡白になるのは気血両虚に多く，紅いのは胃火による．歯齦が発赤・腫脹・疼痛・出血あるいはびらんするのは胃火に多い．

◆4）舌　診（舌の診察）

　舌診は簡便で，舌所見より多くの情報を得ることができ，証の判断に重要な意義を持っている．舌診の臨床的意義は，病の深さ・性質，病状の進退状況，人体の気血の盛衰を反映してお

---

　*華：栄華のこと．五臓と関連する体の部位の色艶から病状を把握する．たとえば，髪の色艶がなければ，腎精の衰えを意味する．

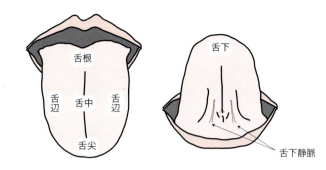

図 2-4 舌の各部名称

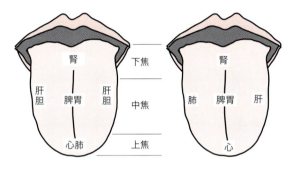

図 2-5 舌の臓腑配当

り，疾病の変化と予後を判断できるとされている．また，舌診は画像記録が可能であり，主観的な判断が多い四診の中で客観的な所見として活用できる特徴を持っている．

舌診では主に舌質と舌苔を観察する．舌質は舌粘膜であり，舌苔は舌粘膜の上に付いている苔状のものである．舌質の診察では**舌神・舌色・舌形・舌態**を，舌苔の診察では**苔色・苔質**を観察して，これらを総合的に判断する．なお，舌の診察部位は4つに区分されており，舌の先端を舌尖といい，舌表面（舌背）の側縁部を舌辺，舌の中央を舌中，舌の奥を舌根としている（**図 2-4**）．また，舌の下面を舌下あるいは舌裏という．

舌は臓腑や経絡が密接に関連しており，舌は心の苗，脾の外候，舌苔は胃気によって生じるものとされている．舌の診察部位と臓腑には関連があり，舌尖が心肺，舌中が脾胃，舌根が腎，舌辺が肝胆となっている（他の臓腑配当では，舌尖が心，左舌辺が肝胆，右舌辺が肺，舌中が脾胃，舌根が腎となり，これは五行説に則った臓腑配当である．前記は臓腑の位置関係を重視した配当である）．このほかに舌尖が上焦，舌中が中焦，舌根が下焦と3区分するものもある（**図 2-5**）．

(1) 舌診の方法

i 姿 勢

患者を座位にして，口を大きく開かせて舌に力を入れさせず，自然に口外に伸出させる．診察の順序はまず舌苔をみて，次に舌質や舌の裏を観察する．舌を伸出させる時間は短く（4秒以内）して，2〜3回ほどに分けて診察する．長い時間出し続けると舌の循環状態が悪くなり，色調が変化する（舌を5秒以上出すと色調が変わるとされている）．舌が出しに

くい患者には何回か練習させた後にみると良い．なお，座位ができない場合は仰臥位で舌をみる．

ii　診察の注意事項

直射でない柔和な光が得られるような所で診察する．本来は自然光が最適であるが，夕刻や夜間では太陽光の波長に近い人工灯で診察することが望ましい．診察室の周囲のカーテン，壁，装飾などの反射や衣服の色が影響することがあるため注意が必要である．また，舌は飲食の影響をうけることがあり，飲食物や薬物などで染まった舌苔を染苔という．たとえば，コーヒー・紅茶・喫煙により白黄に，みかん・カレーなどは黄色に苔が着色されることが多い．

そのほかに，鼻閉のために口呼吸していると舌面が乾燥しやすい．舌苔が厚いために自ら歯ブラシでこする人がいるため，病証と舌苔の状態が合わない場合は注意を要する．時間によって舌が変化し，一般的には早朝に舌苔が厚くなり，日中の食後に薄くなる．起床時は舌色が暗で，活動すると赤みが増す．

iii　体質による考慮

健常者でも，体質によって舌所見が異なり，体質を考慮して舌所見を判断することが重要である．たとえば，舌色，歯痕の有無，苔の厚さなどがある．

(1)　舌色では正常な舌色が淡紅舌であるが，陽虚体質の者や肥満した者はやや淡白舌（偏淡）に，陰虚体質の者や痩せた者はやや紅舌（偏紅）となる．陽虚体質の者が偏紅になった場合は，健常者が熱証となったときに淡紅から紅舌に変化したことと同じである．陰虚体質の者が寒邪に侵されると淡白舌でなく，偏淡となる．したがって，舌色を判断するときは体質も考慮してみることが必要である．

(2)　舌辺部につく歯痕は陽虚で寒湿，気虚で内湿を伴う場合にみられるが，病証が明確でないときにもみられる．筆者らの調査では来院患者の半数に認められ，歯痕の出現頻度は高い．このために歯痕が体質的なものによることが多く，病証との鑑別が必要である．

(3)　苔の厚さは，食習慣や口腔内環境，体温などの影響を受ける．たとえば，高齢者で柔らかい食物ばかりを摂取していると苔が厚くなる．口腔内の洗浄を怠っても苔は厚くなりやすい．体温が高めの人は口腔内細菌が繁殖しやすく，比較的厚めの苔となる．そのほか，口呼吸する人，口渇しやすい人も苔が厚くなりやすいため，病証との関連を考慮して判断する必要がある．

（2）正常の舌所見

正常の舌所見では，舌質の色が淡紅，色艶も良い，適度な潤いがあって生気があり，舌の大きさは適度で，舌の動きも円滑で自由に動かすことができる．また，舌苔は白く薄い苔であり，苔の剥落がなく，苔をぬぐっても剥がれない．

（3）舌　質

舌写真：舌所見の種類 p29 ～ 32 参照

舌質では**舌神・舌色・舌形・舌態**を観察する．これらより精気の盛衰，病の性質，気血津液や臓腑の状態を把握し，予後判断を行うことができる．

● 舌所見の種類 ●
❶〜❹

舌質				舌苔				
1 舌神	2 舌色	3 舌形	4 舌態	5 苔色	6 苔の厚さ	7 苔の性状	8 偏全	9 苔の剥落
無神	淡白舌／淡紅舌／紅舌／絳舌／暗紅舌	老舌／嫩舌／胖大舌／瘦小舌／裂紋舌／歯痕舌／点刺／瘀斑／瘀点／舌下静脈怒張／舌菌／腫脹舌	歪斜舌／短縮舌	白苔／白黄苔／黄苔／灰苔／黒苔	無苔／少苔／薄苔／厚苔	腐苔／膩苔	全苔／偏苔	舌辺の剥苔／舌根の剥苔
①	②③④⑤⑥	⑦⑧⑨⑩⑪⑫④⑫⑬⑬⑭⑮⑯	⑰⑱	⑲⑳㉑㉒㉓	㉔㉕㉖㉗	㉘㉙	㉚㉛	㉜㉝

※①〜㉝は写真番号です

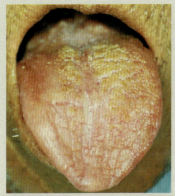

①無神：淡白で色あせ，乾燥（末期胃癌，黄疸）

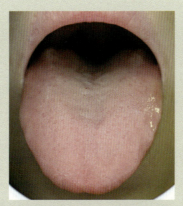

②淡白舌：湿潤，胖嫩，歯痕舌

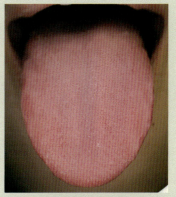

③淡紅舌：薄白苔，やや嫩舌

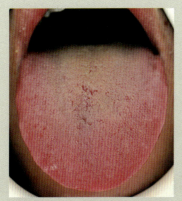

④紅舌：舌尖紅点

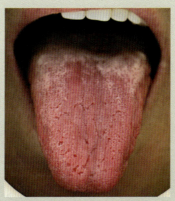

⑤絳舌：剥苔（舌尖部から舌中部まで苔が剥落）

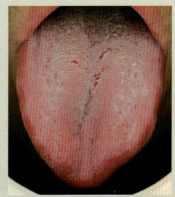

⑥暗紅舌：胖嫩舌，白膩苔

舌所見の種類

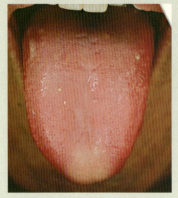
⑦老舌

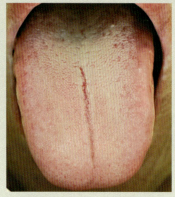
⑧嫩舌：淡白舌，白黄膩苔

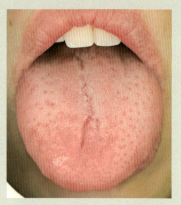
⑨胖大舌：白苔（右舌辺に潰瘍）

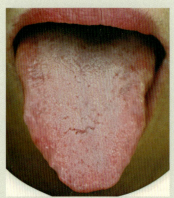
⑩痩小舌：淡白舌，白苔

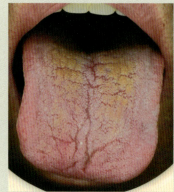
⑪裂紋舌：暗淡紅・胖嫩舌，黄苔

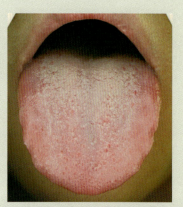
⑫刺：歯痕舌，刺（舌尖の後より舌中部に刺状の苔）

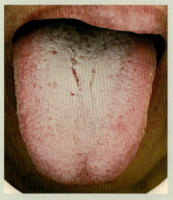
⑬瘀点・瘀斑：瘀点は舌尖・舌辺に点在，瘀斑は右舌辺中央にある

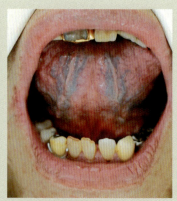
⑭舌下静脈怒張

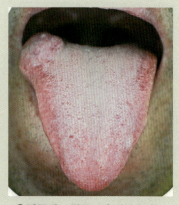
⑮腫脹舌：腫脹は右舌辺の奥，紫舌

舌所見の種類

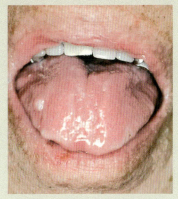
⑯舌菌：舌菌は右舌辺の尖端

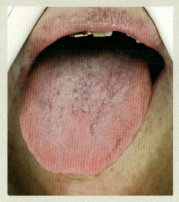
⑰歪斜舌：舌は右側に偏位

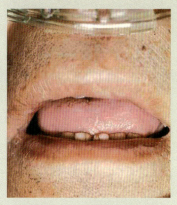
⑱短縮舌：舌の短縮（舌が縮まって，出せない）

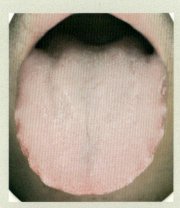
⑲白苔：淡白舌，歯痕舌，胖嫩舌

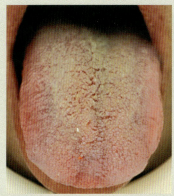
⑳白黄苔：厚苔，やや淡紅・紅点

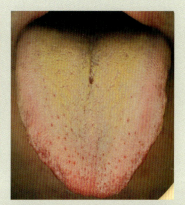
㉑黄苔：舌尖紅・紅点，厚膩苔

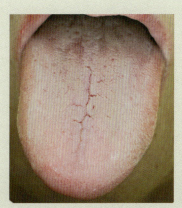
㉒灰苔：暗淡白舌，胖大舌

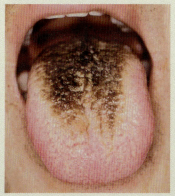
㉓黒苔：垢膩苔

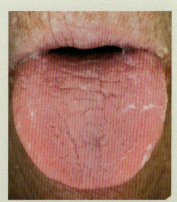
㉔無苔：裂紋・胖大舌

舌所見の種類

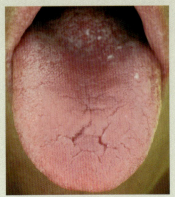
㉕少苔：舌辺部に少苔がある，淡白舌，裂紋舌

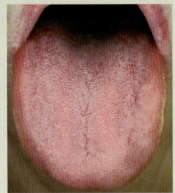
㉖薄苔：胖嫩舌

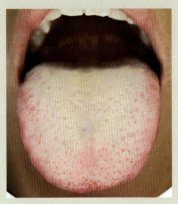
㉗厚苔：白黄苔，粘膩苔

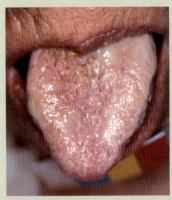
㉘腐苔：厚苔

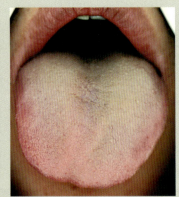
㉙膩苔：胖嫩舌

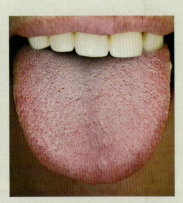
㉚全苔：薄苔（舌中にやや厚苔）暗淡紅舌

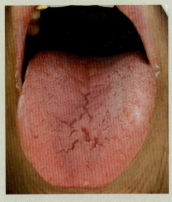
㉛偏苔：左側に偏苔，淡紅（舌中に青紫），裂紋舌

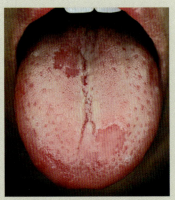
㉜舌根の剥苔：舌根・舌尖部の苔の剥落，紅舌

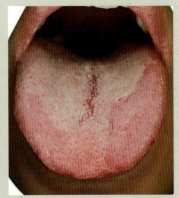
㉝舌辺の剥苔：舌辺・舌尖部の剥苔・紅点

i 舌　神（舌における生気の有無を診察）

　舌神は舌における生気の有無を判断するものであり，舌が生き生きしているか否か（栄枯）と舌の動きが正常か否かを観察する．舌神には舌の**有神**と舌の**無神**があり，舌の有神は舌質に紅みと艶，潤いがあって生気があり，舌の動きがよいものをいう．病があっても有神であれば予後は良好となる．舌の無神は，舌質の色が悪く乾燥して枯れており，艶や生気がなく，舌の動きが非常に悪く，舌苔が剥落しやすいものをいう．これは重症で，危急の状態を示す（舌写真①）．

ii 舌　色（舌の色調を診察）

　舌色は主に**淡白舌，紅舌，絳舌，青舌，紫舌**の5つに分けられている．そのほかに，臨床的には暗い舌として，暗淡白舌，暗紅舌がある．舌色は寒熱や血の状態を把握するのに有用である．

⑴　**淡白舌**：正常舌（淡紅）よりも淡く，白っぽく見える．主に虚証，血虚にみられる．陽気の不足や気血の不足により，気血の流れが不足して舌質を滋養できないために淡白となる（舌写真②）．淡白舌で嫩舌なのは気虚に，胖嫩舌で湿潤を伴うのは陽虚にみられる．淡白舌で舌質が痩せるのは気血両虚，主に血虚傾向に認められる．

⑵　**淡紅舌**：健康な者にみられる．なお，表証で病が浅い，あるいは軽度の気滞などで，病状が軽い場合は舌色に変化がなく，淡紅舌である（舌写真③）．

⑶　**紅舌**：正常舌（淡紅）よりも紅い舌である．主に熱証にみられる．熱が盛んとなって気血の流れが豊富となって，舌質が赤みをましたものである（舌写真④）．紅舌で少苔・無苔，乾燥は虚熱証（陰虚証）で認められ，紅舌で黄厚苔，乾燥するのは実熱証にみられる．

　　また舌尖部に紅を示すのが舌尖紅であり，薄い白苔を伴うのは風熱表証である．舌尖紅は，内傷病では心火や肺熱などで認められることがある．

⑷　**絳舌**：紅舌よりも色が濃い深紅色を示し（舌写真⑤），外感熱病では営血に熱がある場合にみられ，内傷病では陰虚内熱でみられる．いずれも乾燥・少苔あるいは無苔を伴うことが多い．

⑸　**青舌**：青みを帯びて赤みがない舌で，寒邪凝滞や血瘀にみられる．寒邪が凝滞して陽虚の極みとなり，気血が停滞して舌全体が青を呈する．舌辺に青色を示す舌は血瘀が多い．

⑹　**紫舌**：舌色が紫色となるのは，主に気血の停滞でみられる．紫舌は寒熱の違いがあり，紫舌で湿潤は陰寒内盛であり，実寒では青紫舌で老舌・湿潤を示す．陽虚証では淡紫舌で胖嫩舌・湿潤を伴う．紅紫舌で乾燥するのは熱盛 傷 津であり，陰液不足で生じる．暗紫舌で湿潤があるのは血瘀が多く，舌尖や舌辺に瘀斑や瘀点を伴うことが多い．暗紫舌よりも赤みがあるのが暗紅舌と臨床的に呼ばれ，血瘀でみられる（舌写真⑥）．

iii 舌　形（舌の形状を診察）

　舌体の形状を観察することである．

⑴　**栄枯**：舌体に潤いと艶があるのが栄，津液が充実していることを示す．逆に舌体に潤いや艶がないものは，「枯れたような状態」という意味から枯と表現し，津液が損傷してい

ることを示す（舌写真①）.

⑵　**老嫩**：老舌は舌表面の粘膜がきめ粗く，舌体が堅くしまった感じであり（舌写真⑦），実証にみられる．嫩舌は舌表面の粘膜がきめ細かく，舌体がはれぼったく軟らかくて弱々しい感じであり（舌写真⑧），虚証にみられる．

⑶　**胖大**：胖大舌は舌体が正常よりはれぼったく，口の幅より大きく広がるものを示す（舌写真⑨）．主に痰飲や湿証，陽虚でみられ，痰飲や湿証により水湿停滞が生じる，あるいは陽気不足で水湿の運化が失調して生じる．胖大舌でやや淡白・湿潤・膩苔は痰飲や寒湿でみられ，淡紅もしくは紅舌で黄膩苔は湿熱でみられる．胖嫩舌（胖大と嫩が合わさった舌）で，舌辺に歯形がつき（歯痕），湿潤が強いのは，脾陽や腎陽不足（陽虚）に多い．なお，胖大舌に腫脹舌を含める場合もあるが，本書では区別する．

⑷　**痩小**：痩小舌は舌体が痩せて小さいもの，薄いものを示し，痩薄や痩瘦ともいう（舌写真⑩）．主に気血両虚と陰虚にみられる．陰液や陽気が不足して舌体を栄養できず，痩せて小さくなった舌で，病が慢性化した場合にみられる．痩小舌で淡白なのは気血両虚で多く，痩小舌で紅舌・乾燥は陰虚である．

⑸　**裂紋**：舌面にみられる亀裂で，亀裂の種類は多様である（舌写真⑪）．主に熱盛傷津や陰虚でみられる．陰液が損傷して舌面を栄養し，潤すことができないために生じる．裂紋舌で紅絳舌は熱盛傷津や陰虚でみられる．裂紋舌で淡白舌は血虚や気血両虚でみられる．なお，先天的に舌面に多数の亀裂をもつ場合（溝状舌）があるので，臨床では疾病に伴って生じた亀裂か，あるいは病の経過中に亀裂の程度（長さ・深さ・数）が増したのかの鑑別が必要である．

⑹　**歯痕**：歯痕舌は舌尖端や舌の辺縁に見られる歯のあとを示す（舌写真②，⑫，⑲）．主に陽虚や気虚，脾虚にみられる．歯痕舌は舌が胖大となったために，舌の辺縁が歯にあたり，舌に歯のあとが残っているものである．歯痕で淡白舌・湿潤が強いのは陽虚であり，歯痕舌で淡紅あるいはやや淡白では気虚もしくは脾虚である．

⑺　**点刺**：点と刺は別であるが，いずれも主に熱盛でみられる．点は舌表面の色と異なった色調をもつ小さな点状のもので，紅・黒・白の色がある．点は茸状乳頭にある毛細血管が変化してできるものである．たとえば，紅点は茸状乳頭の毛細血管が拡張したものである（舌写真④）．点は茸状乳頭の分布が多い舌尖や舌辺部に多く認められる．点は営血に熱が生じる，心火や肝火がある場合に認められる．精神的な緊張や夜間作業が続く，不眠など，心身両面のストレスがあるときにも生じることがある．また白点については，紅舌で舌面より隆起する白点であれば熱毒を，淡白舌で舌面より低い白点であれば脾胃気虚を示す．正常舌では，点は舌色と同じ淡紅色で隆起や陥凹してないので，所見として扱わない．

　　刺は舌面にある苔が増殖して長く伸びて，トゲ状に隆起した状態を示す（舌写真⑫）．触れると突き刺さる感じがあり，起刺や芒刺ともいわれている．刺は糸状乳頭が増殖して角化が著しく起こったものである．刺は主に外感熱病の陽明実熱や気分熱盛で認められる．刺は舌苔が増殖して厚くなるときに生じ，多くは黄厚苔にある．

⑻　**星斑**：星は舌面にある小さな点が隆起して増大したものをいう．主に血分熱極にみられる．紅星・白星・黒星などがある．斑は舌面にみられる斑点のことで，舌面に隆起はなくて，大きさや形状がさまざまである．特に青紫および紫黒色の斑点は瘀斑と瘀点と呼ばれ

ている（舌写真⑬）．瘀斑と瘀点のいずれも主に外感熱病による気血壅滞や血瘀にみられる．そのほかに紅斑，紫斑，黒斑などもあり，邪熱が血中に入って気血停滞したことを示す．淡紅舌で紅斑のものは病が軽く，紅絳舌で黒斑のものは病が重いとされている．熱病で斑が現れるのは，皮膚に斑疹が生じる前兆とされている．

⑼　**舌下 静 脈怒張**：舌下静脈の怒張は舌下脈絡の怒張ともいい，舌の裏面にある静脈が明確にみえ，怒張している状態をいう（舌写真⑭）．主に血瘀にみられる．正常では舌裏面にはうっすらと静脈がみえる．ただし，正常でも舌を長く裏返すと怒張するが，これは舌下静脈怒張ではない．舌下静脈怒張があり，血瘀が重くなると，静脈が蛇行したり，小さな静脈瘤を形成したりする．また舌裏面に青紫および紫黒色の小点や細絡が生じ，舌下小点，舌下細絡と呼ばれている．いずれも血瘀にみられる．

⑽　**腫脹**：舌体が部分的に腫脹して，腫脹が著しければ口外に出たままになり，舌を動かしにくい・口が閉じられない状態になる（舌写真⑮）．胖大とは異なり，舌が堅く腫れているために歯痕はつかない．主に熱毒や酒毒によって血絡に気血がふさがって起こる．鮮紅舌で腫脹するのは心胃の熱でみられる．飲酒が多くて紫舌に腫脹舌を伴うのは酒毒でみられる．

⑾　**舌衄**：舌上の出血のことで，多くは心経熱極により，血熱妄行して出血する．または肺熱，胃熱，肝火あるいは脾不統血により出血する．

⑿　**重舌**：舌裏の組織が腫脹して，舌下に小舌があるようになり，あたかも舌が二つ重なったように見えるものをいう．多くは外邪により心経熱毒，心火が生じて，舌下の血絡がふさぎ滞って腫脹する．

⒀　**舌瘡**：舌に瘡瘍ができることで，粟粒大で散在する．心経熱毒では，舌に瘡が多くて凸状で痛む．下焦の陰虚では瘡が多くて陥凹し，突出はなく痛みもない．

⒁　**舌疔**：舌にできる疔で，紫色の豆状で堅く，疼痛を伴う．多くは心脾火毒による．

⒂　**舌癰**：舌にできる癰で，紅く高く盛り上がって大きく腫れる．下顎まで紅く腫れて，硬くて痛む．多くは心経熱毒による．

⒃　**舌菌**：舌にできる腫瘍であり，徐々に生じて潰瘍や痛みがないのは良性であり（舌写真⑯），潰瘍や糜爛があって痛むのは悪性を疑う．多くは心脾の気鬱化火して生じる．

iv　舌　態（舌の動きを診察）

舌体の動きを観察する．

⑴　**強硬**：強硬舌は舌が柔軟な動きを失い，硬直して硬くなり，舌が円滑に動かせず，発音が不明瞭なものをいう．主に熱盛，痰濁，中風で生じる．熱盛では紅絳舌を伴い，痰濁では胖大舌と厚膩苔，中風では淡紅舌あるいは青紫舌を伴う．

⑵　**痿軟**：痿軟舌は舌に力が入らなくて萎縮し，軟らかい．舌を伸出できず，動きが悪いものをいう．急性では熱邪により津液損傷されて起こり，紅舌と乾燥を伴う．慢性では気血両虚と陰虚でみられ，気血両虚では淡白舌を，陰虚では紅絳舌を伴う．

⑶　**顫動**：顫動舌は舌が震えて，自分では止められない．急性では外感熱病による熱極生風，慢性では肝陽化風で紅舌と少苔，酒毒では紫紅舌を伴う．また気血両虚や陽虚では淡白舌を伴う．

⑷　**歪斜**：歪斜舌は舌を伸出すると左右一方にかたよるものをいう（舌写真⑰）．中風や中

風の前兆にみられたりする．外風によって顔面神経麻痺が生じても舌が歪む．

⑸　**吐弄**：吐弄舌は吐舌と弄舌に分けられ，吐舌は舌が口から出て弛緩した状態をいい，弄舌は舌を口から出したり入れたり，唇の周りをなめまわしたりするものをいう．吐弄舌が軽度であれば心脾の熱にみられる．吐舌は疫毒が心を攻める場合や正気が途絶えようとする場合にみられ，弄舌は動風の前兆や小児の知能発育不全にみられる．

⑹　**短縮**：短縮舌は舌が縮まって口外へ出ないものをいう（舌写真⑱）．危急な症候である．寒凝，痰濁，熱盛や気血不足，陰虚でみられる．寒凝では淡白・青紫舌で湿潤，痰濁では胖大舌と膩苔，熱盛では紅絳舌と乾燥を伴う．気血両虚では淡白舌で胖嫩，陰虚では紅絳舌で乾燥を伴う．なお，先天的に舌下にある舌小帯が短縮して舌が伸出できないのは短縮舌ではないので，鑑別を要する．舌小帯短縮では舌を伸出しようとすると舌尖端が二つの弧をつくるようになるのが特徴である．

⑺　**舌縦**：舌縦舌は舌が口外に出たままで，口内に入れることが難しい，もしくはできないものをいう．気血両虚では淡白舌で胖嫩で舌が弛緩する．痰火擾心では紅絳舌で脹満し，堅くて乾いた状態となる．危急なときにもみられ，舌に生気がなく，血色が悪く乾燥して無苔となる．

(4) 舌　苔

　舌苔では苔色と苔の性質を観察する．これらより病の深浅や性質，胃気の状態，津液の状態などを把握し，予後判断を行うことができる．

i　苔　色（舌苔の色調を診察）

　苔色は主に白・黄・灰・黒の４色に分けられる．
⑴　**白苔**：白苔は主に表証，寒証にみられる（舌写真⑲）．表証では病邪が表にあり，正気の損傷も少ないために舌苔に変化が現れず，薄白苔を呈する．薄白苔は正常にも現れるので鑑別が必要である．寒証では淡白舌で湿潤を伴って，裏寒や寒湿では厚白苔となり，陽虚では胖嫩舌となる．なお，熱証でもまれに白苔を認めることもあり，温病や重度な発熱性伝染病（瘟疫）や体内の化膿症（内癰）でみられる．

⑵　**黄苔**：黄苔は主に裏証と熱証にみられる（舌写真㉑）．黄色が濃くなるほど熱邪が旺盛であり，淡黄では熱邪が軽く，深黄では熱邪が重く，焦黄では熱結を現す．外感病で白苔から黄苔に変わるのは表から裏に入ったことを示す．黄苔は裏熱証で認められ，紅舌を伴う．ただし黄苔は表証あるいは虚寒証でもみられる．風熱表証や風寒表証で化熱すれば，薄白苔の中に淡黄を帯びる．胸腹に湿熱があり気滞すれば，淡黄でやや厚苔となる．淡白舌で胖嫩，黄滑苔は陽虚で水湿が停滞するときにみられる．

⑶　**灰苔**：灰苔は主に裏証にみられ，寒熱に分けられる（舌写真㉒）．灰苔は薄い黒で，黒苔に発展する可能性がある．灰苔は白苔から変化して生じ，黄苔を伴うこともある．灰苔で湿潤するのは寒湿や痰飲内停にみられる．灰苔で乾燥するのは熱盛傷津あるいは陰虚火旺にみられる．灰黄で湿潤するのは痰熱あるいは湿熱でみられる．

⑷　**黒苔**：黒苔は裏証や熱極または寒極にみられる（舌写真㉓）．黒苔は灰苔や焦黄苔から発展して生じる．黒苔は重症なときにみられやすいが，湿熱や陰虚でもみられる．黒苔では寒熱の分類が重要であり，舌の乾湿をみて判断する．黒苔で乾燥して裂紋や芒刺がある

のは熱極，薄い黒苔で湿潤が強いのは寒極（寒盛）である．黒苔で膩苔であるのは湿熱，黒苔で剥苔あるいは少苔であるのは陰虚を示すことが多い．

(5) **その他**：緑苔，霉醤苔がある．緑苔は白苔から変化し，主に熱証で多くみられ，寒証では少ない．霉醤苔は紅舌中に黄や黒が混じった色であり，主に湿熱が長くうっ積して起きる．あるいは実熱や食積による内熱で生じる．

ii 苔の性質（舌苔の厚さ・性状・剥落などを診察）

苔の**性質**では苔の厚さ，**潤燥，腐膩，剥落，消長，有根**と**無根**を観察する．

(1) **苔の厚さ**：舌苔の薄・厚は，苔が薄く舌粘膜が透けて見えるものが薄苔（舌写真㉖），苔が密にあり厚くて舌粘膜が見えないものが厚苔である（舌写真㉗）．苔の厚さから病邪の深浅や病状の進退を推測できる．薄苔は正常，外感表証や内傷の軽度にみられる．厚苔は邪が盛んで湿濁の内停することで苔が厚くなり，外感病の裏証や痰飲，食積による内傷にみられる．苔が少なくなったり（少苔：舌写真㉕），苔がない（無苔：舌写真㉔）のは陰虚に多く，苔が剥落するのは気血不足や胃気陰両虚などにみられる．なお，舌苔は胃気の上蒸して生じたものとしている．現代医学的には，糸状乳頭の増殖や角化，口腔内細菌叢の状態などと関連が深い．

(2) **潤燥**：潤燥は滑苔，正常，燥苔に分類され，主に津液の状態を判断する．正常では舌表面が適度に湿潤している．滑苔は舌表面に水分が多くて湿潤過多であり，主に寒証，湿証にみられ，陽虚による水湿内停や痰飲が多い．燥苔は舌表面や舌苔の湿り気が乏しく乾燥しており，津液が舌を潤すことができずに生じる．主に熱盛傷津，燥邪犯肺，陰液消耗でみられる．陽気不足でも津液の運化失調により，津液が停滞して苔が乾燥することがある（仮燥苔）．また舌苔が乾燥して芒刺が生じ，苔面が粗くざらつく感じとなるのは糙苔という．

(3) **有根と無根**：有根と無根は主に胃気の有無を判断するのに役立ち，病の軽重や予後判断に活用される．舌苔が舌面にしっかりと付いて剥がしにくいのが有根（真苔）であり，病があってもまだ胃気がある状態である．逆に舌苔が舌面に浮いた感じで付いており，剥がしやすいのが無根（仮苔）であり，胃気が衰弱している．厚苔があっても苔を舌圧子でこそぐと苔が剥がれやすいのは，胃気が衰弱しており，要注意である．

(4) **腐膩**：腐膩は腐苔と膩苔に分かれ，いずれも粘稠な苔である．腐苔は舌苔がまばらで粗くて厚く，おからがのっているようにみえる苔で，こそぐと剥がれる苔（無根の苔）である（舌写真㉘）．腐苔は主に食積，痰飲でみられる．膩苔は舌面にはりついた感じ，苔が細かくて密であり，こそいだり，ぬぐったりしても取れにくいものをいう（舌写真㉙）．膩苔は主に湿証，痰飲，食積などでみられる．膩苔は湿濁が内につもり，陽気を阻滞して生じる．一般臨床では膩苔をみることが多く，白膩苔は湿盛，寒湿，陽虚にみられ，黄膩苔は湿熱，痰熱，食滞などにみられる．病変の経過で膩苔から腐苔へ変化することも多く，この場合は病状の悪化を示す．逆に腐苔が少なくなり新しい有根の苔が生えてくると，病が回復していることを意味する．

(5) **剥落**：剥落は舌苔が全面的あるいは部分的に剥がれ落ちている状態をいい（舌写真㉜，㉝），剥苔ともいう．舌苔の剥落は，胃気と胃陰の盛衰を示し，予後判断に有用な所見である．全面的な剥落は光剥苔，鏡面舌ともいわれ，主に胃陰枯渇や胃気虚弱でみられる．

舌苔の部分的な剥落は花剥苔といい，剥落した所は光沢があり，胃気虚弱や胃陰不足でみられる．

⑹ **消長**：舌苔の消長は病の進退や予後判断をみるのに参考になる．舌苔が厚苔から薄苔へ変化するのは，正気が回復し病が退きつつあることを示す．逆に薄苔から厚苔へ変化するのは，邪気や内淫（内湿，痰濁）が盛んとなり，病が進行しつつあることを示す．

なお，舌苔が舌表面をおおむね均等にあるのを全苔といい（舌写真㉚），厚苔であれば痰湿の阻滞にみられる．舌苔が偏って，厚かったり少なかったりすることがあり，偏苔という（舌写真㉛，㉜）．舌尖の方に苔が偏在する（偏外苔）のは胃気虚弱にみられ，舌根の方に苔が偏在する（偏内苔）のは胃気停滞にみられる．舌中および舌根の苔が他部に比べて少ないのは胃陽不足，腎陰不足，陰精と気血の虚損にみられる．左右の一方に苔が偏るのは半表半裏，肝胆病にみられる．

（5）舌所見からみた予後判断

舌の乾湿では，乾燥が湿潤になるのは病が好転したことを示す．湿潤が乾燥になるのは病が悪化したことを示す．

苔の厚さでは，厚苔が薄苔になるのは病が好転したことを示す．薄苔が厚苔になるのは病が悪化したことを示す．

苔の根では，舌苔の無根が有根になるのは病が好転したことを示す．舌苔の有根が無根になるのは病が悪化したことを示す．

（6）舌所見の捨従

舌所見と症候は相応するものとしているが，これは絶対的なものではない．舌と症候が一致しない場合は四診から再検討を要する．

（7）舌所見と症候が一致しない場合

ⅰ　舌所見に異常があるのに，症候に現れていない場合

体質における舌所見の異常と，病邪内伏による舌所見の異常がある．体質における舌所見の異常では，問診により体質を詳細に尋ねることで判断できる．病邪内伏による舌所見の異常では，病邪が内伏してもすぐに症候や重篤な病状が現れにくく，先に舌所見の異常として認める場合が多い．したがって，症候に現れていなくても，舌所見に異常がある場合は慎重に対処し，早期治療を行うことが大切である．

たとえば，舌態の歪斜舌は中風の前兆として現れることが多く，他の所見にも異常はないか詳細に診察し，発症を防止することが重要である．

ⅱ　舌所見に異常がないが，症候が明確にある場合

病状が軽く，病位も浅いために，舌所見にあまり反映されない．舌所見は寒熱，血の状態，脾胃や心などの臓腑の病状を現すが，外感表証や気滞などの病証のときは血に影響がないために，舌所見が異常を示さない．この場合は「捨舌従症」であり，症候に基づく病証判断となる．

iii 舌所見と症候が合わない場合

　寒熱錯雑や虚実挾雑がある場合に，舌所見が真象で症候が仮象であることがある．その逆もある．これらの病証は複雑で，舌所見も症候も真象を示すことが多い．したがって，症候が仮象であるか否かを見きわめることが重要である．症候で判断できない場合は選択法として「捨症従舌」を行う．その理由は，舌所見は症候よりも体内からの病変を直接的に反映しているために，臨床的意義は高いからである．

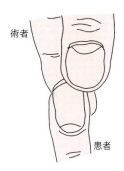

図 2-6 爪甲の診察

たとえば，舌色が紅であるのに，症候が手足の冷え，悪風となる場合は，この症候の真仮を確かめ，判断できない場合は「捨症従舌」として熱証と診断してみる．

◆5）爪甲診（爪の診察）

　爪は筋余とされ，爪がないと力が入れにくく，筋との関連が深い．爪の成長は，正常で6カ月で新しい爪と生え替わるため，気血の状態や栄養状態を反映することが多い．また，肝血の盛衰が爪に影響を及ぼすとされている．爪の望診では主に爪色，爪形，半月などをみる．

(1) 爪の色（爪の色調を診察）

　正常の爪色は血色の良い淡紅で，爪を指で押さえると白くなり，指を離すとすぐに元に戻る（図2-6）．爪甲の病色に，青（紫）・紅・白・黄・黒などがある．
(1) 青は寒証に多い．青紫は血瘀，気血停滞，紫絳・紫紺は血瘀，心陰虚損，慢性痺証を示す．実証による藍色の爪甲は血瘀，心血瘀阻，虚証による藍色・青紫は重篤な所見である．
(2) 紅は熱盛に認め，鮮紅は血分の熱に，絳・紅紫は風熱，邪犯心経，痺証などでみられる．
(3) 淡白は寒証に多い．蒼白は気虚，血虚，肝血不足に多い．
(4) 黄色は黄疸に多く，肝胆湿熱にみられる．
(5) 黒は外傷によって血瘀を示し，慢性病で黒い爪甲は腎気存亡に属する．
　爪を指で押さえると白くなり，離しても戻りが遅いのは血虚である．
　また女性で，爪根より遠位指節間関節までに紫黒色を示すのは血行障害，月経障害を疑う．

(2) 爪の形（爪の形状を診察）

　肝血が充実していれば爪は血色が良く艶があり，硬い．しかし肝血が不足すると色が淡くなり，爪が軟らかく薄くなり割れやすくなる．肝血不足が著しいときや栄養不良では，爪に凹凸やスジなどの変形が生じる．
　爪の異常な形は多くあり，そのいくつかを列記する．

(1) **軟薄**：爪の硬さを失い，軟らかく薄くなっているもので，気血虚損により爪甲を栄養できないために生じる．

(2) **脆裂**：爪甲が硬くなく，層状に割れやすくなる．多くは血行障害，あるいは血虚風燥による．また外傷や爪白癬にみられる．

(3) **粗厚**：指・足趾の爪先端・辺縁が徐々に厚くなり，爪の光沢が失われ，灰白色を呈する．爪の表面は滑らかでなく不規則で，粗い．多くは気虚血燥により，爪に栄養が行かなくなり，枯れて厚くなる．また水湿停滞や湿毒侵襲でも気血の流れが悪くなって生じる．

(4) **鉤状**：爪甲が指先に向かって曲がり，爪甲の中間が隆起し山になり，はなはだしくなれば鷹爪様になる．多くは外傷誘因による，あるいは気鬱血瘀による爪の栄養障害による．風痺，筋痙攣の患者にもよくみられる．

(5) **匙形**：爪甲が薄く軟らかくなり，爪辺縁が巻き，中央が下に凹んで，さじ様（匙形）となる（スプーンネール）．手指の爪に多く，足は少ない．多くは気血虚損，肝血不足，脾虚失運にみられる．大病後に常に見られ，脾胃虚損，身体の羸痩，積聚（腹内に結塊があり，脹れたり痛んだりする病証）を患い，慢性の痺証にみられる．

(6) **筒状**：爪甲が巻いて筒みたいになる．多くは慢性病で虚証の人，あるいは休養し過ぎて運動不足な人，血虚気弱にみられる．

(7) **横溝**：爪甲表面に陥凹する横溝ができる．多くは邪熱肺燥，あるいは肝鬱気滞，気虚血瘀による爪甲の栄養が失われて起こる．

(8) **剥離**：爪甲と爪甲床が徐々に分離し，笋のようにめくれる．多くは失血過多，営血虚損，あるいは体質的に肝血不足にみられる．また外傷や爪白癬に多くみられる．

(9) **脱落**：爪が自然と脱落するのは，癧疽，脱疽にみられる．

(10) **嚙缺**：子どもが爪を嚙んで爪を欠損させる．多くは疳積，気鬱，虫積にみられる．成人では肝鬱気滞に多い．

(11) **斑点**：爪に斑点を認め，白色は気虚，黄・赤は熱，青は痛証，紫絳は心血瘀阻を示すことが多い．斑点の濃淡や消長で，病証の経過や予後判断を推測することもある．

(12) **爪枯，爪萎**：爪枯は爪が枯れてしまうことで，肝熱，痺証，腎気衰退，脾気失調などでみられる．爪萎は爪が萎縮するもので，多くは心陰虚損，血行障害にみられる．

(3) 爪の半月（爪の半月の状態を診察）

爪根にある新生の爪のことで，臓腑の精気の蓄えともいわれている．気血両虚や脾胃失調により栄養状態が悪化すると，**半月が消失する**とされている．ただし，すべての指に半月がある者は少ない．

（和辻　直）

参考文献

1）鄧鉄涛，郭振球・編：中医診断学．人民衛生出版社，1980，pp26-154.
2）上海中医学院・編，神戸中医学研究会・訳：中医学基礎．燎原書店，1989，pp137-156，184-188.
3）神戸中医学研究会・編：中医臨床のための舌診と脈診．医歯薬出版，1989，pp4-58.
4）劉公望，兵頭明・ら編：鍼灸学［基礎篇］東洋学術出版社，1997，pp169-174，176-182.
5）北京医学院中医系中医基礎理論教研室・編：中医舌診．人民衛生出版社，1994，pp7-16，

17-45.
6) 和辻直, 篠原昭二, 渡邊勝之・ら：胖嫩舌, 歯痕舌と虚証の関連性について. 東方医学, 18(1)：1-13, 2002.

◆2. 聞　診

　聞診とは，治療者が聴覚と嗅覚を用いて，患者の体から発する音と臭いを「聞く」ことである．中国には「聴而不聞」（ちょうしてぶんせず）（聴いているが，聞いてはいない）という言葉があり，「聞」には注意して聞くという意味がある．

　患者から聞く音として代表的なものは音声であり，音声を聞くことで診察することを「声診」という．その他，患者の音として呼吸音，咳嗽，噫気（がいそう）（あいき）（げっぷ），吃逆（きつぎゃく）（しゃっくり），腹鳴などがある．

　臭いには体臭，口臭，便の臭いなどがあり，これらが充満する部屋の臭いから診察されることもある．ただし，臭いには食生活や服薬状況，民族によって個人差があることを考慮する必要がある．

◆1）声診の意義

　声診とは，音声や話し方から心身の状態を推測する診察法である．音声には個人差や性差があるため，健康状態の音声が変化した場合に病理状態であると考える．声診の項目には，音声の高さ，大きさ，声質，話すスピードなどがある．わが国では，声診の専門書である『聲診撮要』（平野元忠，1682）が江戸時代に編纂された．

　発声に関係する五臓は，呼吸を主る肺と納気を主る腎であり，それぞれ音声の門，音声の根と称される．

　声診で重要とされるのは五音と五声である．五音とは角（かく）・徴（ち）・宮（きゅう）・商（しょう）・羽（う），五声とは呼・笑（しょう）・歌（か）・哭（こく）・呻（しん）のこと．古典によっては，五音を五声と表記している場合もあり，注意が必要である．

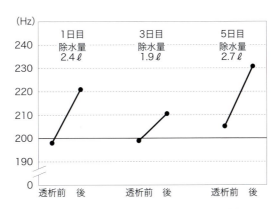

図2-7　慢性腎不全患者の声の高さの変化

表 2-2　古典音楽の音名と十二経脈

十二律・音名	十二調子・音名	十二経脈	月，節気
黄鐘・c	壱越・d	足少陰腎経	十一月，冬至
大呂・c#	断金・d#	足太陰脾経	十二月，大寒
太簇・d	平調・e	足少陽胆経	正月，雨水
夾鐘・d#	勝絶・f	足陽明胃経	二月，春分
姑洗・e	龍吟・f#	足太陽膀胱経	三月，穀雨
仲呂・f	雙調・g	足厥陰肝経	四月，小満
蕤賓・f#	鳧鐘・g#	手少陰心経	五月，夏至
林鐘・g	黄鐘・a	手太陰肺経	六月，大暑
夷則・g#	鸞鏡・a#	手少陽三焦経	七月，処暑
南呂・a	盤渉・b	手陽明大腸経	八月，秋分
無射・a#	神仙・c	手太陽小腸経	九月，霜降
應鐘・b	鳳音・c#	手厥陰心包経	十月，小雪

(1) 声の高さ

声が低くなれば虚証，高くなれば実証と診断される．その他，慢性腎不全患者では透析後に声が高くなることが報告されており，津液（しんえき）の過剰な貯留状態や湿邪の停滞では声が低くなると考えられる（**図 2-7**）．

声の高さでは五音も重要である．しかし，五音とは古典音楽における音階であり，定まった音の高さではない．

定まった音の高さである音名は 1 オクターブの中に 12 種類あり，CDEFGAB（**図 2-9**）で英語表記される．古典音楽では音名を十二律と呼び，声診ではそれぞれの音を十二の経脈と関連させている（**表 2-2**）．漢書『律歴志（りつれきし）』によれば十二律を制定したのは黄帝とされる．

(2) 声の大きさ

声が小さくなれば虚証，大きくなれば実証とされる．声の大きさには肺と腎が関連する．肺は呼吸を主るために発声と最も関係が深く，腎気の充実は音声の大小と関係する．

(3) 声　質

声が軽く清ければ虚証，重く濁れば実証とされる．聴覚的には音が高くなれば澄んだように聞こえ，低い音は濁って聞こえる．したがって，低く濁った音声は虚証であるという説もある．

虚証患者の音声は，声のゆらぎが大きく，かすれた声に聞こえるという報告もあり，濁と嗄声（させい）との関連については検討の余地がある（**図 2-8**）．

『素問』脈要精微論篇（みゃくようせいびろんへん）には「声如従室中言是中気之湿也」（しつちゅうよりいうごときこえはちゅうきのしつなり）との記載があり，部屋の中から聞こえるような「こもった声」を中焦

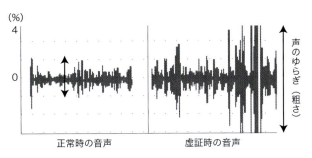

図 2-8 虚証患者の正常時と虚証時の音声

の湿としている．

(4) 話し方

ゆっくりと話すものは寒証，早口は熱証．口数が少ないか無口なものは寒証，多言は熱証であることが多い．

◆2）五 音

難経六十一難に「聞其五音以別其病」（そのごおんをきいて そのやまいをわかつ）とあり，聞診では五音によって診断を行うとしている．

中国や日本の五音音階（ペンタトニックスケール）は角徴宮商羽の5つで構成され，それぞれ五行の木火土金水（もくかどごんすい）に属する．五音音階は低音から順に宮商角徴羽であり，現代音楽の階名ではそれぞれドレミソラと同じ．階名は音名と異なり，絶対的な音の高さではないため，五線譜上のどの音もドとなりうる（**図 2-9**）．

高さの定まらない五音を診察に応用することは困難であるため，成人男女を対象に平均的

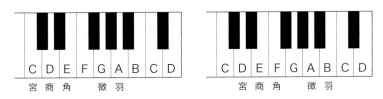

図 2-9 現代音楽の階名と五音音階の例

表 2-3 中国文献にみる五音

		古今図書集成医部全録	医宗金鑑・四診心法要訣
角	高低清濁間	調而直	縮舌音，条暢正中
徴	次高次清	和而長	舌点歯音，抑揚咏越
宮	最低最濁	大而和	舌居中発喉音，沈厚雄洪
商	次低次濁	軽而動	開口張顎口音，鏗鏘粛清
羽	最高最清	沈而深	撮口唇音，柔細透徹

な声の高さの範囲を調査し，五音の高さを定めたという報告もある．

　五音の解説には文献により音質を示すものもあるため，声質による五臓の状態を知ることができる可能性もある．中国医学の文献では五音を音の高さ以外で記載しているものもある（**表2-3**）．

◆3）五　声

　呼笑歌哭呻の人間が発する5つの声のこと．呼声の音は「琴^{きん}」，笑声の音は「竿^{かん}」，歌声の音は「鼓^こ」，哭声の音は「磬^{けい}」，呻声の音は「瑟^{しつ}」とされる．中国医学ではそれぞれを肝心脾肺腎の五臓と対応させる．

　声診では，五声と五音が相応した場合に五臓が正常であるとしている．呼声が角であれば肝は正常．笑い声が徴であれば心は正常．歌声が宮であれば脾は正常．泣き声が商であれば肺は正常．呻き声が羽であれば腎は正常と考える．

◆4）発語の異常

　言（発語）は心が関係するため，話し方の異常は心の病を示す．
(1) 狂言^{きょうげん}：見たことのないものを語り，荒唐無稽な妄言をするもの．実熱証に多い．
(2) 癲語^{てんご}：酔ったように喜怒哀楽し，話に一貫性がないもの．痰塞心竅証^{たんそくしんきょうしょう}に多い．
(3) 独語^{どくご}：ぶつぶつと独り言を休まずいい，人を見ると止まるもの．心血虚証に多い．
(4) 錯語^{さくご}：会話が錯乱し，後で気づくもの．肝鬱気滞^{かんうつきたい}，心脾両虚証^{しんひりょうきょ}にみられる．
(5) 譫語^{せんご}：意識が昏迷し，日常経験していることのうわごとをいう．寝言も譫語に含まれるという説がある．陽明熱でみられる．胃熱が心に乗じた時にもみられる．
(6) 鄭声^{ていせい}：重語ともいい，同じうわごとを繰り返すもの．力ない声がとぎれ，言葉にならないもの．臓気の著しい虚による精神錯乱でみられる．

◆5）呼吸の異常

(1) 喘^{ぜん}：激しく速い呼吸困難で，口を開け肩を上げるもの．慢性的な肺病の発作状態．
(2) 哮^{こう}：呼吸が慌ただしく，喉のなかで痰がヒューヒューと鳴るもの．多くは発作が反復し，根治は難しい．季節や気候によって症状が変化することが多い．痰による気滞を示す．
(3) 上気^{じょうき}：呼気が多く吸気が少ないもの．肺気不宣または肺の気逆を示す．
(4) 短気^{たんき}：呼吸が短く，肩を上下しないもの．肺気虚証が多い．．
(5) 少気^{しょうき}：呼吸が短く，音声に力がないもの．全身的な陽気の不足を示す．
(6) 噴嚏^{ふんてい}：くしゃみ．肺気が鼻に上衝したときに起こる．鼻水，鼻づまりを伴うものは風寒による外感病．慢性病で突然におきたものは陽気の回復を示す．
(7) 咳嗽^{がいそう}：咳は声が出て痰が出ないもの．嗽は痰が出て声が出ないものを指すが，臨床上，痰も声も出るために咳嗽とまとめていう．風寒，風熱による外感病，脾肺気虚，腎陽虚衰，肺腎陰虚など様々な病証でみられる．

(8) **太息**〔たいそく〕：嘆息ともいい，ためいきのこと．声が出た場合は精神的なストレスによるもので，肝鬱気滞証を疑う．深く息を吸った後に声が出ないものは，疲労などの虚証にみられる．

◆6）異常音

(1) **噫気**〔あいき〕：噯気ともいい，げっぷのこと．胃気の上逆によるもので，食滞，肝気犯胃，脾胃虚弱などが考えられる．
(2) **吃逆**〔きつぎゃく〕：呃逆．しゃっくり．胃気が上逆したもの．音が沈んで緩やかなものは胃寒．高く短い音が連続し，口臭や便秘も伴うものは胃熱．低く弱い音で食欲不振と手足の冷えを伴うものは脾胃虚弱を示す．
(3) **嘔吐**〔おうと〕：声が出る場合を嘔といい，声が出ない場合を吐という．声しか出ないものを干嘔〔かんおう〕という．胃気が上逆したもののことである．「傷寒論」の太陽病では干嘔，鼻鳴，悪寒発熱とされる．陽明病では嘔をして食べられず，汗がだらだら出るものをいう．少陽病では心煩して嘔したくなり，往来寒熱である．太陰病では腹部が脹満して吐くものをいう．少陰病では，吐きたいが吐けず，寝たがるものをいう．厥陰病では，空腹感あるが，食べたくない，食べると虫を吐く，あるいは干嘔，涎を吐き頭痛するものをいう．
(4) **腹鳴**〔ふくめい〕：腸鳴ともいい，脾陽虚証や寒湿の邪が胃腸内に停滞していることを示す．浸水音は，痰飲の存在を示す．大腸湿熱証でも見られる．
(5) **矢気**〔しき〕：失気ともいい，肛門からの排ガス，すなわち放屁のことである．脾気虚証における飲食の運化失調や肝胃の気滞によって起こりやすい．
(6) **噛歯**〔ごうし〕：歯ぎしりのことで，睡眠中のものは熱証が多い．覚醒中には風寒による外感病や内風に見られる．歯ぎしりの音が低く小さい場合，気血の虚弱を示す．

◆7）気　味

臭いを気味という．人体の気血津液や臓腑の機能が正常な状態であれば異常な気味は発生しない．臨床的には病室の気味も評価対象となる．具体的な方法として，患者に鼻を近づけて聞くことはせず，会話中や触診中にただよう気味を聞く．嗅覚には同一種類の気味を聞き続けると，感じにくくなるという順応性が存在するため，診察の場合は第一印象を重視する．近年，犬や線虫が尿の臭いによって癌を診断できるという能力が研究されており，臭いによる診察には検討の余地が多いと思われる．

中医学においては，臭いが強ければ実証・熱証，なまぐさい臭いは虚証・寒証であることが多い．

気味の中でも重要なものに，羶〔せん〕（膻）焦香腥腐〔そうしょうこうせいふ〕の五臭があり，木火土金水の五行と相応する．膻は「あぶら」「なまぐさい」と訓読みし，『説文』によれば「豚の膏〔あぶら〕の臭い」とある．中国語の尿膻気とは，鼻を突く尿臭を指す．腥は「なまぐさい」「なまにく」と訓読みし，『説文』によれば「犬の膏〔あぶら〕の臭い」とされる．脂肪の多い生肉や魚の生臭さの意味がある．
(1) **体臭**：主に汗が蒸発したもの．慢性病で微かに香れば病気が快方に向かっていることを示す．腐敗臭は湿熱を示す．肝腎病が重篤な場合にも特殊な臭いとなる．尿臭は尿毒症の

患者から聞かれ，腎気の衰弱を示す．腥は寒湿の外感病または虚寒を示す．

⑵　**汗**：体内の病邪を体外に排出する際に，汗に臭いが生じる．酸っぱい汗臭は風湿熱邪の存在を示し，解熱鎮痛剤の服用でも聞かれる．腋臭（わきが）は別名「狐臭（こしゅう）」といい，湿熱邪の存在を示す．

⑶　**足臭**：足の臭いが強い場合には湿熱下注であることが多い．

⑷　**口臭**：口臭が強く，臭いによって会話に障害があるものと定義される．口腔内の疾病でも聞かれる．臓腑の熱によることが多く，脾胃積熱，脾胃湿熱．肺熱，腎陰虚による火旺などがある．

　　酸腐臭が口中から発生するものを口酸といい，肝熱乗脾か食滞である．患者が酸味を口内に感じることもある．

⑸　**痰臭**：腥は虚寒．とくに臨床的では哮喘後期の脾腎陽虚が多い．五味を応用した診察もあり，苦い痰は肺熱か外感病．甘い痰で白く，多量のものは，脾陽虚証が多い．酸味辛味の痰は黄色で粘っこく，肝火上炎が肺を冒したことを示す．鹹（しおからい）痰は色が薄いもので，腎気虚証による咳嗽でみられることがある．

⑹　**排泄物**：大便，小便だけでなく，涙や鼻水，涎など．一般に排泄物が混濁して臭いが強いものは湿熱か熱邪の存在を示すことが多い．

参考文献

1）肖相如，倪青，張静：中華医学聞診大全．山西科学技術出版社，1998，pp47-85．
2）董漢良：中医診断入門．金盾出版社，1996，pp32-37．
3）関真亮：血液透析患者における慢性腎不全患者の音声を指標とした聞診の研究．明治鍼灸医学，31：15-29，2002．

◆◆3.　問　診

　　問診は術者が患者や付き添いの者に問いかけて，得られた回答から病状を診断する診察法である．問診は病を鑑別するために行うものであり，目的なく漫然と会話をすることと区別しなければならない．問診の内容としては，症状の発生した時間，原因，経過，部位，既往歴，生活習慣，嗜好など，現代医学でも問うものに加え，弁証を可能とするための項目を問診する．したがって，経脈流注，臓腑の病症，気血津液の病症を念頭に問う必要がある．

　　東洋医学の問診では，病態に関連のないような愁訴を別々の主訴として捉えるのではなく，臨床各科にまたがるすべての愁訴を関連づけて全人的な診断を行うことが特徴である．たとえば，患者が膝の痛みと目のかすみを訴えた場合，現代医学では整形外科と眼科を受診することとなるが，東洋医学では肝腎の病によってそれらの症状が発現していると考える．

　　鍼灸治療の問診では，患者の状態によって臨機応変な対応が必要となり，急な発症の場合など，問診の治療中や治療後に行うこともある．また，問診中には患者の表情や仕草，動作などの望診，声音や口臭などの聞診，患部の切診も同時に行うことも可能である．

　　問診は望診，聞診，切診と異なり，術者の五感に頼らない部分が大きい．そのため，患者本人に記載させる問診票を作成しておくことも可能である．これまで，東洋医学の理論に基

づく問診票としては，明治鍼灸大学（現：明治国際医療大学）の Meiji Oriental Medicine Score（MOS），予診票として東洋医学健康調査票（Oriental medicine health questionnaire; OHQ57）などが用いられている．また，包括的尺度として Quality of Life（QOL）調査票を用いることで，より広い集団との比較も可能となってきている．

◆1）医療面接と問診

　問診を上手に行うことで患者の症状が和らぐこともあれば，場合によっては患者の気分を害するだけでなく，病状を増悪させることもあり，注意が必要である．肝鬱気滞証を例にとると，話を術者に聞いてもらうだけで胸の悶々としたものが取れることもある反面，下手をすると時間がかかりイライラさせ，病状が増悪することがある．このようなことを防ぐため，現在では医療面接の技法を用いることがある．以下にその実践例を示す．

患者の確認と自己紹介
「○○さんですね？　本日治療を担当いたします△△と申します」
〈これから行われることの説明と同意〉「今回はまず〜をして，それから治療を行いますが，よろしいでしょうか？」

東洋医学の問診
- 説明を行う．「○○さんの体の具合とは関係がないような質問もありますが，診断のために必要ですので答えられる範囲でお答え下さい」
- 開かれた質問を意識して用いる．「今日はどうなさいましたか？」「××についてはどうですか？」
- 患者が答えにくそうにした場合は閉ざされた質問を用いる．「どのような痛みですか？……たとえばズキズキとか重いとか？」
- 弁証のためには誘導的な質問も必要となる．臓腑の問診項目などをすべて聞くと収拾がつかず，時間もかかり患者に負担がかかるので，望聞切の結果を裏づけるために行うと良い．「（脈を触れて）夕方になると熱が出ませんか？」「（舌を見て）昨日は食べ過ぎませんでしたか？」「（原穴を触れて）目の症状はありませんか？」
- 問診中は相手に目を向ける．目線が高い場合はやや前屈みに姿勢をとり，表情を柔らかくするなどの工夫を心がける．
- 傾聴的な態度．患者の話をさえぎらない，うなずき，あいづちを入れる．
- 患者の発言には共感する．全面的な否定を初めからしない．否定したい場合には客観的な意見として応答すると良い．例（喫煙について）：「確かにタバコがあると落ち着くと言いますよね．ストレスも解消されますし，でもやはり体には良くないことも確かですからね」

◆2）問診の流れ

（1）初診時の問診例

あいさつと患者の確認

主訴を問う：「どうされましたか？」

病歴を問う：「いつ頃からですか？」「ここに来るまでに変化はありましたか？」「以前にも同じ症状はありましたか？」

部位を問う：「どの辺りですか？」

性状を問う：「どのように感じますか？」

程度を問う：「どの程度感じますか？」「日常生活に影響はありますか？」「がまんはできますか？」「症状のために制限されることはありますか？」

頻度・持続を問う：「どれくらい続きますか？」「回数は何回ぐらいですか？」

増悪因子・誘発因子を問う：「どうしたら症状が出ますか？」「症状のでやすい姿勢や動き，時間はありますか？」

寛解因子を問う：「こうしたら具合が良くなるということはありますか？」

寒熱を問う：「体の中で冷えを感じる部分はありますか？」「暑がりですか？　寒がりですか？」「温かい物と冷たい物のどちらがお好きですか？」

睡眠を問う：「夜はぐっすり眠れますか？」「睡眠時間はどれくらいですか？」

飲食を問う：「食欲はいかがですか？」「食べ過ぎたりすることはありませんか？」「のどは渇きますか？」「お好きな味やよく食べる味を教えて下さい.」

二便を問う：「失礼ですが，お通じはいかがですか？　お小水はいかがですか？」「お通じは1日に何回行かれますか？」「お通じやお小水に変わったことはありませんか？」

既往歴を問う：「これまでに大きなご病気やけがをされたことがあれば教えて下さい」「入院されたことはありませんか？」

服薬状況などを問う：「現在，何か服用されているお薬はありますか？」「この症状以外のことで現在，病院などにはかかっておられますか？」

社会歴を問う：「現在，どのようなお仕事をされていますか？」

個人歴を問う：「タバコは吸われますか？」「お酒はお飲みになられますか？」「1日に何本ほどお吸いですか？　何年ほど吸われてますか？」

言い残しの確認：「言い忘れたことはありませんか？」「他に具合の悪いことはありませんか？」「何かご質問や，不安な点はありませんか？」

（2）再診時の問診例

前回の治療効果と経過を問う：「前回の治療から今日までどのような感じでしたか？」「何日くらい楽でしたか？」「何か変わったことはありませんでしたか？」

◆3）東洋医学の診断に必要な問診項目

（1）十問歌

　東洋医学における問診の内容を具体的にまとめたものが「十問歌」である．これは明代の張介賓が著した『景岳全書』にみられ，「一に寒熱，二に汗，三に頭身，四に便，五に飲食，六に胸，七に聾，八に渇」を問い，九では脈色の切診と十では気味（臭い）の聞診を合わせて証を立てるという内容である．清代の『医学実在易』では，九と十を「九に既往歴，十に病因」と記載している．また，十問歌には「服薬，症状を変化させる因子，婦人の月経，小児の痘瘡と麻疹」と付けられることもある．睡眠が含まれていないため，忘れずに睡眠についても問診をすること．

（2）寒　熱

　寒熱には外感病と内傷病がある．外感病の場合，悪寒すれば寒邪，悪熱すれば熱邪の存在を示す．発熱は外邪の侵入に対して，十分な正気がある場合に起こる防衛反応である．したがって，発熱が強ければ正気の充実を示し，発熱が弱ければ正気の虚衰を示す．内傷病の場合，陰虚や陽亢すれば熱さを感じ，陽虚や陰盛すれば寒さを感じる．

　臨床上，手足の冷えあるいはほてりは，顔面部のほてりとして見ることが多い．「陽虚すれば外寒，陰虚すれば内熱，陽盛すれば外熱，陰盛すれば内寒」（『素問』調経論）とある．

　また，いわゆる冷え症は全身的であれば陽虚証，手足末端であれば血の病証であることが臨床上多い．

　問診のポイントとしては，患者に寒さと熱さの感覚がともにあるかどうか，程度，出現時間，持続時間，随伴症状などがある．

ⅰ　手足の寒熱

　手のほてり感は心の熱であることが多い．手掌は「たなごころ」ともいうが，心経と心包経が通過するために心と関係が深いためである．足底のほてり感は腎陰虚であることが多い．足底には腎経の井穴である湧泉があり，足底の症状は腎が関係すると考える．手掌と足底のほてりに胸中の煩熱感を伴うものを**五心煩熱**という．陰虚，心血虚などにより起こる．

　手足の冷えは寒厥ともいい，手足だけの冷えを**厥冷**，肘膝までの冷えを厥逆と分類することもある．陽虚によるものを寒厥といい，顔色が白く，下痢や関節痛を伴うこともある．血虚による厥冷も寒厥に含まれる．熱邪の内鬱による冷えを熱厥といい，顔色が赤く，便秘や喉の渇きを伴う．痰濁の阻滞による冷えを痰厥といい，胸悶と腹部膨満感，痰のからみがみられる．四肢の冷えには陽気の阻滞によるものもあり，胸脇苦満や噯気（げっぷ），嘔吐がみられる．

　四肢の冷えに顔のほてりや身熱を伴うものを格陽（陰盛格陽）といい，内部の真寒と外部の仮熱を有する証である．

表 2-4　全身の寒熱の分類

悪寒発熱	寒熱往来	但寒不熱	但熱不寒
悪寒強・発熱強	規則的な周期	悪風	壮熱
		悪寒	
悪寒強・発熱弱	不規則的な周期	畏寒	潮熱
悪寒弱・発熱弱		寒顫	微熱

ii　全身の寒熱

全身の寒熱は, 悪寒発熱, 寒熱往来, 但寒不熱, 但熱不寒の4種に分類される (**表 2-4**).

(1) **悪寒発熱**：さむけと発熱を共に発症しているもの. 外感表証の主要症状であるが, 寒熱の程度を問うことで外邪が推定される. 悪寒が強く, 発熱が軽度の場合は風寒. 発熱が強く, 悪寒が軽度の場合は風熱. また, 一般には邪気が弱く正気が盛んな場合, 悪寒発熱はともに軽い. 逆に邪気が盛んで正気も充実している場合, 悪寒・発熱ともに重い. 邪気が盛んで正気が虚している場合, 悪寒が強く, 発熱が軽い.

(2) **寒熱往来**：悪寒と発熱が交互にあらわれるもの. 邪気が半表半裏に存在し, 正気と争うために起こる. 正気が勝れば発熱し, 邪気が勝れば悪寒する. 往来に規則性がなければ傷寒の少陽病であることを示す. 数日に1回, 規則的な寒熱往来がみられれば, 瘧疾である. 女性の月経中にみられるものは, 熱入血室証である.

(3) **但寒不熱**：熱はないが寒気を感じるもので, 虚寒証に多い. 悪風, 悪寒, 畏寒, 寒顫に分類される. **悪風**は風を嫌がり避けるもので, 風寒による外感によって起こることが多い. **悪寒**はときどき冷えを自覚し, 重ね着や暖をとっても寒さを感じる. 表証や陽虚の症状である. **畏寒**は畏冷ともいわれ, 冷えを自覚するものの暖をとると改善される. 裏寒証 (陽虚) の症状である. 寒顫は悪寒が甚だしく, ふるえがあるもので, マラリアなどの感染症にみられる.

(4) **但熱不寒**：寒気のない発熱で, 外邪が裏に入った場合や, 慢性病による陰虚で見られる. 但熱不寒は, 壮熱, 潮熱, 微熱に分類される. **壮熱**は39度以上の高熱が続くもので, 発病が急なものを指し, 傷寒の陽明病や温病の気分証にみられる. **潮熱**は決まった時間に体温が上昇するもので, 陽明病か陰虚であることが多い. **微熱**は38度以下で低熱とも言い, 気虚や温病の後期でみられる.

(3) 汗

汗は体内の津液が体表に出たもので, 体温調節, 陽気と陰液のバランスをとるだけでなく, 体外に老廃物を排出するはたらきがある. 東洋医学では邪気も汗によって排出されると考え, 発汗を治療として用いる (汗法) ことがある.

春夏には陽気を疏泄するために発汗し, 秋冬には陽気を蔵するために汗が出にくくなるのが正常である. その他に, 労作時や精神的に緊張したとき, 刺激物の摂取時に出る汗も正常とする.

第2章 現代の鍼灸医療 **51**

表 2-5 発汗異常の分類

無汗	全身の発汗異常	無汗	寒邪在表，津液不足，陽虚
半身汗		半身汗	無汗は風痰・風湿，発汗は営衛不和
発汗		自汗	気虚，陽虚，甚だしきは風邪・熱邪
		盗汗	陰虚
		大汗	裏実熱，亡陽，亡陰
		戦汗	急性熱病
	局所の発汗異常	頭汗	頭部陽経の熱邪，中焦の湿熱
		手足心汗	陰虚，中焦の湿熱
		胸汗	心脾両虚，心腎不交
		陰汗	肝経湿熱，腎陽虚

　問診のポイントとして，汗の有無，時間，部位，量，出るときの特徴や症状の変化などを問う必要がある．

i　全身の汗

　全身の異常な汗には無汗，自汗，盗汗，大汗，戦汗がある（**表2-5**）．

(1)　**無汗**：発汗すべきときに汗が出ないものを無汗といい，外感病によるものと内傷病によるものがある．外感病は悪寒が強く，発熱の程度は軽い表寒実証であることが多い．寒邪の収斂作用により，体表の汗腺がふさがれることで汗が出なくなると考えられる．もともとの体質に熱があれば，表寒裏熱証となり，俗に「寒包火」という．内傷病では肺の宣散作用が衰えて汗が出にくくなるだけでなく，体内の津液不足でも無汗となる．その他，四肢の冷えなどを伴い，汗が出ないほど体が冷えているものは陽虚証と考えられる．

(2)　**自汗**：安静時にも常に発汗し，動くとさらに汗が出るものをいう．気の固摂作用が失調し，腠理を閉じられない状態であり，気虚か陽虚であることが多い．気虚の自汗とは，懶言（しゃべるのがおっくう），易感染性などを伴うもので，皮毛を主る肺気の固摂失調が原因と考えられる．陽虚の自汗では畏寒と四肢の冷えを伴い，衛陽の固摂失調が原因と考えられる．通常，自汗はじわじわと発汗するものであるが，発汗が甚だしい場合は表虚証に風邪が外感したもの（太陽中風証）が多い．表虚証では衛気の固摂が失調しており，さらに風邪の開泄作用によって，腠理が開くことが原因である．あるいは，熱邪，暑邪の存在があれば，散熱のために多量の自汗がみられることもある（表熱証）．

(3)　**盗汗**：睡眠中に汗をかき，目が醒めると止まるもので，陰虚が原因である．睡眠中は衛陽が裏に入るため，このときに陰虚によって内熱があると，津液が蒸発して発汗する．覚醒中は衛陽が正常に機能するため，汗をかかない．

(4)　**大汗**：汗が大量に出るもので，熱が体内に旺盛な場合（裏実熱証）が多い．粘性のある油のようにしたたる大汗は，陽気が絶えようとしている重病人などに見られるために絶汗，あるいは脱汗とも呼ばれる．冷や汗がしたたり，手足が冷えるものは亡陽を示す．陰である津液とともに陽気も抜け出ていることが原因であると考えられる．逆に高熱を伴った粘った汗は亡陰の汗という．

⑸ **戦汗**：悪寒によるふるえ（寒慄，寒戦）の後にみられる全身性の発汗である．外感熱病で正気と邪気が争っている時期にみられ，病の転変時期となるため，その後の病状に注意する必要がある．戦汗は熱邪を排泄するための機能であるので，戦汗後の下熱は病の好転を示し，戦汗後の高熱は病の悪化を示す．

⑹ **その他**：異常な汗として黄汗がある．発汗によって着衣が黄色く染まるもので，湿熱か営衛の閉塞によって起こる．

ii 局所的な汗

頭面部の汗を頭汗といい，流注する陽経に熱邪があるために起こるもの，中焦に湿熱があるために津液が排出されるものがある．慢性病で額に汗をかき，四肢が冷えるものは虚陽上浮によって起こる．

半身汗（偏沮）とは，患者の左半身，右半身，上半身，下半身のいずれかにのみ発汗するものをいう．中風による半身不随や対麻痺などにみられる．病変は無汗側であり，対麻痺では上半身，片麻痺では健側に発汗がみられる．患側の経脈を風痰，風湿などが阻滞するために起こると考えられる．そのほか，神経障害がない半身汗は，健側の営衛不和が原因と考えられる．

手掌，足底の汗（手足心汗）は，発汗量が多すぎる場合に病と考える．五心煩熱や盗汗を伴うものは陰虚であり，頭や体の重だるさや熱を伴うものは脾胃の湿熱であることが多い．

胸汗は胸部の多汗か汗をかきやすいものをいう．精神的な疲労や食欲減退，不眠などの症状を伴うものは心脾両虚であり，不眠や腰膝のだるさと無力感を伴うものは心腎不交である．陰汗は陰部の多汗をいう．陰部の掻痒感と灼痛を伴えば肝経湿熱，陰部が冷えて清澄な汗であれば腎陽虚と関係が深い．

(4) 痛 み

疼痛は患者の自覚症状の一つであり，臨床上多く訴えられるものである．東洋医学では痛みの成因を「不通即痛」（流れが停滞することで痛む）と「不栄即痛」（栄養されないことで痛む）と考えている．問診の要点として，痛みの程度，性状，部位，好発時間，増悪・寛解因子などがある．

i 痛みの程度

一般に痛みが強い場合は実証，痛みが弱くはっきりしない場合には虚証であることが多い．臨床上，痛みの程度を数値化して問診することもある．例として「治療前を 10 として今はどの程度ですか？」「何割くらい楽になりましたか？」などである．

ii 痛みの性状 (表 2-6)

⑴ **脹痛**：張った感じがあり，触れると膨隆している．コリ感を含むとも考えられる．気滞によって発症することが多く，胸脇部の脹痛で痛みが間欠的に起こるものは肝鬱気滞，胃脘部の脹痛で喜熱悪冷があるものは中焦の寒凝気滞を示す．頭面部の脹痛は肝陽上亢や肝火上炎によって起こる．

⑵ **刺痛**：針で刺されるような固定性の痛み．安静時や夜間に起こることが多く，腫塊や硬

第2章 現代の鍼灸医療 **53**

表 2-6 痛みの性状と主要病証

	性　状	主要病証
脹痛	脹れぼったい痛み，コリ感	気滞
刺痛	針で刺されたような痛み	血瘀
絞痛	万力で絞めつけられるような痛み	痰・血瘀・邪実
隠痛	はっきりとしない痛み	気虚・陽虚
重痛	重りをつけたような痛み	湿邪
酸痛	だるさと無力感	湿邪，気虚
灼痛	焼けるような痛み	火邪，陰虚
冷痛	冷えたような痛み	寒邪，陽虚
挈痛	つるような，引っ張られるような痛み	筋脈の栄養不足
遊走痛	遊走性の痛み	風邪，気滞
空痛	空虚感のある痛み	精血不足

結をみることもある．瘀血による経絡の阻滞（血瘀）によって痛みが発症する．胸脇部の刺痛は肝血瘀阻であることが多い．また頭部の外傷によって生じた瘀血から頭痛を発症することもある．

⑶　**絞痛**：締め付けられるような激しい痛み．有形物や実邪による経絡の阻滞によって痛みが発症する．心臓の絞痛は心脈の悪阻，臍周囲の絞痛は胃腸内の寒邪凝滞を示す．そのほか，胆石や結石などでもみられる．

⑷　**隠痛**：はっきりとしない弱い痛みが持続か反復するもので，気血の不足や陽虚証に多い．胃脘部の隠痛は脾胃陽虚を示す．

⑸　**重痛**：重だるい痛みで，臨床上頭部，四肢，腰部に多く発症する．湿邪による経絡の阻滞であることが多い．

⑹　**酸痛**：だるさと無力感のある痛みのことで，臓腑，経脈の虚損や湿邪による経脈の阻滞によって発症する．腰部の酸痛は腎虚，肢体の酸痛は湿邪が肌表に存在することを示す．

⑺　**灼痛**：ヒリヒリするような焼ける感覚の痛みで，患部を冷やすと寛解し，温めると増悪する．火邪か陰虚によることが多く，胃脘部の灼痛は胃火熾盛，脇肋部の灼痛は肝鬱化火を示す．

⑻　**冷痛**：冷えた感覚の痛みで，寒邪か陽虚によることが多く，患部を温めると寛解し，冷やすと増悪する．女性では胞宮に寒邪が凝滞すると小腹に冷痛が生じる．腰部の冷痛は腎陽虚を示す．

⑼　**挈痛**：つったような痛みや引っ張られるような痛みのことで，引痛や徹痛ともいう．筋脈の栄養失調や不通によって発症する．少腹部の挈痛は寒滞肝脈にみられる．

⑽　**遊走痛**：遊走性で，部位が定まらない痛みのことで，走竄痛ともいう．風邪による経絡の阻滞，あるいは気滞によって生じる．四肢関節の遊走痛は風邪による関節部の経絡の阻滞を示し，胸脇部や胃脘部で脹痛が遊走性であれば，肝胃の気滞を示す．

⑾　**空痛**：空虚な感覚のある痛みで，精血不足による経脈や局所の栄養不足のために発症す

る．腎精不足による頭部の空痛，女性の月経後にみられる小腹部の空痛などがある．

iii　痛みの部位

(1)　**頭痛**：頭は「諸陽の会」といわれ，頭痛は特に足の三陽経と関係が深い．頭痛は発症部位によって弁別され，各部位を流注する経脈が冒されることで生ずると考えられている（**表 2-7**）．前額部を陽明経頭痛，側頭部を少陽経頭痛，後頭部を太陽経頭痛，頭頂部を厥陰経頭痛という．頭痛に歯痛を伴う場合は少陰経頭痛の場合も考えられる．また，脾の昇清機能が失調することで，頭のぼんやりとした感覚を伴う頭痛が起こる．

　急性の激しい頭痛は外感病や実証であることが多い．たとえば，項の痛みに但寒不熱があれば風寒頭痛，脹痛で発熱があれば風熱頭痛，重痛で体が重だるければ風湿頭痛と考える．

　慢性で反復性の頭痛は，内傷病や虚証であることが多い．たとえば，長期の反復性頭痛に疲労感を伴うものは気虚頭痛，めまいを伴うものは血虚頭痛，空痛で耳鳴や腰・膝のだるさを伴うものは腎虚頭痛，目までの脹痛とめまい，イライラ感を伴うものは肝陽頭痛と考える．

　偏頭痛については，脹痛でめまいといらいら感を伴うものを肝陽偏頭痛，病歴の長い刺痛を瘀血偏頭痛，意識がもうろうとして四肢の冷えや胸腹部のつかえを伴うものを寒飲偏

表 2-7　頭痛の分類と症状

頭痛の分類				特徴的な症状
部位別分類	陽明経頭痛			前頭部，額
	少陽経頭痛			側頭部
	太陽経頭痛			後頭部，項
	厥陰経頭痛			頭頂部
症状別分類	急性・激しい痛み	外感病	風寒頭痛	項の痛みと但寒不熱
			風熱頭痛	脹痛と発熱
			風湿頭痛	重痛と肢体の重だるさ
	慢性・反復性	内傷病	気虚頭痛	慢性で疲労感がある
			血虚頭痛	めまい
			腎虚頭痛	空痛，耳鳴，腰膝酸軟
			肝陽頭痛	脹痛とイライラ感
	偏頭痛		肝陽偏頭痛	脹痛とイライラ感
			瘀血偏頭痛	刺痛（拍動性頭痛も）
			寒飲偏頭痛	朦朧感と四肢の冷え
	頭重		風湿頭重	雨で増悪，悪風
			湿熱頭重	午後に増悪，脹痛
			痰湿頭重	めまい，耳鳴，嗜睡
			中気不足頭重	空痛，食欲不振，軟便

頭痛と分類する.

　　頭重感は頭沈ともいい，痛みの感覚よりも重さを訴えるものである．雨天に増悪し，悪風のあるものを風湿頭重という．午後に増悪し，頭部の脹痛があるものは湿熱頭重とよばれ，外感した湿邪が化熱して起こる．めまい，耳鳴りを伴う比較的強い頭重感を痰湿頭重といい，飲食不節や脾気虚が原因であることが多い．慢性的な頭重感と頭部の空痛や精神的な疲労を伴うものは中気不足による頭重であることが多く，過労や虚弱な体質でみられる．

⑵　**胸痛**：胸中には心肺があるため，その病変を示すことが多い．また，心は血を主り，肺は気を主るため，気血の病証と関係する．咳をすると痛みが増悪し，盗汗や潮熱などを伴うものは肺陰虚，高熱を伴うものは肺実熱，発作性の脹痛は気滞，刺痛で夜間に増悪するものは血瘀によるものと分類される．

　　胸痛に肩背部の引痛を伴うものを胸痺（きょうひ）といい，胸部の陽虚に陰邪が乗じたものである．気虚血瘀，痰濁による心脈の障害を示すこともある．

　　狭心症発作様の激烈な胸部絞痛，刺痛を真心痛（しんしんつう）といい，心の脈が閉塞したものと考える．『霊枢』厥病などの古典では不治との記載がある．

⑶　**脇痛**：季肋部から乳根までを脇という．解剖学的には右脇部に肝臓と胆囊が位置し，経脈の流注では肝胆2経が通るため，肝胆の病変を示すことが多い．また，肝の疏泄作用が失調することによる気滞や，気滞によって生じる血瘀を示す．脇痛に胃脘部の脹痛と黄疸を伴うものは肝胆湿熱，脇肋の脹痛は肝気鬱結，脇肋の灼痛は肝鬱化火，隠痛は肝陰虚，刺痛は血瘀が考えられる（**表2-8**）．

⑷　**腹痛**：大腹（臍上）は脾胃と肝胆，臍腹（臍周囲）は脾と小腸，小腹（臍下）は腎・膀胱・大腸・小腸・胞宮，少腹（小腹の両側）は大腸と足厥陰肝経の病を反映しやすい．痛みの特徴として，掣痛や冷痛で，温めると軽減するものは寒証に属する．灼痛で冷やすと軽減するものは熱証，痛みが強く食事によって増悪するものは実証，痛みが弱く食事によって軽減するものは虚証であることが多い（**表2-9**）．

⑸　**胃脘痛**：上腹部から剣状突起までの痛みで，胃の病を示す．胃は食物の受納と腐熟を行い，降濁作用を有する．寒，熱，虚，食積，気滞，血瘀などによって降濁作用が失調すると痛みを生じる（**表2-10**）．温めると軽減する激痛は寒邪直中，灼痛で消穀善飢（しょうこくぜんき）があれば胃熱，隠痛で灼痛の上に空腹感があっても食べられないものは胃陰虚，脹痛で呑酸（どんさん）や食欲不振があれば食積，脹満感が両脇部まであれば気滞，刺痛は血瘀，隠痛は脾胃虚寒を示す．

⑹　**臍腹痛**：臍周囲の痛みのことで，繞臍痛（じょうさいつう）ともいう．急性の激痛は生ものや冷たい飲食物

表2-8　脇痛と病変

脇　痛	脇と胃脘部の脹痛	肝胆湿熱
	脹痛	肝気鬱結
	灼痛	肝鬱化火
	隠痛	肝陰虚
	刺痛	血瘀

表 2-9　『素問』臓気法時論における五臓の病と腹痛

肝病	両脇下痛，引少腹，気逆則頭痛
心病	胸中痛，脇支満，脇下痛，膺背肩甲間痛，両臂内痛
脾病	脚下痛
肺病	肩背痛，髀腓脛足皆痛
腎病	虚則胸中痛，大腹小腹痛

表 2-10　胃脘痛と病証

胃脘痛	激痛で温めると軽減	寒邪直中
	灼痛で消穀善飢	胃熱
	隠痛で灼痛，飢不欲食	胃陰虚
	脹痛で呑酸，食欲不振	食積
	両脇部までの腸満感	気滞
	刺痛	血瘀
	隠痛	脾胃虚寒

の過食によって起こり，寒邪の侵襲が原因であることが多い．冷痛が増悪と寛解を繰り返しながら持続し，温めると寛解するものは脾腎陽虚であることが多い．脹痛で排ガスをすると楽になり，ストレスで増悪するものは胃腸気滞であると考えられる．臍腹部が全体に堅く，便秘があるものは胃腸の実熱を示す．

⑺　**小腹痛**：臍下の痛みのことで，膀胱や女子胞，衝脈任脈の異常を反映することが多い．排尿困難や頻尿を伴えば膀胱湿熱と捉えられる．月経時には胞宮の血瘀などが多い．

⑻　**少腹痛**：左右の腸骨窩周囲が痛むもので，大腸や肝経の異常，血瘀を反映することが多い．代表的なものに冷痛で陰部の引痛を伴う寒滞肝脈がある．また脇部まで脹痛があり，ストレスで症状が変化するものは肝気鬱結であると考えられる．少腹痛に筋性防御，悪寒発熱などがある虫垂炎様の症候は，腸の湿熱と捉えられることがある．

⑼　**腰痛**：腰は腎の腑であるため，腎の病変を示すことが多い．腎虚腰痛の特徴としては，だるさと無力感を伴う慢性的な痛みで，患部を揉んだり，寝ると軽減され，運動によって増悪することが挙げられる．臨床的には腎気虚，腎陰虚，腎陽虚のいずれかに弁証してから治療を行う．

　その他，腰部を流注する経脈には腎経，膀胱経，帯脈があり，これらの経脈が瘀血や湿熱，風寒，寒湿などによって阻滞されることでも腰痛を発症しやすい．悪寒発熱を伴う急性腰痛は風寒を示し，雨や冷えによって増悪する重い冷痛は寒湿を示し，夜間に増悪する刺痛で運動制限があるものは瘀血を示す．

⑽　**背痛**：胸痺などの胸痛に随伴する背部の痛みと区別し，背部が主に痛むものを背痛という．背部から後頸部が板のように強ばり，肩背部から重く悪寒があるものは風寒による太陽経の阻滞が多い．睡眠時に背部の酸痛があり，覚醒して活動後に軽減するものは気血の凝滞であることが多い．

⑾　**四肢痛**：四肢を用いるのは脾の作用であり，運動障害は脾気虚を疑う．また，十二経は

すべて四肢をめぐるため，痛みの生じた部位によって障害のある経脈や経筋を判断することができる．たとえば，前腕前尺側にある屈筋群が痛む場合，手の少陰経筋病と考える．また，関節や靱帯の損傷は，東洋医学における腎主骨と肝主筋の理論に基づき，肝腎の虚損（陰虚が多い）と考える．四肢の経絡を阻滞させる外邪には風寒湿熱が多く，痰邪や瘀血などによっても経絡の不通や関節の変形が起こりやすい．

⑿　**歯痛**：歯痛は牙痛ともいう．歯は骨余であり，骨は腎が主るため，歯の動揺を伴う隠痛は腎陰虚を示すことが多い．また，『霊枢』経脈篇によれば手陽明経が下歯に流注し，足陽明経が上歯に流注するとしており，それらの経脈の流れが阻害されることで，痛みが生ずることも考えられる．特に虫歯の痛みや歯肉炎の痛みは湿熱が経脈に侵入していることが多い．また，冷やすと寛解する場合は風熱，温めると寛解する場合は風寒が陽明経を冒していることを示す．

⒀　**頸部痛**：頸部には手足の陽経が流れ，各経脈が筋を栄養する．頸部の痛みは各経脈の阻滞や経筋の病証であることを示し，痛みの部位や誘発動作によって，どの経脈が障害されているかを推測できる．前頸部の痛みは頸部の後屈によって誘発されやすく，陽明経の病であることが多い．側頸部の痛みは頸部の側屈によって誘発されやすく，少陽経の病であることが多い．後頸部（項）の痛みは前屈によって誘発されやすく，太陽経の病であることが多い．経脈を阻滞させる原因としては風寒，風湿，風熱，痰などがある．

⒁　**肩痛**：肩関節周囲の痛みを肩痛という．肩甲部まで痛む場合を肩背痛，上腕まで痛むものを肩臂痛という．突然発症し，軽い鈍痛や隠痛の場合は風寒の外邪が関節や経絡に入ったものであることが多く，温めると楽になりやすい．慢性的な激痛のため，運動制限があるものは寒湿の邪や痰湿が筋肉に入ったものであることが多く，これも温めると楽になりやすい．刺痛で痛みが強いものは瘀血が経絡を阻滞させていることが多く，夜間痛を呈したり，腫脹がみられることもある．

(5) 二　便（大便・小便）

　大小便を併せて二便という．二便の状態から消化機能や津液代謝を知ることができる．便の性状，気味，量，排便時間，排便間隔，排便時に伴う症状を問う．

ⅰ　大　便

　大便の排泄に直接関連する臓腑は大腸であるが，間接的には脾の運化，胃の腐熟と降濁，肝の疏泄，肺の粛降，腎陽の温煦などの作用も関係する．正常な排便は1日1回で，固すぎず軟らかすぎないものが，すっきりと出ることである．したがって，問診のポイントとしては回数，硬さ，排便後の爽快感などが重要である．

⑴　**便秘**：便が固すぎ，3日以上排便しないものをいう．便秘は胃や大腸の内容物が滞っている状態で，便が固まっているか，便を動かす力も不足していることが多い．腹部に膨満感と痛みがあり，顔が赤く熱のあるものを熱秘（胃腸実熱）といい，熱によって津液が乾燥し便が固まることが原因である．顔色が白く温かい飲み物を好むものを冷秘（胃腸実寒）といい，寒邪の凝滞性によって便が固まり，腸に滞留することが原因である．陰虚や血虚によって便が燥結するものや，気虚によって排便が困難になるものを総合して虚秘という．便秘が続き，腹部の脹痛や精神的な抑鬱感，噯気がみられるものを気秘といい，運

表 2-11 『難経』五十七難に記載される泄瀉

五泄	胃泄	便は黄色く，未消化物がある
	脾泄	腹部が脹満し，頻回の水様便，食べると嘔吐する
	大腸泄	食事による急な便意，大便は白く，腸鳴と激痛がある
	小腸泄	便に膿血があり，小腹（少腹）が痛む
	大瘕泄	裏急後重．便所に何度入っても排便しない，陰茎中が痛む

動不足などで気が滞るために便も滞ることが原因である．

(2) **泄瀉**：1日に3回以上の排便や，軟らかく形のない便を泄瀉，腹瀉といい，いわゆる下痢のことである．泄瀉は脾の運化作用が失調し，水湿が腸に直行するために起こる．薄い水様便に腹痛や腹鳴，食欲不振と四肢の重だるさ，全身倦怠があれば，寒湿困脾による泄瀉を示す．黄色の水様便で肛門の灼熱感を伴う急な泄瀉は大腸湿熱によることが多い．脾腎両虚，肝脾不和でもみられる．泄瀉の後，腹痛が軽減し，便臭が硫黄臭であるものは傷食泄瀉といい，飲食不節や油物，甘い物の食べ過ぎなどで脾胃が傷られるために起こる（**表2-11**）．

　その他，**飧泄**は未消化物が便にみられるもので，水穀痢あるいは脾虚泄瀉ともいい，生ものや冷たい物などの過食や，肝鬱（精神的ストレス）が脾に乗じること（肝脾不和）が原因で発症することが多い．**五更泄瀉**は午前3時から5時の夜明け頃に臍腹痛と下痢があるもので鶏鳴下痢ともいい，腎陽虚（命門火衰）による泄瀉である．**裏急後重**とは急迫した腹痛と，便意が常にあっても少量しか出ないためにすっきりせず，肛門の重墜感があるものをいい，大腸湿熱を示す．

　また，便秘と下痢を繰り返すという現代の過敏性腸症候群に分類されるような症状は，肝脾不和であることが多い．

(3) **血便**：問診ポイントとして，排便と出血の時間的な関係や血色がある．排便前に出血し，血色が鮮紅であるものを「近血」といい，大腸か肛門の異状を示す．大腸の湿熱や熱邪による血脈の傷害が考えられる．排便後に出血し，血色が黒くタール様であれば，「遠血」といい，小腸と胃の異状を示す．肝胃不和や肝鬱化火，脾胃虚寒などが考えられるが，鍼灸臨床上では医師の診察を勧めることが多い．

　膿血が便と共に排出されることがあり，大腸の湿熱や疫毒と考えられることが多い．これを痢疾といい，白痢，赤痢，赤白痢など，様々に分類されるが，現代医学の食中毒や潰瘍性大腸炎などが疑われるため注意が必要である．

ii 小 便

小便の排泄に直接関連する臓腑は腎と膀胱であるが，尿は津液から作られるため，脾の運化，肺の宣散粛降，三焦の気化なども関係する．問診のポイントとしては，尿量，排尿回数がある．正常な排尿回数は覚醒時で3〜5回，睡眠時で0〜1回とされる．ただし，尿の回数や量は，発汗量や水分摂取量，年齢などに大きく左右されるため，それらを含めて問診すべきである．

(1) **尿量**：寒証では尿量が多く，尿色は薄くなるのに対し，熱証では尿量が少なく，濃くな

る．尿量の増加は冷えによって気の働きが低下したことによる虚寒証であることが多い．口渇，多飲，多尿など，現代医学の糖尿病様の症状を示す場合は消渇病で，腎陰・腎陽の虚損が起きていることを示す．尿量の減少は熱による津液の消耗が原因であることが多い．尿量の減少と浮腫がみられる水腫病などは，肺脾腎の機能の失調による水湿内停と考えられる．

⑵ **頻尿**：著明な尿意の増加と排尿回数の増加のことで，腎と膀胱の病態を示す．尿量が少なく，黄色の場合には腎陰虚が考えられ，尿量が多く，薄い色の尿は腎気虚（腎気不固）が考えられる．また，高齢者にみられる夜間頻尿の多くは腎陽虚である．排尿時に痛みや尿道の灼熱感などの自覚症状を伴うものを淋証といい，膀胱の湿熱であることが多い．

⑶ **排尿困難**：尿が出にくいものを癃，尿が出ないものを閉といい，排尿困難を総称して癃閉，または**小便不通**という．尿量が少なく灼熱感があれば膀胱湿熱，精神的なストレスがあれば肝気鬱結などが考えられる．その他，瘀血，腎陽虚，脾気虚，肺気失宣，石淋（尿管結石）などでもみられるため，随伴症状の問診によって弁別する必要がある．

⑷ **余瀝**：排尿直後に尿の滴が漏れるもので，高齢者における腎気虚（腎気不固）が多い．また，飲食不節や疲労後における脾気虚，痛みや灼熱感を伴う膀胱湿熱によって起こることもある．

⑸ **失禁と遺尿**：不随意な排尿を，覚醒時では失禁，睡眠時では遺尿という．高齢者や幼児という腎気が十分でない者に多いため，腎気虚（腎気不固）が原因と考えられる．重篤な場合，咳嗽や下痢を伴うことがあり，脾肺気虚が疑われる．

⑹ **血尿**：血尿は尿中に血が混在するもので，視覚的に確認されるものをいう．鮮紅色か暗紅色の血と排尿時痛や灼熱感があれば膀胱の熱邪を示す．その他，悪血や陰虚による熱が血脈を傷るために血尿となるもの，脾の統血作用や腎の固摂作用が失調することで脈外に血が漏れ出るために血尿となるものがある．

(6) 飲　食

飲食の偏った嗜好や暴飲暴食は飲食不節といわれ，病因の一つである．飲食は胃に受納されるため，飲食不節や食滞は脾胃の病を引き起こすことが多い．また，食物には陰性と陽性があり，過剰な摂取は，気血や五臓を冷やしたり温めたりすることがあるので，必要に応じて問診すべきである．

飲食不節とはいえない適度な食生活であっても注意が必要なこともある．現代では，自然に即した旬の食物以外にも一年中あらゆる食料を口にしている．さらに，在来の食物だけでなく，海外の飲食物や化学的に合成されたものを口にすることも多い．これらの飲食内容が，人体にどのような影響を及ぼすか，東洋医学の見地から検討されることが今後の課題である．

飲食では，飲水と食事のほか，異常な口内の感覚や味覚障害も問診項目に含む．

ⅰ　飲

問診のポイントとして，口渇の程度と実際の飲水量がある．口渇はのどの渇きを自覚するもので，口渇を問うことによって体内の津液の状態を類推することができる．口渇して飲水量も多い場合には，熱による津液の損傷を示す．実熱による津液の消耗では壮熱があり，冷

たいものを好んで飲むことが多く，虚熱の場合には多尿，多飲があり，消渇病の場合に多い．また，口渇しても飲水量が少ない口内だけの乾燥感を口干ということがあり，口中の津液不足，軽度の津液損傷や津液輸送障害を示す．実熱や虚熱だけでなく，湿や痰飲が存在していることが考えられる．

ii 食

食事の問診ポイントとしては，食欲の有無，食事量，空腹感，嗜好がある．食欲と量は脾胃の機能と関連している．食欲不振は**納呆**（のうほう）ともいい，痩せを伴うものは脾胃の気虚であることが多い．その他，脾胃の機能が失調する原因として，体の重だるさがあれば湿，噯気を伴えば食滞，精神的なストレスがあれば肝脾不和を考える．また食欲不振には妊娠初期の悪阻もあるため，女性を治療する際には，嗜好の変化も含めて妊娠の可能性を問うことが重要である．空腹感があっても食べたくない場合，多くは胃の灼熱感を伴い，胃陰虚を示す．

食欲の過剰な亢進と食後すぐに空腹感があるものは「**多食易飢**」（たしょくいき）や「**消穀善飢**」（しょうこくぜんき）ともいわれ，胃の腐熟作用が亢進していることを示す．口臭の強いものを胃熱，下痢を伴うものを胃実脾虚と分類する．

慢性病で食欲不振の患者が，突然暴飲暴食することを「**除中**」という．除中はロウソクの炎が燃え尽きる前に一瞬明るくなるようなもの（残灯復明（ざんとうふくめい））であり，脾胃の気が絶えるときに起こる現象である．このように危篤状態の患者が急に元気になることを**回光返照**（回光反照）といい，臨終前の予兆とされる．

嗜好や偏食の問診項目として，冷温と五味がある．冷たい食べ物を好み，温かい物を嫌う場合は熱証であり，温かい食べ物を好み，冷たい物を嫌う場合は寒証を示す．普段から甘い物や油物を食べることを好む者には，痰湿ができやすい．また，辛い物や飲酒を好む場合，湿熱が内蘊（ないうん）しやすい．味覚には酸（すっぱい）・苦（にがい）・甘（あまい）・辛（からい）・鹹（しおからい）（かん）の五味があり，五臓と対応する（**表2-12**）．それぞれの五臓が虚すれば，対応する五味を好んで食べようとする．たとえば，高齢者で腎気の虚衰が強くなるほど鹹味を好む．また，五味の過食は過剰な相克（相乗）を起こす．たとえば，辛味を過剰に摂取することで肝が傷害されることがある（**表2-12**）．

iii 口味

口内に異常な味覚があるものを口味という．口は脾胃が主るため，脾胃の病態である．口内に感じる五味と対応する五臓が脾胃を侵すことが多い．

⑴ **口酸**（こうさん）：口内に酸味を自覚するもので，程度によっては酸っぱい口臭を聞診することもできる．肝胃不和や肝脾不和，食滞でみられ，場合によって**呑酸**（どんさん）（胃液の逆流を伴う噯気）も伴う．肝の熱が脾に乗じた場合が多い．傷食にもみられる．

⑵ **口苦**（こうく）：口内に苦みを自覚するもので，胆汁が苦いことから，胆病，肝胆の熱と考えられる．また，傷寒の少陽病でみられることもある．苦味は心に属するため，胃火の熾盛（しせい）による心火の熾盛が引き起こされ，口苦を発症することもある．

⑶ **口甜**（こうてん）：口内に甘みと粘っこさを自覚するもので，口甘ともいう．甘味の過食などによる脾胃の熱や湿熱が多い．高齢者の慢性病でみられる口甜は脾胃の気陰両虚による虚熱が原因である．

第2章　現代の鍼灸医療　**61**

表2-12　五臓と五味の対応，五味の過食と病証

五行	五臓	五味	「生気通天論篇」における五味の過食	「五臓生成論篇」における五味の過食	「宣明五気篇」における五味の禁食
木	肝	酸	肝気津液によって脾気が絶する	肉がそげ落ち，唇が挙がる	筋病
火	心	苦	脾気が軟らかくなくなり胃気が厚くなる	皮の枯れと体毛の抜け	骨病
土	脾	甘	心気が喘満し，色黒になり，腎気が平衡しない	骨の痛みと髪の抜け	肉病
金	肺	辛	筋脈が害され，弛緩し，精神が障害される	筋のひきつれと爪枯れ	気病
水	腎	鹹	骨気によって肉が縮み，心気が抑えられる	脈の凝泣（血の滞り）と顔色の変化	血病

(4) **口辛**：肺の熱を示す．
(5) **口鹹**：口の中が塩辛いもので，熱があれば腎陰虚，冷えがあれば腎陽虚と考えられる．
(6) **口淡**：食べても味がしないものや，口内が水っぽいもので，脾の気虚か湿阻を示すことが多い．

(7) 胸腹部の問診項目

　病態を示す胸腹部の違和感として，既述の痛み以外に胸悶，心悸，悪心，嘈雑，腹満などがある．
(1) **胸悶**：胸満ともいわれ，胸中がつまったように感じ，悶々としてすっきりしないもので，悪化すれば胸脹，胸痛となる．肺気のふさがり（肺気壅滞），心血の滞り（心血瘀阻），肝気の滞り（肝鬱気滞）などの原因で発症する（**表2-13**）．
(2) **心悸**：動悸のことで，驚きや恐れ，怒りなどの七情が誘因で発症する驚悸と，誘因のない怔仲に分類される．心悸は心跳ともいい，文字通り心の病を示すものである．心の気血，陰陽が虚するものと，情志の乱れによって生じた痰熱が心気を騒がせることで発症するものがある（**表2-14**）．
(3) **腹満**：腹中の膨満感，脹満感があるものの，外からはそれほどの張りを認めないものをいう（**表2-15**）．脾胃の病で多くみられ，冷たい物の過食や，湿気の多い場所に長く留まれば寒湿の腹満となり，辛い物や味の濃い物を多く食べることで湿熱の腹満となる．そのほか，もともと脾胃の虚がある患者でもみられる．
(4) **嘈雑と悪心**：嘈雑は胃の不快感をいい，空腹感とも痛みとも異なる感覚のことである．悪心は気持ちが悪くなるが，嘔吐できないものをいう．暴飲暴食が原因で噫気があれば食滞，胃の灼熱感があれば胃熱，口内に水気が多く胃痛があれば胃寒，脇痛と口苦があれば

表2-13 胸悶の種類と症状

胸悶の種類		特徴的な症状
肺気壅滞	風寒	悪寒発熱, 咳嗽
	熱邪	但熱不寒, 咳嗽
心血瘀阻		夜間に増悪, 胸部の隠痛
肝鬱気滞		ため息, 脇痛, イライラ感

表2-14 心悸の分類と症状

心悸の分類	特徴的な症状
心気虚	精神疲労, 時間, 懶言 (話すのがおっくう)
心血虚	顔の血色が悪い, 不眠
心陽虚	呼吸が浅く力がない, 温かい物を好む
心陰虚	盗汗, 頬が紅い, 耳鳴, 不眠多夢
痰火擾心	口苦, のどの渇き, めまい, 不眠

表2-15 腹満の分類と症状

腹満の分類	特徴的な症状
脾胃寒湿	按じても軽減しない, 食欲不振, 下痢
脾胃虚寒	反復性の腹満, 軟便, 温かい物を好む
脾胃湿熱	胃の痞え, 口渇しても飲みたがらない, 自汗
大腸実熱	腹満が軽減しない, 臍腹痛, 便秘
食滞	噫気, 食事の臭いも嗅ぎたがらない

肝胃不和を示す.

(8) 耳部の問診項目

耳は腎の開竅するところであり, その形状も腎臓を思わせることから耳の病や聴力の問題は腎の病を示すことが多い. また, 手足の少陽経は耳の周囲を流れ, 耳の中に入る. 手の少陽三焦経には耳脈の別名もあり, 少陽経の障害は聴覚の異常や耳の痛みを引き起こすことがある. その他, 肩脈の別名がある手の太陽経も耳に入るため, 肩こりや頸部の筋緊張が耳鳴や難聴を引き起こすこともある.

問診の項目としては耳鳴, 難聴, 耳痛がある.

(1) **耳鳴**：周囲では鳴っていない音が聞こえるものであり, 問診のポイントとして, 音の大きさ, 性状, 持続時間, 増悪・寛解因子, 随伴症状がある (**表2-16**). 突発性で, 海のさざ波のような音であれば, 肝胆の熱であることが多く, 胸脇部の灼痛や口苦, 頭痛を伴いやすい. また, 肝胆の熱が原因であれば, イライラや精神的なストレスによって変化しやすい. セミの鳴き声のような耳鳴を訴える場合, 腎精の不足を示すことが多く, めまいや腰部のだるさを伴いやすい. 肝胆の耳鳴と腎の耳鳴を鑑別する簡便な方法に耳を手で塞

第2章　現代の鍼灸医療　**63**

表 2-16　耳鳴の分類と症状

耳鳴の分類		特徴的な症状
表証	風邪	悪風発熱，自汗
	湿邪	頭のふらつき，四肢のむくみと重だるさ
	風熱	突発性難聴，発熱悪風，耳の痒み
半表半裏証	風寒	往来寒熱，胸脇苦満
裏証	肝火上炎	突発性難聴で耳鳴を伴う，イライラ，脇腹痛
	腎精不足	倦怠感，腰膝酸軟，高齢者に多い
	気血両虚	めまい，気力が乏しい

ぐというものがある．塞いだときに音が大きくなれば肝胆，音が小さくなれば腎の耳鳴であるとされる．

　臨床的には，耳鳴の性状を様々な表現で訴えられる．例として，「ピー」「キュー」などの白色雑音に似た高音，サイレン様，雷鳴のような音などがある．これらの音だけで診断を行うことは困難で，随伴症状を問うことが必要であるが，経験的に耳鳴の音が高ければ熱，低ければ寒，大きければ実，小さければ虚を示すと考えられることがある．

⑵　**難聴**：聴力が減退するものや異なった音に聞こえるものをいい，聴力の減退を重聴，完全に聞こえない場合を耳聾という．問診のポイントとして，聞き違いの有無や，どのような音が聞こえにくいか，どの程度の大きさまで聞き取れるかなどがある．問診中に患者の声の大きさを聞診することもある．風邪や湿邪などの外邪によるものと肝火上炎，腎精不足によるものがある．その他，傷寒の少陽病でも発症する．

⑶　**耳痛**：問診のポイントとして，痛みの性状や随伴症状などがある．痛みが激しい場合や膿汁が見られる場合には邪実と考えられるが，医師の診察を勧めるべきである．痛みの程度が軽く，炎症所見もない場合には，肝脾腎のいずれかが虚していることが多い．

(9) 目部の問診項目

　目は肝の開竅するところで，五臓の精血に滋養される．特に精は腎に貯蔵されるため，目の症状は肝腎と関係することが多い．また，目は心の使とされ，問診中に患者の視線を望診することで，患者の心理状態を推察することもできる．経脈では，足太陽膀胱経や足少陽胆経が内外のまなじりを流れ，治療にも多く用いられる．

⑴　**目昏**：視力減退をいい，物がはっきりと見えないもの，暗く見えるものをいう．また疲れ目（眼精疲労）も含む．精血の不足によって，目が栄養されないことで発症する．一般には主訴として訴えられることがなく，程度の軽い場合がほとんどであるが，白内障や緑内障のこともあり，注意が必要である．肝腎の精血不足によって発症することが多い（**表2-17**）．

　夜盲型の目昏を雀目や雀昏といい，いわゆるトリ目のことである．夜間や，暗所での視力減退は肝血の不足で起こると考えられる．

⑵　**眩暈**：眩暈は頭暈と目眩を併せたもので，いわゆるめまいとして訴えられる．頭暈は自身や景色が回ったり，船に乗ったような揺れを感じるものであり，現代では回転性めまい

表 2-17 目昏の分類と症状

目昏の分類	特徴的な症状
肝血虚	目の乾燥感, 顔の血色が悪い, 爪の異常
腎精不足	セミ声様の耳鳴, 腰膝酸軟, 健忘
脾気虚	全身倦怠, 食欲不振

表 2-18 眩暈の分類と症状

眩暈の分類	特徴的な症状
肝風内動	イライラで増悪, 不眠, 頭痛
腎精不足	セミ声様耳鳴, 健忘
気血両虚	動くと増悪, 疲れで誘発, 不眠
脾虚	頭重, 胸悶, 悪心嘔吐
瘀血	頭痛, 健忘, 不眠

を示すといえる. 目眩は目がくらむ感覚で, または目のかすみ, 視界の暗転などを伴う (**表 2-18**). 問診のポイントとして, 発症頻度, 誘発動作, 増悪・寛解因子, 悪心の有無, 立位や歩行への影響, 耳の症状がある.

発症原因には内風が頭部の中をめぐるために眩暈を感じるものや, 腎精不足, 脾の昇清機能失調, 経脈の阻滞など, 様々なものがある.

(3) **目渋**:目に乾燥感があるもので, 現代でいうドライアイのことである. また, 目の異物感, ゴロゴロとした感覚があるものも含む. 程度が強ければ目の痛みを伴うこともある. 血虚や, 火邪による津液の消耗による. 目赤と流涙を伴う場合, 多くは肝火上炎による津液の虧損であり, 口干や口苦がみられやすい. 目を使うほど増悪し, 目を閉じて安静にしていれば寛解する場合, 血虚による陰液不足であることが多く, 顔の血色不良などを伴う.

(4) **目痛**:目の痛みで, 問診する場合のポイントとして, 一側性か両側性か, 視力の異常はないかなどがある. 目痛は, 特に風熱の邪が目に入ることによって起こりやすい. 突然に発症し, 目赤と流涙を伴うものは外感の風熱であり, 目昏や目のチカチカする感じがあれば肝胆風熱である. また, 目痛が脹痛で, めまいと耳鳴があれば陰虚による熱が原因であることが多い.

(5) **目痒**:不意に感じる軽い痒みではなく, 持続的であったり, がまんのできないものをいう (**表 2-19**). 問診のポイントとして, 痒みの程度, 視力への影響, 一側性か両側性かなどがある. 病態としては風の遊走性によって痒みを生ずるとされ, その原因には風邪, 風熱, 血虚によって内風が生じるものなどがある.

(10) 鼻部の問診項目

鼻は肺が開竅するところである. また, 血脈が多く集まるところでもあり, 顔面部の臓腑配当をした場合, 脾が該当する. そのため, 脾の統血作用によって影響を受けることもある. 経脈では, 督脈や手陽明大腸経が流れ, この経脈が阻滞されることで鼻に症状が現れる

第2章　現代の鍼灸医療　**65**

表 2-19　目痒の分類と症状

目痒の分類	特徴的な症状
風邪侵襲	両側性，視力への影響なし
風熱	春と夏に発症，熱感を有する痒み
血虚生風	比較的軽度，反復性，目の異常はなし
脾胃湿熱受風	涙や目ヤニ，まぶたの重だるさを伴う

表 2-20　鼻塞の分類と症状

鼻塞の分類		特徴的な症状
外感	風熱	粘っこく黄色い鼻水，発熱
	風寒	水っぽく透明な鼻水，悪寒
内傷	脾肺気虚	増悪と寛解を繰り返す，腥臭の鼻水，嗅覚鈍麻
	気血凝滞	症状の変化がなく鼻塞が続く

こともある．鼻の症状として，鼻づまり，鼻水，鼻血，嗅覚障害などがある．

　問診のポイントとして，発症期間，一側性か両側性か，嗅覚への影響があるか，鼻づまりや鼻水の程度，鼻水の色と性状などがある．

⑴　**鼻塞**：鼻づまりによって，鼻呼吸のしにくいもの．急性の鼻塞は邪気の外感（いわゆるカゼ様症状）にみられることが多く，慢性の鼻塞は脾肺の気虚によって起こることが多い（**表2-20**）．

⑵　**涕**：涕は鼻水のことであり，病態によって増加する．熱証の場合，鼻水が濃くなり，黄色く，粘っこい性状に変化する．寒証の場合，鼻水は薄くなり，透明で水っぽくなる．また，量が多ければ実証，量が少なければ虚証であることが多い（**表2-21**）．

⑶　**鼻衄**：鼻出血のことで，特に外傷が原因でない場合には，熱が血に入ったことを示す．問診のポイントとして，出血量や血の色などがある．鮮紅色でポタポタと少量出血するものは風熱の邪が表在することを示し，鮮紅色で量が多いものは胃熱や肝火が血脈を傷つけたことを示す．またピンク色の血液が少量で出たり止まったりするものは，肝腎陰虚や脾の統血不足が原因であることが多い．

表 2-21　涕の分類と症状

涕の分類	特徴的な症状
外感風寒	清澄水様の鼻水，多量
脾湿胆熱	黄色，多量
脾虚湿困	白く粘っこい，多量
脾肺気虚	薄く水のような鼻水，多量
脾肺陰虚	黄緑色，臭いがある

表 2-22 失眠・不寝の分類と症状

不眠の分類	特徴的な症状
心脾両虚	多夢，覚醒しやすく寝つけない，驚悸，健忘，悩み
心腎不交	入眠困難，頭暈，耳鳴，多夢，盗汗，高齢者に多い
肝鬱化火	入眠困難，多夢，めまい，耳鳴，イライラ
肝胆の痰熱	口苦，悪心，驚いて目を覚ます
心熱（膈熱）	胸悶，空腹感，心煩による不眠
食滞	腹部の脹満感による不眠

(11) 睡　眠

　睡眠は自然の摂理に従う行動で，夜間に睡眠することが正常なものである．睡眠は人体の陰陽バランスを維持するために必要であり，障害され続ければ様々な症状が表出されるようになる．睡眠は衛気の運行や陰陽の盛衰，気血の虚実，心腎の交わりと関係が深い．『霊枢』口問篇では「陽気が尽き，陰気が盛んになれば，目をつむる」としている．衛気は体を防衛するために体表に存在する気であり，昼間は陽経を流れ，夜間には陰経に入ると考えられている．陽気が盛んになる原因には衛気が陽経を流れることがあり，陰気が盛んになる要因の一つには衛気が陰経に入ることにある．昼に体外をめぐるために覚醒し，夜は衛気が陰に入るために眠る．もし陰陽の失調や気血の虚損，心腎の異状があれば，睡眠に異常が現れる．

　問診のポイントとしては，睡眠時間の長さ，入眠のしやすさ，夢の有無などがある．

(1)　**失眠・不寝**（しつみん・ふしん）：睡眠時間の不足や，睡眠時間が十分であっても不足しているように自覚するものをいう．また，夜間の入眠困難や睡眠してもすぐに覚醒してしまうものを含む．心の病や熱があるときに発症しやすい（**表 2-22**）．

　問診のポイントとして，睡眠時間，入眠しやすさ，覚醒時の爽快感，中途覚醒とその時間などがある．心陽不足か心腎不交，心脾の血虚，食滞と関連がある．

(2)　**嗜睡**（しすい）：精神的な疲労があり，強い眠気があるもの．軽度では意識がはっきりし，呼びかけで目を醒ますが，重度では昼夜とも深く眠り，呼びかけに応じるものの目が醒めにくい．脾胃気虚や心腎陽虚，痰湿が心や脾にあることが考えられる．

(12) 婦　人

　女性には月経，帯下，妊娠出産などについて聞く必要がある．月経は 28 日周期とされ，初潮年齢はおおむね 13〜15 歳にあることが多く，絶経は 45 歳以降に多い．月経は腎，脾，胃，肝，胞宮，衝脈，任脈などが作用した結果であるため，月経の異常はこれらの病を疑う．

　問診のポイントとして，月経周期，量，色，質，痛みの有無などがある．

(1)　**経期**：月経周期の異常は，月経先期，月経後期，月経前後不定期の 3 つに分類される．**月経先期**は月経が 7 日以上早くなることで，血熱か気の統血作用が失調していることが多い．**月経後期**は 7 日以上遅れることをいい，血寒，血虚，血瘀に多い．**月経前後不定期**は月経周期が 7 日以上不安定なことで，肝気鬱結，脾腎両虚，衝脈・任脈の失調，気滞血瘀が関係することが多い．

⑵　**経量**：月経時の出血量で，通常約 50ml とされる．経量が多い（＞ 100ml）場合，血熱，気不統血，衝脈・任脈の失調などが多い．経量が少ない（＜ 30ml）場合，冷えによる気滞，血虚，血瘀に多い．月経が止まらないものは，血熱あるいは気虚が原因となる．

⑶　**閉経**：18 歳を過ぎても月経が来ないものや，妊娠以外で 3 カ月以上月経が停止したもの．肝気鬱結や気滞血瘀，血虚によって経血の源が枯れることで起こると考えられる．医学用語の閉経と東洋医学用語の閉経は意味が異なり，東洋医学における閉経とは現代医学の無月経である．また，高齢になり排卵機能が停止した状態を東洋医学では絶経という．

⑷　**痛経**：月経中や月経前後に下腹部痛が起こるもの．寒による血瘀，気血不足によって胞宮の脈が障害されて痛みが発生する．

⑸　**帯下（おりもの）**：胞宮からの分泌物で，乳白色で無臭なものを正常とする．異常な帯下は青赤黄白黒の色によって五色帯と分類されるが，臨床上は白帯と黄帯が多い．

　　白帯とは白色で多量，だらだらと出続けるものをいい，脾虚湿困か，腎気の固摂作用失調が多い．

　　黄帯とは淡黄色で粘稠し，臭いのあるものをいい，胞宮の湿熱か肝経の熱が多い．

(13) 小　児

　小児については，父母や一緒に来院した者から以下の内容を問診する．小児への問診は困難であるため，問診の代用として小児指紋を利用することがある．小児指紋とは示指の橈側にみられる脈のことで，色と形の望診から，表裏や寒熱を弁別できる．

　問診のポイントとして，出生状況（先天的な疾病や，出産前の母親の状態），食事の好み・量，母乳かミルクか，発育や発達の異常がないか，予防接種を受けているかなど．疳の虫は，『太平聖恵方』に疳虫の記載があり，東洋医学では脾胃の虚による慢性の栄養障害を指す．

　驚啼：いわゆる夜泣きで，肝胆の気が未熟なために驚くことが原因となりやすい．

（関　真亮）

参考文献

1 ）丹沢章八：鍼灸臨床における医療面接．医道の日本社，2002，pp21-36.
2 ）董漢良：中医診断入門．金盾出版社，1996，pp37-48.

◆ 4. 切　診

　切診は**脈診**と体表診察である**腹診，背診，切経，切穴**に分けられる．脈診は脈象により心身の異常あるいは病を判断する．腹診，背診，切経，切穴は診察者の手指や手掌を用いて患者の体表に触れ，皮膚の温冷や乾湿，病状の部位をみたり，按圧して硬軟，緊張，圧痛などから，臓腑経絡の異常や病の判断に役立てる診察法である．なお，中医学では脈診と按診として区別している．

◆1）脈　診

脈診は鍼灸医学の伝統的な診察法で最も重要な診察法である．脈の状態から臓腑や経絡の状態，病の性質や正気と邪気の状態などを判断できる．脈診は脈をみる部位により三部九候法（さんぶきゅうこうほう），三部診法（さんぶしんほう），寸口診法（すんこうしんほう）などに分けられる．また脈診の方法でも，脈状診と比較脈診（脈差診を含む）として分けられる．

脈診は気血精や臓腑と密接に関わりをもっている．たとえば，心は「血脈を主（つかさど）る」ために血液の循環に深く関係する．肺は「百脈を主る」ために，肺が全身の脈絡と関連する．脾は「気血生化の源」であり，気血の生成や維持に関与して「血を統括」している．肝は「疏泄を主り，血を蔵する」ことから，気を統括しながら血液の分布や調整を行っている．腎は「精を蔵する」ことから，陽気や陰液の根本を支えている．

このことから，脈診を通じて気血や臓腑における病変を判断できる．また，脈診は正気の盛衰と邪気の勢い，病の深浅や性質，病の進退と予後判断などの臨床的意義をもっている．

(1) 脈診する部位

脈診の種類には，診察部位や方法の違いによって三部九候法，三部診法，人迎脈口診法，寸口診法，気口九道脈など4種類ほどあるが，現在では一般に簡便な寸口診法が用いられている．ここでは寸口診法を主に紹介する．

i　『素問』の三部九候法

三部九候法の名称にある三部は体の上中下を示し，上中下の中に各3部をみて，計9部をみる．この脈診部位はいずれも経脈の拍動部位であって，これらの脈を比較して全身状態や病を判断する．

三部九候法
- ●頭部（上部）
  - 天：両額の動脈，額厭の部，　　　頭角（うかく）の気を候う　（浅側頭動脈前頭枝）
  - 人：耳前の動脈，耳門・和髎の部，耳目の気を候う　　　（浅側頭動脈）
  - 地：両頰の動脈，巨髎の部，　　　口歯の気を候う　　　（眼角動脈）
- ●手部（中部）
  - 天：手太陰脈，　寸口の部，　　　肺の気を候う　　　（橈骨動脈）
  - 人：手少陰脈，　神門の部，　　　心の気を候う　　　（尺骨動脈）
  - 地：手陽明脈，　合谷の部，　　　胸中の気を候う　　（橈骨動脈母指主動脈）
- ●足部（下部）
  - 天：足厥陰脈，　五里・太衝の部，肝の気を候う　　　（大腿動脈，背側中足動脈）
  - 人：足太陰脈，　箕門・衝陽の部，脾胃の気を候う　　（大腿動脈，足背動脈）
  - 地：足少陰脈，　太渓の部，　　　腎の気を候う　　　（後脛骨動脈）

ii 『傷寒雑病論』の三部診法

　三部診法は頸部（人迎），手部（寸口），足部（趺陽）の3部でみる診察法である．寸口で十二経脈を候い，人迎と趺陽で胃気を候う．また足少陰の太渓で腎気を診る．

> **三部診法**
> ●頸部：人迎脈……諸陽の気・胃気を候う　　　　　（総頸動脈）
> ●手部：寸口脈……十二経・五臓六腑を候う　　　　（橈骨動脈）
> ●足部：趺陽脈……脾胃の気を候う　　　　　　　　（足背動脈）
> 　　　　少陰脈……腎の気を候う　　　　　　　　　（後脛骨動脈）

iii 『霊枢』の人迎脈口診法

　人迎が陽を，脈口（気口あるいは寸口）が陰を主っている．これらを比較して十二経脈の気血・陰陽の変化を診察し，病がある経を判断したり，鍼の補瀉や灸を施したりする．

(2) 寸口診法

　寸口診法（寸口診）は手首の橈側にある拍動部（橈骨動脈拍動部）における脈診である．他の脈診法のように寸口以外の部位との比較はないために簡便にできることから，最も普及している脈診である．現在，診察者の左右の示指・中指・薬指を用いて脈をみる**六部定位**が一般的である．

　寸口診法は『内経』から始まり，『難経』では寸口部に十二経脈の経気が集まるところとして，寸口部だけで脈診する方法を提起した．また寸口部を3つに区分し，さらに各部を皮膚表面から体内へと垂直方向（深さ）で浮（浅）・中・沈（深）の3部に分けて，合計9部位から脈をみて五臓六腑の病や予後判断を把握するようになっている．

i 寸口診の脈診部位（寸口，関上，尺中）

　寸口の3部は「寸，関，尺」（寸口，関上，尺中）に分けられ，左右の手首で6部の脈象をみる．なお，関は橈骨茎状突起の頂点から内側にある動脈拍動部であり，寸は関よりも手掌側，尺は関よりも肘側に位置する．寸関尺の縦の幅は1寸9分であり，寸・関が各6分，尺が7分，寸の前は手関節横紋で1分となっており，合わせて2寸となる（**図2-10**）．なお，寸関尺のことを三関という．

ii 寸口診の方法（寸口診の手順と注意事項）

⑴　患者の姿勢は座位または仰臥位とする．診察者は患者に身体の状態を診るために手首にある脈をみることを伝えてから，患者と向い合わせとなって脈をみる．手掌を上に向け，手首（手関節）を自然に伸ばした状態で，脈診部位がおおむね心臓と同じ高さにくるようにする．

⑵　診察者の中指が患者の橈骨茎状突起の頂点*にくるようにし，橈骨動脈の拍動部の上まで中指を持っていく．中指の横にそろえるように示指と薬指を置き，橈骨動脈の拍動を正確にとる．

⑶　わが国では拇指を陽池穴（手背の手関節中央）におき，小指を手背側にそえる．もしく

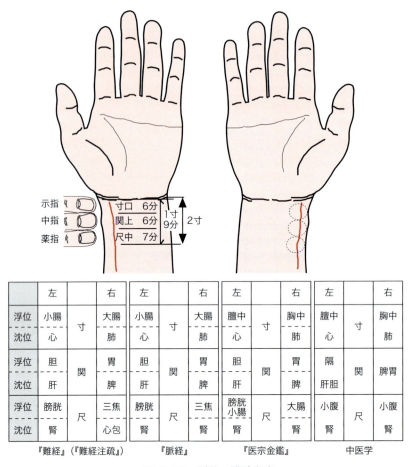

図 2-10 脈診の臓腑配当

は小指を薬指にそえる．六部定位で比較脈診を行うために，両側の脈を同時にみる方法が行われている．なお，中国では座位で脈診を行うことが中心で，手関節を机上の脈診用小枕に置き，片方ずつ脈をみる．また，仰臥位の脈診では手を患者の臍またはその下方（上前腸骨棘付近）に置くと，患者に負担をかけず診やすい．

(4) もし橈骨動脈が触れないなら，脈が弱くて沈んでいる．もしくは反関脈，双管脈，斜飛脈などの脈の走行異常を考慮する．

① **反関脈**は寸口に拍動がなく，手背の関上の反対側に拍動が触れるものをいう．
② **双管脈**は寸口の拍動が2つに触れ，脈管が2つに分かれていることを示す．われわれの調査結果では，双管脈は健常者で約3割以上に認められる．
③ **斜飛脈**は，脈が寸口に拍動がなく，尺中から手背（合谷穴付近）に向けて脈が斜めになっているものをいう．脈の走行は反関脈より手背部を通る．

*橈骨茎状突起の頂点：寸口診の部位を確認するために最も重要な解剖学的位置であり，古くは高骨（高く隆起した骨）と呼ばれていた．しかし現在の解剖学書には，この部位の名称が記載されておらず，むしろ，茎状突起の尖端部のことを指している．したがって，寸口診の橈骨茎状突起は，漢方医学，中医学，伝統的鍼灸医学で通用する用語といえる．

⑸　3指の間隔は診察者と患者の体の大きさに応じて間隔をわずかに変える．たとえば，診察者より身長が高い患者であれば間隔を広げ，逆に診察者より身長が低い患者をみれば間隔を狭める．ただし，身長だけでなく，体型や手指の太さなどを考慮してみる．

⑹　寸，関，尺，同時に脈が触れるかどうか，按圧を微妙に変化させて（浮かべたり，沈めたりして）脈の状態を観察する．

⑺　脈診方法の注意事項

　①　緊張している患者には，リラックスさせるために深呼吸した後に脈をみる．

　②　診察者の不良姿勢（前かがみの姿勢など）は患者に不快な印象や不安感を与える．

　③　指先に全神経を集中して脈を診るが，最初から強く按圧しない．

　④　診察者の爪が伸び過ぎていると，脈診時に患者を傷つける可能性があり，按圧時に爪で痛みを感じることもあり，按圧が適切にできない．

　⑤　診察者の指先の肌荒れ，皮膚の肥厚があると，脈を正確に診ることができない場合がある．

iii　指法（総按と単按）

指法は**総按**と**単按**に分けられる．

⑴　総按は寸関尺の三部位の脈を同時に3指で按じて診ることである．

⑵　単按は寸関尺のいずれか一部の脈象をはっきり判断するために1本の指だけで按じて診ることである．

⑶　わが国の六部定位では，左右総按で脈を診察する．按圧は主に指で按じるのではなく，手背の手関節中央にある拇指を支点に，手首を手背側に少し曲げて（手の背屈），3指が均等に按圧できるようにしている．なお，六部の中で特定部位を診たい場合はその部位に意識を注いで診る．

⑷　小児の脈をみる場合は「一指（拇指）定関法」といって，寸関尺の3部位を分けずに，拇指のみで脈をみる．

iv　按圧（押圧・挙按尋）

脈をみるときに指に3段階に分けて力を加えてみる．これを**挙按尋**という．

挙は指を軽くあてて脈を診ることである．軽取・浮取ともいう．

按は指に力を入れて按圧し，脈を診ることである．重取・沈取ともいう．

尋は挙と按の中間で脈を診ることであり，中取ともいう．

脈を詳細に診る場合には，三関に加える押圧を微妙に変化させて（軽く按圧したり，力を加えてみたりして），特定部位の脈の状態を観察する．なお，按じる圧の程度は挙・尋・按の順（軽取・中取・重取）である．

v　正常な脈（平脈）

病がなく健康な人の脈象を**平脈**，常脈という．脈が浮いてなく，沈んでもいない，遅くもなく，速くもない．あるいは，脈が硬くも軟らかくもなく，太くも細くもない．また正常な脈を，**胃・神・根**の3つの特徴として表している．脈がゆったりとして緩和であり，調律（リズム）が一定している（胃）．さらに柔和な感じで有力であり（神），尺脈が沈取で有力

である（根）．なお，平脈は季節に応じた脈状を兼ねるほうがよいとされている．

(1) **平脈**では，1呼吸につき4拍（四至）から5拍（五至）の間である（現在では時計を用いて1分間に61回以上90回未満の脈を平脈とする場合もある）．なお，1呼吸は診察者の呼吸とする説と患者の呼吸とする説がある．

(2) 胃・神・根について

① 胃は脈中に**胃気**があることを示す．ここでの胃気は単に胃腑の気ではなく，脾胃の気，中焦の気のことで，気血の源である脾胃の状態，後天の本を反映する．このために，胃気の有無は非常に重要とされている．

② 神は脈中に神気があることを示す．心は血脈を主り，神を蔵すために，脈中の神気は心の働きを反映するものである．脈の神気は脈の有力と血の運行の滑らかさを示し，心気の状態，五臓六腑の統括を現している．

③ 根は尺部を按（沈取）じて，脈に力があること（有根の脈）を示す．尺部は腎を診る所であり，腎は先天の本，諸臓の根本と関連がある．重篤の病であっても，脈が有根であれば，まだ腎気があり，生命の源は尽きていないことを示す．

　以上のように，胃・神・根は後天の気，神気，先天の気を反映するため，脈診では非常に重要である．

(3) 胃の気をみる．

　脈診するときに，最も強く感じるところの脈を中脈といい，中脈の力の有無から胃の気を判断する．胃の気とは生命力を表す．寸関尺，各部に胃の気があるという考え方もある．なお，胃の気の脈法にはほかにも種々の方法がある．

vi 脈状における変化要因

(1) **季節・気候・環境**：脈は季節の変動により，春は微弦脈，夏は微洪（鉤）脈，長夏（土用）は微緩（代）脈，秋は微浮（毛・濇）脈，冬は微沈（石・滑）脈となりやすい．なお，季節に応ずる脈は五臓にも関連している（例：春−微弦脈−肝）．また気候の影響により，南方は暑いために細軟・やや数脈，北方は寒いために沈実脈になりやすい．

(2) **年齢・性別・体格**：乳幼児では脈が速く，高齢では脈が硬くなり力が弱い．なお乳幼児では120〜140回/分，5〜6歳では90〜110回/分となる．性別では女性が男性よりも比較的に脈が弱いとされ，妊娠時に滑脈あるいは滑数脈を呈する．体格では，痩せた人は肌肉が薄いため浮脈となりやすく，太った人は肌肉が厚いために沈脈となりやすい．

(3) **精神・運動・飲食**：脈は精神的な刺激や感情により変化する．喜ぶと緩脈，抑鬱で弦脈，緊張や激しい運動では数脈となる．長年，運動して鍛錬している者は脈が遅い．飲酒や満腹では脈が数脈で有力，空腹では緩脈で無力となりやすい．

(3) 脈状診 （脈の状態を診察）

　病脈は正常な脈以外のことで，病により生じた脈状である．病脈の種類は24脈あるいは28脈，30脈以上あるとされている．病脈が数多くあるために，5つの観点から判断して診察すると鑑別しやすい．具体的には，①脈が触れる深さ（脈位），②脈の速さ（至数），③脈の強さ（脈力），④脈のリズム（律動），⑤脈の形態（形状）より判断する．

（4）祖脈（基本の脈状）

　脈状を簡便に診察するために，基本となっている脈状がある．これを**祖脈**という．祖脈にも諸説があるが，最も一般的なものが**六祖脈**と呼ばれるものである．

　六祖脈は**浮・沈，数・遅，虚・実**である（**表2-23**）．六祖脈を前述した脈をみる観点と照合すると，①浮・沈は脈位，②数・遅は脈の至数，③虚・実は脈力となる．この六祖脈を用いた脈状分類があるが，祖脈は基本の脈状であるために，これだけですべて脈を表現するのは難しい（**表2-23**）．

　また六祖脈に**滑濇（渋）**を加えた**八祖脈**（八要の脈）がある．④滑・濇（渋）は脈の律動をみている．

祖脈の分類と主病証

　表2-23，24参照．

表2-23　六祖脈

脈の名称	脈 の 状 態	主病証
① 浮　脈	指を軽く当てると脈が感じとれ，按じると弱くなるが，空虚にならない．	表証
② 沈　脈	軽く按じても脈が感じられず，強く按じれば感じる．	裏証
③ 遅　脈	1呼吸に3拍（60回/分）以下とする．遅い脈．	寒証
④ 数　脈	1呼吸に6拍（90回/分）以上とする．速い脈．	熱証
⑤ 虚　脈	虚脈：浮・中・沈の3部ともに無力で，弱い脈．	虚証
⑥ 実　脈	浮・中・沈の3部ともに力があり，強い脈．	実証

（5）脈状の複合

　脈状は単に一つの脈が現れるのではなく，病証に応じて複合して脈が現れる．このような脈を相兼脈，複合脈という．臨床では脈状がいくつか組み合わさって出てくるのが多く，複合された脈から病証を推測して証の判断に用いる．たとえば，脈が沈脈，遅脈，虚脈では，沈脈が裏証，遅脈が寒証，虚脈は虚証と考えることができる．なお，脈状には様々な組み合わせがあり，それらの脈状に応ずる病証も諸説がある．

表2-25　六祖脈による脈状分類

浮脈類：浮脈，洪脈，濡脈，散脈，芤脈，革脈
沈脈類：沈脈，伏脈，弱脈，牢脈
遅脈類：遅脈，緩脈，濇脈，結脈
数脈類：数脈，促脈，疾脈，動脈
虚脈類：虚脈，細脈，微脈，代脈，短脈
実脈類：実脈，弦脈，滑脈，緊脈，長脈

表 2-24　六祖脈以外の脈

	脈の名称	脈 の 状 態	主病証
⑦	滑　脈	脈の流れが滑らかで数珠をなでるような脈で，円滑に指に触れる．	痰飲，食滞，実熱．女性では妊娠時にみられる．
⑧	濇　脈（渋）	脈の流れが滑らかでなく，小刀で竹を削るときのようにひっかかる感覚に似ている．なお，渋脈と記述されていることが多い．	血虚，気滞，血瘀．
⑨	弦　脈	琴の弦を触れるように，まっすぐ長く緊張した脈．	肝胆病証，痛証，痰飲．
⑩	細　脈	糸のように細いが，指にはっきりと触れる脈．	気血両虚，陰虚，虚労．
⑪	緊　脈	緊張して有力な脈．縄を張った感じで，縄をよったときに弾き動くように触れる脈．	実寒，痛証，宿食（飲食が胃や腸に停滞している病証）．
⑫	緩　脈	1呼吸に4拍（61〜65回/分）の緩慢な脈．	湿証，脾虚．
⑬	濡　脈	浮で，細く軟らかい脈．	精血の虚，湿証．
⑭	洪　脈	浮で，勢いのある脈．波の去来のように急に勢いよく触れ，すぐに勢いがなくなる．	熱盛，邪盛正衰．
⑮	散　脈	浮で，散漫で根がない脈，脈拍数が一定でない脈．	危急（元気離散）．
⑯	芤　脈	浮で大，按じると中空で，ネギの茎を按じるように，脈の輪郭は触れるが中が空虚となる脈．	失血，傷陰．
⑰	革　脈	浮で脈がうち，按じると中空で，外が堅い．	精血虚損，流産，崩漏．
⑱	伏　脈	強く按じて，骨の近くではじめて触れられる脈．	邪気内閉，陰寒内伏，厥証，陽気亡脱，激痛．
⑲	弱　脈	沈で細く，無力の脈．あるいは，軟らかく，沈で細い脈．	気血不足．
⑳	牢　脈	沈めて有力，実大，弦長の脈．	陰寒内実，疝痛，癥瘕．
㉑	結　脈	緩慢な脈（遅い脈）で，脈が不規則に止まるもの．	陰盛，寒痰，血瘀，陽虚．
㉒	代　脈	脈が規則的に止まるもの．	臓気の衰退，風証，痛証，打撲．
㉓	促　脈	数脈で，不規則に止まるもの．	陽盛実熱，気血や痰飲の停滞，食積，腫痛．
㉔	疾　脈	1呼吸に7，8拍（110回以上/分）とする．非常に速くうつ脈．	危急状態にみられ，熱極で陰液が枯れてつきる状態，陽気亡脱．
㉕	動　脈	豆がころがるような拍動で，滑数で有力な脈．	痛証，驚証．
㉖	微　脈	極めて細く，軟らかい脈．按じると脈が消えそうな脈．脈があるかないか不明瞭．	陽気衰退，陰陽気血の虚証．
㉗	長　脈	脈の触れる範囲が長く，寸から尺までの幅を越える脈．	陽気有余，正常でもみられる．
㉘	短　脈	脈が短く，寸関尺に満たない範囲で触れる脈．あるいは脈が短く，関で触れるが，寸や尺では触れない脈．	気鬱，気虚．

表 2-26　七表八裏九道の脈

七表：浮脈，芤脈，弦脈，実脈，洪脈，緊脈，滑脈	
八裏：微脈，沈脈，緩脈，濇脈，遅脈，伏脈，濡脈，弱脈	
九道：牢脈，動脈，促脈，代脈，長脈，結脈，虚脈，細脈，短脈	

(6) 七表八裏九道

　七表は表の脈で陽脈を示し，八裏は裏の脈で陰脈を表す．九道は陽脈，陰脈のどちらにも属さない脈である．七表八裏九道の脈は24脈の分類法の一つであり，『脈訣』崔嘉産にみられる（**表2-26**）．

(7) 脈の順逆

　脈状と症候は相応していると考えられており，脈状と症候が相応している場合を順，相応しない場合を逆という．たとえば，高熱・大汗・強い口渇がある症候（裏熱実証）では，洪数，実の脈と相応する．これは脈と証が相応しているために順となる．しかし，脈が沈，細，微であれば正気が衰えており，証とは相応しておらず，逆となる．

(8) 脈の捨従

　脈状と症候は相応するとしているが，これは絶対的なものではない．臨床上では，脈と症候が相応しないことに遭遇する．この場合はすべてが逆という訳ではなく，脈あるいは症候のいずれかの一方が仮象を示すこともある．たとえば，顔色が白く，全身倦怠感，手足が冷え，水様性下痢がある症候では，沈遅脈があるはずなのに，浮数脈であり，脈と病証が相応しない場合である．この場合は脈が仮象であり，症候に一致せず，脈を証判断に用いないで，症候から判断することを，捨脈従症（脈をすてて，症に従う）という．この逆もあり，症候を証判断に用いないで，脈から判断することを捨症従脈（症をすてて，脈に従う）という．つまり，脈と症候のいずれが真象，仮象であるかを見極めるのが重要である．それには他の診察法を加えて，望聞問切の四診より総合的に判断し，証を診断することが大切である．

(9) 脈状の変化による予後判断

i　外感熱病

⑴　熱が次第に下降して脈象が緩和するときは，治癒に向かっている．
⑵　脈が急激に数脈に変化する，または数脈が次第に進行するときは，病変が悪化している．

ii　内傷雑病

⑴　脈が和緩を帯びてくるときは，胃気が次第に回復したことを示し治癒に向かう．
⑵　慢性病や出血，下痢などで洪脈を呈するときは，邪盛正衰となって危急の状態である．

(10) 怪脈（死脈）

怪脈は脈に胃・神・根がなく，この脈を表すものは病が治らず，死期の近い脈とされている．怪脈は敗脈，死脈，絶脈，真臓脈とも呼ばれ，種類には七死脈，十怪脈などがある．これらに属する脈はいずれも臓気が絶える寸前に現れるもので，危急な状態を反映している．ここでは七死脈を取り上げる．なお，十怪脈は七死脈に偃刀脈，轉豆脈，瘲促脈を加えたものである．また，真臓脈は五臓の気が衰亡した脈をいう．

七死脈は七怪脈とも呼ばれ，七つの死期の近い脈を示し，雀啄脈，屋漏脈，弾石脈，解索脈，魚翔脈，蝦游脈，釜沸脈がある．

参考：七死脈

① 雀啄脈：脈の去来が速く，脈拍が不規則で3，5回打つと止まり，また打ち始める．雀が餌をついばむ感じと似ていることから名づけられた．脾気がすでに絶えようとするときにみられる．

② 屋漏脈：雨漏りのように途切れ，途切れに水滴が落ちるようなもの．水滴が落ちて飛びはね，散じるように，脈に根がないもの．胃気営衛がまさに途絶えようとするときにみられる．

③ 弾石脈：沈実で，指で石を弾いた感じで，堅く充実している脈．まったく軟らかくなく，ゆったりと緩和でもない脈である．主に腎気が絶えるときに現れる．

④ 解索脈：脈がまばらな感じと密な感じが不規則にある．縄状のものを解く感じから名づけられた．また散乱した感じで去来がない脈を示す．腎と命門の気が皆なくなるときにみられる．

⑤ 魚翔脈：脈が肌膚にあり，脈があるようでない感じである．魚が水中を泳ぐように，頭が一定で動かず尾だけが揺れ動く感じに似ていることから，この名がついたとされている．三陰寒極，亡陽などでみられる．

⑥ 蝦游脈：脈が来る時はかなりぼんやりとして，去る時に一度大きく脈をうって消える．エビが泳ぐように，来る時はぼんやりと現れ，去る時にひとはねして姿をくらますことから名づけられた．逆証（やがて死に至る証）を現す脈である．

⑦ 釜沸脈：脈が肌膚にあり，著しく浮数，沸き立った湯にある泡のように，脈が無数に打つ感じである．脈が浮いて根がない，また脈の来る間隔が不規則であるもの．三陽の熱極，陰液枯竭にみられ，多くは臨終前にみられる脈である．

---

(11) 脈差診（比較脈診）

脈差診とは，異なる部位の脈状を比較することによって病態の情報を得る方法である．比較脈診の分類に含まれる．比較脈診の種類は寸口脈（左右の寸口脈を比較する**六部定位脈診**，脈差診），**気口九道脈診**（寸口脈を九等分し，左右を比較した脈診），全身九カ所の拍動部位を診る三部九候脈，人迎（頸動脈拍動部）と寸口脈の差異を診る**人迎脈口診法**などがある．ここでは，日本的鍼灸治療の一つである経絡治療で用いられる寸口脈の脈差診，（六部定位脈診）について説明する．

(12) 六部定位脈診

　経絡治療で用いられる六部定位脈診は、「六部定位における虚実の判断」と「六部定位における脈状診（脈位脈状診）」に分けられている．「六部定位における虚実の判断」は初心者向けに、六部における脈の違い（脈差）を診やすくするために、虚実（強弱）だけに限定したものである．六部定位における脈状診（脈位脈状診）は、六部全体および六部それぞれの脈状をみて、臓腑経絡、気血津液、虚実寒熱を診察する方法である．なお、経絡治療の脈診では、脈診のランクがある（p114参照）．

⑴　**六部定位脈診の脈診部位**：寸口脈（橈骨動脈拍動部）を寸（寸口）・関（関上）・尺（尺中）の３部位に分け、左右６部位における脈状を比較する．

⑵　**六部定位の臓腑配当について**：脈の浮位（浅位）に腑、沈位（深位）に臓が配属される（**図2-10**）なお、経絡治療では『難経』の六部定位の臓腑配当を用いている．

⑶　**六部定位脈診の方法**

　①　**虚実の判断**：脈診部位で挙（軽取）と按（重取）を繰り返し行い、六部を重取して、六部の中で最も弱い脈もしくは最も強い脈をみつける．たとえば、右寸口が最も虚していれば、肺が虚していると考える．虚実の判断は臓腑経絡、主に経脈の虚実を判断する方法である．これらの判断には基本的な定型（**図2-11**）はあるが、絶対的なものではない．簡便的に病証（虚証や実証）を捉えるときに用いられるものである．

　②　**脈位脈状診**：脈状診では、六部全体および六部それぞれの脈状をみて、病位、病因・病理、病証などを判断する．なお、六部で24脈状を判断するには熟練や経験を必要と

凡例

左		右
心	寸	肺
肝	関	脾
腎	尺	心包

図中の
○は脈が強く触れる
△は脈が触れる
×は脈が弱いあるいは触れない

⑴ 肝経虚証

左		右
	寸	
×	関	
	尺	

左		右
	寸	
×	関	
×	尺	

左		右
△	寸	○
×	関	○
×	尺	

⑵ 脾経虚証

左		右
	寸	
	関	×
	尺	

左		右
×	寸	
	関	×
	尺	(×)

左		右
×	寸	△
○	関	×
○	尺	

⑶ 肺経虚証

左		右
	寸	×
	関	
	尺	

左		右
	寸	×
	関	×
	尺	

左		右
○	寸	×
	関	×
△	尺	

⑷ 腎経虚証

左		右
	寸	
	関	
×	尺	

左		右
	寸	×
	関	
×	尺	

左		右
○	寸	×
△	関	○
×	尺	

図2-11　六部定位脈診の基本定型

表 2-27　六部定位脈診の祖脈に属する脈状分類（経絡治療の祖脈分類）

浮に属する脈：浮脈，芤脈，大脈
沈に属する脈：沈脈，伏脈，細脈
遅に属する脈：遅脈，緩脈
数に属する脈：数脈，動脈
虚に属する脈：虚脈，芤脈，微脈，細脈，軟脈，弱脈
実に属する脈：実脈，洪脈，力のある弦脈・滑脈・緊脈

するために，各脈状を六祖脈に帰属させて，六祖脈に属する脈を判断する方法もある．この方法は祖脈に分類された脈を六部で判断し，虚実寒熱，気血津液を診察する（**表 2-27**）．

◆ 2）体表診察

鍼灸臨床において，体表を診察することは病態の把握や証の診断に重要であるばかりでなく，選穴の判断にも役立つため重要な意義をもつ．体表診察は直接体表に触れないで，主に視覚を通して体表をみる望診と，実際に体表に触れる切診に大別できるが，ここではこれらを合わせて体表診察とする．

体表診察には，具体的に腹診，背診，切経，切穴がある．わが国では主に腹診をはじめ，背診，切経などの体表診察より，気血，臓腑経絡の変調を捉えることができるとして，重要視している．中医学では体表診察の概括として按診がある．手足・脘腹などの皮膚や筋肉，患部への局所診察である．しかし，実際の臨床では舌診・問診・脈診が重要視されていて，按診は病の部位と性質を把握する程度にしか活用されていない．

体表観察は，患者の腹部，背部，手足を触れるため，診察の前に患者にどこを触れるかを伝えて同意を得てから，診察をすすめることが望ましい．

参考：按診

　按診は手足や腹部，その他の体表部に触れたり，按圧することにより，その部位の寒熱・潤い・硬さ・圧痛・腫脹を診る方法である．

●**体表の按診**：主に体表の寒熱・潤燥（乾湿）・腫脹などをみる．なお，すでに体表の状態を問診で聞き取っていれば，これらを按診することはその確認として重要である．

① 寒熱：熱邪が盛んである場合は，身体が熱していることが多い．主に実熱，陰虚（虚熱）証にみられる．陽気が衰えると身体が冷えていることが多い．主に陽虚（虚寒）証に多い．

② 潤燥：皮膚が潤沢しているのは，多くは津液がまだ傷ついていないことを示す．皮膚が乾燥，あるいは乾燥して皮膚がザラザラして艶がない（肌膚甲錯）のは，主に津液がすでに傷ついているか，もしくは血の滞りで生じているかである．

③ 腫脹：腫脹には水腫と気腫があり，これらの鑑別は按診により容易に判断できる．水腫では強く按じると陥凹して，すぐに元にもどらない．気腫では按じた指を離すと陥凹はすぐにもどる．

●**手足の按診**：手足の温冷をみることにより，主に寒熱，陽気の盛衰を判断することができる．

① 手足の冷えは陽虚証や寒盛が多い．

② 手足の熱は陽盛に多く，手足や胸のほてりは虚熱（陰虚）に多い．

③　手掌の熱が盛んなものは主に内傷であり，手背の熱が盛んなものは主に外感にみられる．
●**胸腹の按診**：皮膚表面を軽く触れることにより，皮膚の潤燥状態がわかる．また軽く按じて，緊張，軟弱，硬結をみる．さらに按じて圧痛の有無をみる．これらより，寒熱の状態や積聚の程度，臓腑の虚実などを把握することができる．
①　胸部の按診：左乳下の心尖拍動（虚裏の躍動，虚里の動）を触れて，拍動に異常があると心の病を疑う．
②　脘部の按診：脘部は胸骨以下を示し（心下），ここでは痞証と結胸を判別する．
　　痞証は心下が塞がって通じない感じがあり，按じても，軟弱して痛まない．多くは虚証にみられる．結胸は心下が緊張して痛みがあり，按じると硬く，痛みが増すもので，多くは実証にみられる．また，心下が盆のように丸く硬く触れるのは水飲証にみられる．
③　腹部の按診：腹部の痛みは，按じて痛みが軽減するのは喜按であり，多くは虚証にみられる．逆に按じて痛みが増強するのは拒按であり，多くは実証にみられる．
　　腹腫の判断は気腫と水鼓がある．気腫は叩けば太鼓のような音がなり，按じると水を入れた袋のように感じ，叩くと音が鈍く水音がするのは水鼓であり，腹水がある可能性がある．水鼓は小便が出ない，足の浮腫などを伴うため，胃内に停滞している水と鑑別する必要がある．
　　腹内の腫塊における判断では積聚をみる．積聚（せきじゅ，せきしゅう）は積と聚（癥と瘕）と分けることができ，臨床上鑑別が重要である．積（癥積，癥）は腹内に腫塊があり，按じると石のように硬くて動かず，痛む部位が定まっているものをいう．積は主に血瘀にみられる．聚（癥聚，瘕）は腹内の腫塊が集まったり，消えたりする，あるいは按じても形がなく，痛む部位が一定していないものをいう．聚は主に気滞にみられる．

◆ 3）腹　診（胸腹部の診察）

　腹診は胸部から腹部全体にかけて診察して，それらを証の判断に活用する．腹診は主に江戸時代に日本で発達した独自の診断法である．中国では「診腹」（腹を診る）であったが，わが国では腹部所見から全身の病態像を洞察する「腹診」（腹で診る）という段階にまで発展した．

(1) 平人無病の腹（健康な人の腹）

　健康な人の腹は，腹部全体が温かく，適度の潤いがあってザラツキがなく，硬くもなく，軟らか過ぎず，皮肉が厚く弾力があり，また上腹部が平らで臍下がふっくらして，手ごたえのあるのが良いとされている．

(2) 腹診の方法

　患者を仰臥位にして，手足ともに伸ばしたまま，ゆったりとした気持ちで寝てもらう．腹診は主に術者の手掌・指腹を用いて診察する．
　胸腹部の体表反応は軽く触れるだけでも変化するため，最初から強く按圧しない．なお，胸腹部の体表の露出は患者への配慮を心がけることが必要である．診察する前に，予めどの部分を診察するのかを説明し，了解を得ながら診察を行うことが大切である．
⑴　胸腹部の体表を望診する．たとえば胸腹の色艶や形，皮膚や腠理の状態などをみる．

(2) 胸腹部に手をかざす．手をかざして腹壁から伝わる種々の感覚より気の偏在をみる．

(3) 胸腹部に力を入れず軽く触れる．体表に軽く触れて，寒熱，湿燥，動悸（動気）の有無をみる．

(4) 胸腹部を軽く按じる．体表を按じて緊張，軟弱などの反応をみる．

(5) 胸腹部を按圧する．体表を徐々に按圧して，硬結や圧痛などの反応をみる．

(3) 腹診の種類

i　難経系腹診

『難経』の陰陽五行に基づいて，五臓に配当された腹部の所見を運用する方法である．難経腹診は単に腹部所見に過ぎず，難経腹診，五臓腹診と呼ばれるようになったのは，漢方の後世方派が五臓の判断の一つに用いたことによる．

ii　意斉・夢分流の腹診

意斉・夢分流（むぶんりゅう）の腹診は五臓六腑に配当された腹部を診察して，邪気や正気の状態を把握する．なお，意斉・夢分（無分）流は意斎という姓を開祖と仰ぐ鍼の流派で，**腹部打鍼**（うちばり）法を特技としている．腹部打鍼法は腹部所見に基づいて，木でできた小槌で鍼（すりおろし型や卵型の鍼など）を叩き，刺入して（刺入しないで）腹壁に響きや振動を与えることにより，邪気をはらって，正気を補って五臓六腑を調整する．なお，この腹診を用いて湯液を処方する文献もあり，鍼法・薬方が併用できる腹診法とされている．

iii　漢方腹診

漢方における腹診は，現在では主に古方派の腹診が一般的となっている．この腹診の意義は，患者の虚実の程度を知ることである．腹診より「特定の腹証」を判断することで，「特定の湯液」を処方することができる．たとえば，下腹部を按じると軟弱で弾力がなく，知覚鈍麻がある場合（この所見を小腹不仁（しょうふくふじん）という）は腎の虚を示し，八味地黄丸（はちみじおうがん）を用いる．なお，古方派は江戸中期の復古思想を背景に医の原典の一つである『傷寒論』（しょうかんろん）『金匱要略』（きんきようりゃく）を最高のテキストとし，脈診よりも腹診を重んじ，処方のよりどころとしていた．

腹診分類は難経系，後世方派，難経系と後世方派を合わせた折衷派に分類するのが一般的である（大塚敬節氏の分類）．

(4) 難経系腹診

『難経』八難では臍下（あるいは臍）にある**腎間の動気**（生気の源）を重視している．『難経』十六難は，五臓の病を判断するために五臓の外証（脈状，顔色，性格や症状）と内証（腹部所見，病状）を診察する．ここでの腹部所見は，臍を中心とした五臓配当における動気，硬結，圧痛をみる．五臓配当は，臍上が心，臍周囲が脾，臍の左が肝，臍の右が肺，臍下が腎である（**図2-12**）．この五臓配当で腹部の積も診る（五十六難）．積は肌表から侵入した寒邪が腹中を犯して気血が滞り，積り聚って塊（つもあつまかたまり）となったものである．五臓の積にはそれぞれに名称があり，心積は伏梁（ふくりょう），脾積は痞気（ひき），肝積は肥気（ひき），肺積は息賁（そくほん），腎積は賁豚（ほんとん）という．

五積について
① 肝積（肥気）は左側腹部にあり，下腹部に向かって引く．
② 心積（伏梁）は臍上に起こり，胸中に横たわる．
③ 脾積（痞気）は臍から上にかけて，腹が脹る．
④ 肺積（息賁）は右側腹部にあり，背痛を伴う．
⑤ 腎積（賁豚）は下腹部にあり，胸に上がる発作を伴う．

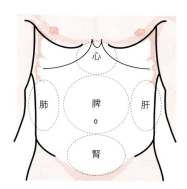

図 2-12　難経系腹診　五臓配当

（5）意斉・夢分流の腹診

患者の腹部には異常な緊張や弛緩，腠理の広がり，熱感や冷感，発汗の異常などの所見がみられる．特に夢分流の腹部の臓腑配当（**図 2-13**）に現れる異常な緊張は病症と一致することが多い．このことから，夢分流の腹診では腹部の緊張を邪としている．臓腑配当だけでなく，夢分流腹診の全身投影図から身体の上下，左右の気の偏在をみることもできる．治療によって腹部全体の緊張を平均化することが大切である．なお治療は夢分流腹診に対して，夢分流打鍼術がある（打鍼は小槌で鍼の鍼柄の頭部を叩打して刺入する日本独自の鍼術）．

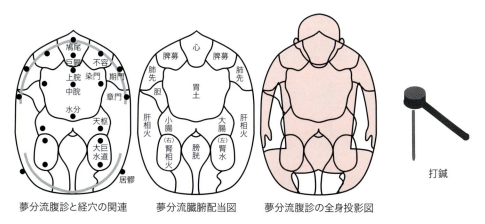

図 2-13　夢分流腹診の図

夢分流の腹診臓腑配当には，①心，②脾募, ③肺先, ④肝相火, ⑤胃土, ⑥腎, ⑦膀胱, ⑧大腸, ⑨小腸などがある．

(1) 心臓の病を知る所は心といい，みぞおち（心窩部）にあって鳩尾・巨闕穴を中心とした所である．

(2) 脾臓の病を知る所は脾募といい，みぞおちの両隣で肋骨弓の下にあり，不容穴を中心とした部分である．脾募の邪は肋骨弓上にも現れるために注意を要する．

(3) 肺臓の病を知る所は肺先といい，脾募の隣，季肋部にあり，期門穴を中心とした部分である．肺先の邪は季肋部の上まで出るために，期門穴の親指1横指上まで見る必要がある．

(4) 肝臓の病を知る所は肝相火といい，左右の章門穴から居髎穴にかけての腹側面の領域である．この部分に触れたり，按圧して肝相火の邪をみる．

(5) 胃腑の病を知る所は胃土といい，中脘穴，梁門穴を中心に，上は上脘穴から下は水分穴付近までの広い領域である．胃土は臓腑配当の中で最も広い面積を占めており，このため診断・治療に非常に大切である．

(6) 腎臓の病を知る所は腎といい，水道穴・大巨穴を中心とした部分である．腎は左を腎水，右を腎相火という．

(7) 膀胱の病を知る所は膀胱で，両腎の間にある．この部位は腎間の動気が現れるために診断・治療に重要な部位である．膀胱は腎の邪とともに現れることが多く，その症状もほぼ腎と同じである．

(8) 大腸，小腸は，胃土，肝相火，両腎，膀胱に囲まれ，左が大腸，右が小腸の部分である．この部分は臍を囲み天枢穴を含むために非常に重要である．またこの部位は五臓六腑の移行部位であるために五臓六腑の病の複雑に絡み合ったものが，ここに邪を表すことが多い．

(6) 漢方腹診

漢方腹診は病証の判断や漢方（湯液）の処方に有用であり，鍼灸臨床でも病証判断に活用できる．漢方腹診の所見は図2-14に示す腹部の部位名称を付けて表現することがほとんどである（図2-15～28）．

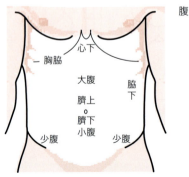

図2-14 難経系腹診各部名称

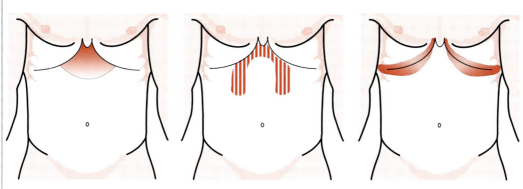

図 2-15　心下痞鞕　　　　図 2-16　心下支結　　　　図 2-17　胸脇苦満

腹診所見・腹証①〜⑱：（図 2-15〜28）

① **心下痞鞕**（心下痞硬）：心下部がつかえて抵抗感があり，他覚的に心下部に抵抗や圧痛部を認めるものをいう（**図 2-15**）．心下痞鞕は主に心の病にみられ，陽証では瀉心湯類，柴胡剤，陰証では人参湯類を用いる．

② **心下痞**：自覚的に心下部につかえる感じがあって，他覚的に心下部に抵抗や圧痛部がないものをいう．痞は気滞の徴候とされている．心下痞満は自覚的に心下部につかえて膨満する感じで，虚証にみられる．六君子湯，四君子湯，人参湯などを用いる．

③ **心下軟**：心下痞があって，心下部を按圧してみると，逆に軟らかくて抵抗のないものをいう．主に虚証に見られ，まれに実証にもある．

④ **心下支結**：腹直筋が上腹部で張っている状態であり（**図 2-16**），心下支結では柴胡桂枝湯，四逆散などを用いる．

⑤ **胸脇苦満**：解釈には概ね2種類ある．両側の季肋部辺縁を中心にあるものと（**図 2-17**），両側の季肋部と側胸，脇腹までのものがある．胸脇苦満は季肋部や胸脇にかけて苦しく張った感じ，また抵抗や圧痛であり，その感覚は自覚的にも他覚的にもある．胸脇苦満は少陽病証や肝胆の異常にみられ，主に柴胡剤が用いられる．

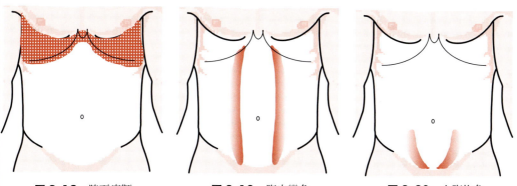

図 2-18　脇下痞鞕　　　　図 2-19　腹皮攣急　　　　図 2-20　小腹拘急

⑥ **脇下痞鞕**（脇下痞硬）：脇下部が痞え，硬（鞕）くなっているものである（**図 2-18**）．また脇下鞕満は脇下部が硬く膨満するものである．いずれも心下痞鞕と胸脇苦満がともにあることが多く，ときには痛みを伴う場合もある．胸脇苦満の変形として考えられ，柴胡剤が適応する．

⑦ **腹皮攣急，腹皮拘攣**：主に腹直筋の過緊張状態であり，症候では裏急（腹皮拘急）ともいう（**図 2-19**）．腹直筋全体の攣急は虚労（過度の疲労や衰弱）の徴候である．小建中湯が適応する．また肝，脾，腎の病変と解釈されている．

⑧ 小腹拘急：下腹の筋肉が恥骨結合を下の頂点として逆八の字型に突っ張っているもの（**図2-20**）．多くは腎虚にみられ，八味丸が適応する．小腹弦急は下腹の筋肉が腹直筋に沿って異常に突っ張っているもの．

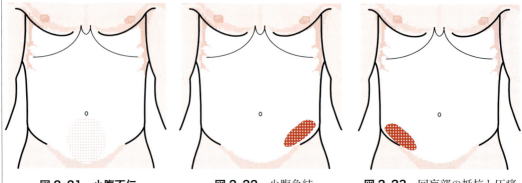

図2-21 小腹不仁　　**図2-22** 少腹急結　　**図2-23** 回盲部の抵抗と圧痛

⑨ 小腹不仁：下腹部に力がなく，フワフワとして知覚鈍麻があるもの（**図2-21**）．主に腎虚にみられて，八味丸が適応する．
⑩ 小腹満：下腹部が膨満する．小腹鞕満は下腹部が膨満し，抵抗を触れるもの（鞕満）である．主に血瘀証の腹証とされ，抵当湯（丸）を用いる．水滞（津液停滞）でもみられる．
⑪ 少腹急結：下腹部，特に左腸骨窩を按圧すると，過敏な索状の抵抗，硬結を認める（**図2-22**）．主に血瘀にみられ，桃核承気湯が適応する．また少腹急結は肝，脾，腎の病変でもみられる．
⑫ 回盲部の抵抗と圧痛：右の回盲部の中心に現れ（臍下結毒，小腹腫痞という），硬結と圧迫すると放散する痛みがある（**図2-23**）．瘀血にみられ，大黄牡丹皮湯を用いる．

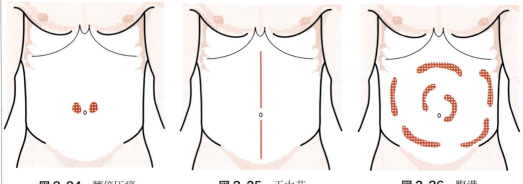

図2-24 臍傍圧痛　　**図2-25** 正中芯　　**図2-26** 腹満

⑬ 臍傍圧痛：臍周囲にある圧痛，あるいは臍傍下部の硬結，圧痛のことである（**図2-24**）．主に血瘀として桂枝茯苓丸，当帰芍薬散を用いる．
⑭ 正中芯：腹壁正中の皮下に鉛筆の様な芯が触れることである（**図2-25**）．上腹部の正中芯は中焦の虚（脾虚）で，人参湯などを用いる．下腹部の正中芯は下焦の虚（腎虚）で八味地黄丸などを用いる．上下腹部の正中芯は全体的な体力低下を示し，真武湯，人参湯，小建中湯が適用となる．
⑮ 腹満：自覚的に腹部が張って苦しくなる症状と，他覚的に腹部の膨満を認めるものがある（**図2-26**）．腹満には虚実があり，一般的には実が主で，腹部は低く陥凹しているのは虚となる．また腹満の別説では腹部が充実して硬く，抵抗や圧痛がある実満と，抵抗もなく中空状になっているのを虚満として判断する．

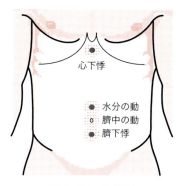
図 2-27 動悸(1)

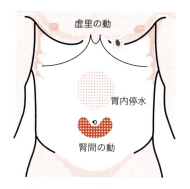
図 2-28 動悸(2)，胃内停水

⑯ **動悸**：胸や腹でみられ，出現する部位によって名称が異なる（図 2-27）．
　a．**心下悸**は心下で触れる腹部大動脈の拍動である（苓桂朮甘湯などの証）．
　b．**水分の動**は臍の頂上，水分穴を中心とした拍動である（肝・腎の虚による水滞の一徴候）．
　c．**臍中の動**は臍を中心とした拍動である（脾胃の虚，腎虚）．
　d．**臍下悸**は臍下で触れる腹部大動脈の拍動である（苓桂朮棗湯などの証）．
　e．**腎間の動**は臍傍または臍下に現れる動悸で，腎虚の徴候である（図 2-28）．
⑰ **虚里の動**：虚里の動は左乳下の動悸，心尖拍動を示す（図 2-28）．心悸ともいう．虚里の動は，「目で見てあるが如く，なきが如く，手で按じて静かにうつものが良い」とされている．「動なきは死」，「動がたかぶる者は病が上に迫っている」ことであり，注意が必要である．
⑱ **胃内停水**：腹壁に振動を与えると胃内の水音を聴取できるもの（胃部振水音）である（図 2-28）．水滞でみられ，苓桂朮甘湯，茯苓飲，茯苓沢瀉湯を用いる．

(7) 募穴診

　募穴は臓腑・経絡の気が集まりやすいところとされ，募穴の反応をみて，臓腑や経絡の異常を探る．また，募穴は胸腹にあり，胸腹は陰に属している．募穴は内臓の経気が輸送され，体表に現れている主要な穴であるとされている．このために五臓六腑の病変に対して，気血の調整が可能な経穴である．

　治療では兪募配穴として，背部兪穴も合わせて 2 穴同時に治療すると著効が得られる．たとえば，消化器系の病があるときに，胃の背部兪穴である「胃兪」と「中脘」を用いて治療を行う．この他に，『難経』六十七難では「陰病は陽の背部に行き，陽病は陰の腹部にいく，よって募穴は陰部にあって陽病を治し，背部兪穴は陽部にあって陰病を治す」としている．なお，「募」はつのる・まねくの意味があることから，臓腑・経絡の気が集まると解釈されている．

(8) 臍　診（臍の診察）

　人体を上半身と下半身に二分すると，臍の所で分かれる．また，臍は正中線上にあることから，人体の中心として扱われている．「臍は死生を弁ずる」ともいわれ，臍を診ることにより生・死を弁別するのに用いられてきた．臍が陥凹するのが正常で，これが病によって臍の陥凹がなくなる，あるいは突出するのは危急の状態である．

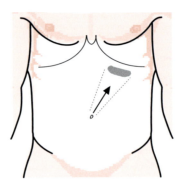

図 2-29　臍診の例
臍診からみた季肋部付近の緊張

　臍は通常，上下左右の円形もしくは楕円形を呈しており，上下，左右に均等になっている．しかし，身体の変調，身体の不均衡が生じると，臍の形が均等でなくなり，どちらか一方に偏りが生じる．身体の変調や不均衡を簡便的に判断するのに，臍診は役立つ．

　たとえば，臍の形が右上に広がりを示すのは，腹部右上方向に緊張があることを示す（**図 2-29**）．

◆4）背　診（背部の診察）

　背診は，背部，腰部から臀部にかけて診察して，それらを証の判断に活用する．背部は内臓（臓腑）の病変が現れやすいところである．背診は背候，候背，背視，視背とも呼ばれている．

　主に望診で，背部の皮膚の色艶や性状，気色，産毛の生え方，脊柱や筋の状態をみたり，実際に触れて，背部の皮膚や筋の状態（緊張・膨隆・硬結など），背部の経穴，特に背部兪穴の反応（発汗・軟弱（弛緩）・陥凹（陥下），硬結・緊張・膨隆・圧痛）を観察する．

　背診によって，寒熱・虚実の状態，気血の状態，臓腑の状態を知ることができる．

(1) 背診における部位名

　背診では上背部（肩甲骨部を含む），背部，腰部（第 1 腰椎から第 5 腰椎），仙骨部，臀部までの広い範囲を診察する．背診では上背部から臀部まで，上から下へ診察を進めるのが一般的で，筋の走行からも縦を意識して体表を触れていく．背部の正中線（督脈）を基準として，正中の傍ら 5 分（脊柱両側 5 分），正中線より外 1 寸 5 分（膀胱経 1 行線），正中より外 3 寸（膀胱経 2 行線）と，正中から外方へと診察をしていく（**図 2-30**）．

　なお，背部の縦線の名称には諸説がある．ここでは背部正中線を督脈もしくは背部正中線，正中線の傍ら 5 分を背部第 1 行線，正中線より外 1 寸 5 分を背部第 2 行線，正中線より外 3 寸を背部第 3 行線とする（**表 2-28**）．

(2) 背診の方法

　背診は座位と伏臥の姿勢で行う．上背部（第 7 胸椎棘突起より上）は座位で，それ以外は伏臥位で診察する．なお座位が困難な場合は伏臥で背部と腰臀部をみる．

表 2-28 背部の縦線の名称

	正中線	正中線両側5分	正中線外1寸5分	正中線外3寸
本書	督脈（背部正中線）	背部第1行線	背部第2行線	背部第3行線
別説	背部第1行線		背部第2行線	背部第3行線
経絡経穴学	督脈		膀胱経1行線	膀胱経2行線

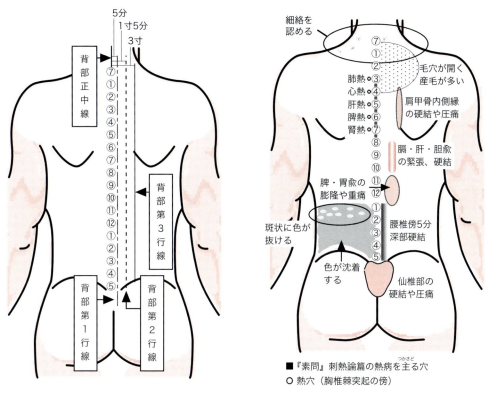

図 2-30 背診の各部名称　　図 2-31 背部の病症状態と反応

i 座位の背診

椅子またはベッドに腰掛けさせて，あるいはベッド上で正座をして，背部の望診を行う．次に肘を合わせて両手を頬にあてて，少し前かがみになる．この姿勢を行うと両肩甲の間が広くなり，皮膚や経穴の反応を詳細に診察しやすくなる（開甲法という）．

ii 伏臥位の背診

ベッドに伏臥位で，できるだけ体の力を抜いて寝てもらい，背部から腰臀部までを診察する．

なお，姿勢，脊柱の歪みや背部や腰臀部の肉づきなどをみるときは，立位でみるほうが，わかりやすい場合もある．

(1) 背部の体表を望診する．たとえば，背部と腰臀部の肌色や艶（色抜け，まだら模様），毛穴や産毛の状態，細絡（体表にある細い血管），脊柱の弯曲，棘突起の状態（凹凸の状態，棘突起の間隔），筋肉の状態（筋の肉づき，隆起）などをみる．

望診は，まず患者から少し離れてみて，背部の全体を把握した後に，近づいて背部の詳細な状態をみる．

(2) 背部に手をかざす．手をかざして背部から伝わる種々の感覚，たとえば温冷感のようなものを感じる．

(3) 手（手掌）で背部の体表を軽く触れて，上背部から腰部まで背部の温冷，乾湿，皮膚のザラツキをみる．

(4) 背部を手や指で軽く按じてみて，大まかに体表の緊張，軟弱などの反応をみる．

(5) 背部の経穴を指頭で按圧して，その反応をみてみる．経穴の反応は上下・左右差と深浅をみて，経穴の反応（発汗，軟弱，陥凹，硬結，緊張など）の拡がりを知る．

(6) 背部の経穴を指頭で徐々に按圧して，圧痛の状態（喜按・拒按）をみる．

　① 背部正中線（督脈）：棘突起下の経穴の反応，棘突起の間隔，棘突起の圧痛をみる．

　② 背部第1行線（脊柱外側5分）：棘突起の傍らを，骨に沿って縦に指頭を動かしてみて，体表の反応，圧痛をみる．

　③ 背部第2行線（膀胱経第1行線）：経穴の反応をみる．軽く按圧しながら，指を左右にわずかに揺らしながらみると，緊張や硬結，圧痛などの反応がわかりやすい．

　④ 背部第3行線（膀胱経第2行線）：経穴の反応をみる．軽く按圧しながら，反応をみる．なお，部位によっては肋骨があるために，肋骨に沿って指を少し斜めにしてみると反応がわかりやすい．

　⑤ 背部兪穴の反応は，左右の背部兪穴の反応，上下の背部兪穴の反応，臓と腑の兪穴の反応を比較して判断する．比較して反応の違いをみると，臓腑経絡の失調やその失調の程度がわかる．たとえば，肝兪が硬結（実の反応），脾兪が軟弱（虚の反応）であれば，肝と脾の平衡が保たれていないことの参考所見となる．また，両方ともに経穴反応が悪い場合は悪化の程度が強いことを示す．

(3) 背部兪穴

背部兪穴は足太陽膀胱経に所属するが，五臓六腑の名を兪の字に付けているように，五臓六腑の状態（病変）を表すところである．背部兪穴は五臓六腑のそれぞれの気（経気）が集まるところとされ，背診をする上で重要な経穴である．また，背部兪穴と関係する臓腑・経絡の調整としての治療穴に活用できる重要な部位である．

(4) 背診における五臓反応

背診は背部兪穴があることから臓腑との関係が深いことは知られている．この背部兪穴の反応や臨床経験を踏まえて，大まかに五臓で判断することも，臨床的には行われている．その解釈には諸説があるが，その一部を紹介する（**図2-31**）．

(1) **肺部**：肺気が不足すると，大杼，風門，肺兪の付近に産毛が多かったり，毛穴が開いたり，皮膚が荒れたりする．

(2) **心部**：心に異常があると，厥陰兪，心兪，督兪の付近に緊張，硬結，圧痛が現れやすくなる．

(3) **肝部**：肝胆に異常があると，肝兪，胆兪の付近が緊張，硬結，膨隆，圧痛が現れやすくなる．

⑷　**脾部**：脾胃が失調すると，脾兪，胃兪，（三焦兪），あるいは，意舎，胃倉，（肓門）の付近が膨隆したり，だるく痛くなったりする．

⑸　**腎部**：腎気や腎精が不足すると，三焦兪，腎兪，志室の付近の皮膚の色が黒く沈着したり，色が斑状になったりする．あるいはその部分が痛みやだるさを訴えることが多い．

(5) 胸椎棘突起の反応と病症

　『素問』刺熱篇では，胸椎棘突起下にある経穴を熱病の主治穴として記載している．この応用解釈として，五臓の熱や気鬱があると，胸椎棘突起下や棘突起の傍らに硬結や圧痛などの反応が現れるとしている（**図2-31**）．

　〔応用解釈例〕第3胸椎棘突起の傍ら5分：肺熱穴，第4胸椎棘突起の傍ら5分：心熱穴，第5胸椎棘突起の傍ら5分：肝熱穴，第6胸椎棘突起の傍ら5分：脾熱穴，第7胸椎棘突起の傍ら5分：腎熱穴．

　なお，『素問』刺熱篇では，「第3胸椎棘突起下は胸中の熱を主る，第4胸椎棘突起傍下は鬲中の熱，第5胸椎棘突起傍下は肝の熱を主る，第6胸椎棘突起傍下は脾の熱を主る，第7胸椎棘突起傍下は腎の熱を主る」となっている．

(6) 背部反応と病症

⑴　棘突起間の間隔が狭くなっている所は，気血が滞りやすく，圧痛があることが多い．

⑵　頸部から肩部にかけた部位にある細絡は，気鬱や血瘀によって生じることが多い．

⑶　肩甲骨の内側縁（魄戸から膈関まで）の硬結や圧痛は，気血の病，肺や心の病にみられ，慢性的なものが多い．

⑷　腰椎の傍ら（背部第1行線）の深部にある硬結や圧痛は，血や津液停滞によって生じることが多い．また慢性の腰痛をもつ人にみられる．

⑸　仙骨部の硬結や圧痛は，大腸，小腸，膀胱の病と関連が深く，津液停滞などがみられる．

⑹　背部の反応は内側（脊柱より近い）にある場合は急性症状が多く，逆に外側（脊柱から離れる，広がる）にある場合は慢性症状が多い．

◆5）切　経（経絡の診察）

　経絡を指頭や指腹で触れることによって，その経絡の異常を察知する方法を**切経**という．切経は腧穴を含めた経絡上の皮膚反応を面的に診察することにより，臓腑経絡の異常を大まかに捉えることができる．このために切経は鍼灸臨床上とても重要な診察法である．なお，本書では切経を経絡のみとし，腧穴への切診は切穴として，便宜的に分けた．また，腧穴（輸穴，兪穴）＊には，経穴，奇穴，阿是穴がある．

＊腧穴：ツボ（俗称）腧穴，孔穴，経穴などの表現があるが，ツボを総称する語として，腧穴が適当である．腧穴には経穴，奇穴，阿是穴がある．なお，経穴は経脈上にある腧穴，奇穴は経脈に所属しない腧穴である．阿是穴は経穴や奇穴以外で，按圧して痛む・気持ちの良い所，単に痛む局所を穴とする．

(1) 切経の方法

経絡に沿って皮膚表面を触れていき，上下左右に軽擦しながら，按圧したりして経上の寒熱，湿燥，皮膚状態（虚実の反応を含む）を診察する．主に十二正経で切経が行われ，手の経では肘関節から手まで，足の経では膝関節から足まで診る．

虚実の反応はおおむ腧穴反応と同様であり，これを面的に解釈して判断するものである．なお，臨床上では切経を切穴と組み合わせて判断することが多く，区別して診察するものではない．

⑴ **虚の反応：軟弱**（弛緩），**陥凹**（陥下），**圧痛・喜按**，**不仁**（力なく知覚鈍麻），**掻痒感，くぼむ浮腫**

⑵ **実の反応：硬結，緊張，膨隆，圧痛・拒按，自発痛，知覚過敏，くぼまない浮腫**

(2) 撮　診

撮診は擦診ともいい，皮膚を軽くつまみ，つまんだ状態（抵抗の状態）や痛みの状態をみて，経絡の異常を知る診察法である．なお，切経の一つとする場合もある．経絡上に病がある，あるいは臓腑経絡が異常である場合に，関連する経絡の経気の流れが悪くなり，皮膚に異常が生じる．

例：肝経を撮診して，異常があれば肝経の異常を疑う．感冒の場合，肺経に撮診を行うと，異常を呈する場合がある．

撮診方法：経絡上の皮膚を母指と示指で軽くつまみ（あるいは示指と中指を屈した中手指節関節の間でつまみ），つまんだ状態（診察者はつまんだ所がはれぼったく感じたり，つまみやすかったりする）や痛みの状態（過敏になっている場合がある，あるいは患者から痛み状態を聞く）をみて，経絡の異常を探る．また，別法で皮膚をつままないで，撮上していく方法もある．

> **参考：経絡触診**
> 　経絡触診とは，経絡上にある特定穴に認められる陽性反応をみる診察法である．陽性反応は結節，索状，線状，卵円状などを示す．経絡触診には主に背部腧穴と胸腹部の募穴をみる腧募循摸法（滑動法，按揉法，移動法，推動法），郄穴の触診法などがある．

◆6）切　穴（腧穴の診察）

体表を指頭や指腹で触れることによって，腧穴の反応を察知する診察法を**切穴**という．手，足，腹部，背腰部，頸肩部の皮膚を軽く触れたり，按圧したりして，**腧穴の反応を診**る．切穴によって腧穴反応が出現する所は，症候や疾病，その他の条件によって種々に異なるが，以下に示す代表的な経穴に認められる．

＊**五兪穴の滎**：滎は「ケイ」と読み，滎は栄と類似していることと，常用漢字にないため栄の字が略字として使われている．気を水の流れにたとえると五兪穴は，井穴（水が湧き出て），滎穴（それがチョロチョロと流れ始め），兪穴（一筋の流れとなり），経穴（いくつかの支流が集まって大きな流れとなり），合穴（海に合流する）のごとくである．

手足であれば，原穴，五兪穴（井，榮*，兪，経，合），郄穴，絡穴を診察する．腹部と腰背部であれば募穴，背部兪穴，夾脊穴などを診る．なお，実際の鍼灸臨床では，手足は切経と切穴，腹部は腹診，背部は背診と組み合わせて，切穴を行うことが常である．

(1) 切穴の方法

(1) 兪穴を触れる前に兪穴周辺を見て，色や艶（光沢），腠理（毛穴）の状態，肌肉の状態（陥凹，膨隆）などをみる．
(2) 触れずに手掌（もしくは中指）を原穴にかざして兪穴の反応（温もりや異和感）をみる．
(3) 兪穴の体表を指頭で軽く触れて，温冷，乾湿（発汗の有無）など広範囲に反応をみる．
(4) 兪穴を軽く按じてみて，体表の軟弱，緊張などの反応をみる．
(5) 兪穴を指頭で按じる加減を変えて，深部の反応（軟弱，陥凹，緊張，硬結，圧痛）をみる．なお，最初から圧痛を探すのではなく，深部の反応をみながら，圧痛の状態（喜按・拒按）をみる．

(2) 基本的な兪穴反応の様式（図2-32）

(1) **虚の反応**：腠理が開く（腠理粗），**発汗**，**軟弱**（弛緩），**陥凹**（陥下），圧痛・喜按
(2) **実の反応**：緊張，硬結，膨隆，圧痛・拒按，自発痛

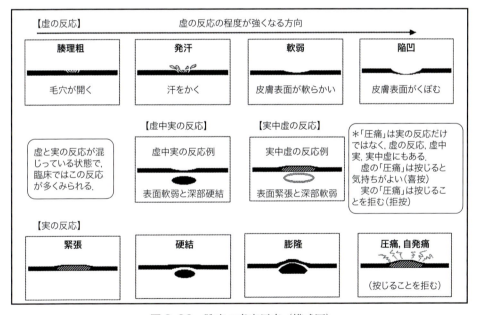

図2-32 兪穴の虚実反応（模式図）

(3) 原穴診（原穴の診察）

切穴で代表的なものには原穴，募穴，背部兪穴などがあるが，このなかでも**原穴**は，臓腑経絡の異常を察知するのに重要な臨床的意義をもつ．

原穴は十二経脈にあり，手関節や足関節の付近にある．原穴は『難経』六十六難では「…（前略）…，五蔵六府の病のある者は，皆その原を取るなり」（五臓六腑に病があれば，その

所属する経脈の原穴に取穴しなさい）とあり，臓腑の病変の多くは原穴に反応が現れるとしている．つまり，鍼灸臨床上，原穴の反応を診察することは臓腑や経絡の状態を把握し，治療に直結した有用な意味を持っている．

原穴診の方法：切穴の方法を用いる．

> **参考**
> 『霊枢』九鍼十二原篇の「十二原穴」は現在の十二経の原穴と異なる所がある（肺；太淵，心；大陵，肝；太衝，脾；太白，腎；太渓，膏；鳩尾，肓；気海）．
> 『霊枢』九鍼十二原篇では「五蔵に疾があれば，当にこれを十二原に取るべし，…（中略）…，五蔵に疾あるや，応は十二原に出で，而して原におのおの出づる所あり，明らかに其の原を知り，其の応をみれば，すなわち五蔵の害を知る」（五臓に病があれば，十二原穴に取るべきである，…（中略）…，五臓に病がある場合は，反応が十二原穴に出現し，原穴にそれぞれ出現するので，はっきりと原穴の性質を理解して，原穴の反応を診れば，すなわち五臓の病変を知ることができる）

（和辻　直）

参考文献

1）鄧鉄涛，郭振球・編：中医診断学．人民衛生出版社，1980，pp211-262．
2）朱文鋒・編：中医診断学．人民衛生出版，1999，pp350-351．
3）山本晃久，篠原昭二，和辻直・ら：寸口脈（橈骨動脈拍動）の拍動から見た「双管脈」の発生頻度について．東方医学，16（2）：1-5，2000．
4）神戸中医学研究会・編：中医臨床のための舌診と脈診．医歯薬出版，1989，pp61-66，107-110．
5）経絡治療学会・編：日本鍼灸医学（経絡治療・基礎編）．経絡治療学会，1997，pp172-186．
6）首藤博明：経絡治療のすすめ．医道の日本社，1997，pp23-43，224-230．
7）劉公望，兵頭明・ら編：鍼灸学［基礎篇］．東洋学術出版社，1997，pp198-217，224-230．
8）長濱善夫：東洋医学概説．創元社，1980，pp128-142．
9）藤本蓮風：弁釈鍼道秘訣集．伝統医学新人の会，1977，pp17-42．
10）小曽戸洋・監修；長野仁，宿野孝・ら編：日本腹診の源流．六然社，2003，pp142-144．
11）日本東洋医学会学術教育委員会・編：入門漢方医学．日本東洋医学会，2002，pp76-81．
12）藤本蓮風：鍼灸医学における実践から理論へパート2．谷口書店，1993，pp43-68．

◆5. 経絡・経穴・反応点

◆1）経　絡

　経絡とは，生命エネルギー（気・血）の通路として全身に存在し，経脈と絡脈の2つから構成されている．経脈の「経」は機織りの「縦糸」という意味があり，身体を縦に流れる通路で，経絡のなかで最も重要である．絡脈の「絡」は「繋がる・よこ」などの意味があり，経脈と経脈を繋ぐ通路である．したがって，経絡は全身の機能を調整するネットワークで，それぞれの経穴を結ぶ重要な経路になっている（**図2-33**）．

　経脈は，十二経脈，奇経八脈，十二経別，十二経筋などに分かれ，最も重要なものは十二

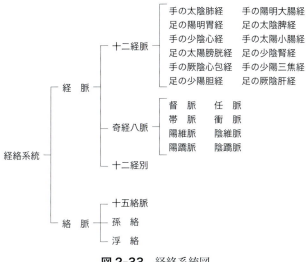

図 2-33 経絡系統図

経脈である．十二経脈は，別名正経とも呼ばれ，12本の縦に流れるルートで，手の太陰肺経，手の陽明大腸経，足の陽明胃経，足の太陰脾経，手の少陰心経，手の太陽小腸経，足の太陽膀胱経，足の少陰腎経，手の厥陰心包経，手の少陽三焦経，足の少陽胆経，足の厥陰肝経である．

奇経八脈の「奇」は，一つという意味があり，十二経脈のように1対になっていないので奇経という．また，奇経は縦に走行するものだけでなく，横に走行するものもある．奇経八脈は，督脈，任脈，衝脈，帯脈，陰蹻脈，陽蹻脈，陰維脈，陽維脈である．

十二経脈と身体の前・後正中にある督脈・任脈の十四経は特に重要で，臨床にもよく使用される．

十二経別は，十二経脈から分かれた支脈である．絡脈は，十五絡脈，孫絡，浮絡などに分かれる．

十五絡脈は，絡脈の主たるもので，十二経の絡脈，督脈，任脈，脾の大絡を合わせ十五絡脈になる．孫絡は，絡脈からさらに枝分かれしたもので，浮絡は絡脈のうち体表に浮き上がったものである．

◆2）十二経脈の流注

十二経脈には気血の流れがあり，それを流注と呼んでいる（**表 2-29**）．十二経脈は互いに連絡し経気を伝えて，一定の原則にしたがって流れている．それは，手の太陰肺経から始まり，手の陽明大腸経から足の陽明胃経へと流れ，最後に足の厥陰肝経に繋がる．そしてまた手の太陰肺経へと流れ，まるで十二経脈が一つの輪のように流れる．各経脈にも流注があり，陰経は臓に属し（所属する），腑に絡まる（連絡する）．陽経は臓に絡し腑に属す．それぞれの経脈は，属絡の関係がある．

経脈は，三陰三陽に分類される．三陰は，太陰・少陰・厥陰，三陽は太陽・少陽・陽明に分類される．手足ともに三陰三陽があり，手足を合計すると十二経になる．

表 2-29　十二経脈の流注・臓腑の表裏

陰・裏・臓			陽・表・腑		
太　陰	手の太陰肺経 (1) → 足の太陰脾経 (4) ←		手の陽明大腸経 (2) 足の陽明胃経 (3)		陽　明
少　陰	手の少陰心経 (5) → 足の少陰腎経 (8) ←		手の太陽小腸経 (6) 足の太陽膀胱経 (7)		太　陽
厥　陰	手の厥陰心包経 (9) → 足の厥陰肝経 (12) ←		手の少陽三焦経 (10) 足の少陽胆経 (11)		少　陽

◆3）奇経八脈の流注

　奇経八脈の督脈，任脈は，身体の前後の正中線上を走行し，専属の経穴がある．それ以外の6つの経絡は専属の経穴を持たないで，他の経の経穴を連ねている．奇経八脈は，十二経脈の間を縦横に走行し，経絡間のネットワークをさらに密接にし，十二経脈に流れる気血を調節している．

　十二経脈と奇経八脈は，十二経脈を川だとすると奇経八脈はダムのような関係で，奇経八脈は十二経脈の気血が旺盛になれば蓄え，不足すれば補充するといった役割を演じているとされている．

　督脈の督には，「総監督する」という意味がある．全身の陽経のすべてを調整し，まとめている．そのため「陽脈の海」と呼ばれている．会陰部より起こり，脊柱に沿って腰背部，項部を通り，風府穴から脳に属する．さらに後頭部を上がり，頭頂部から前額，鼻尖を通り，上口唇中に入る．

　任脈の任には，「総担任」という意味がある．顔面部，頸部，胸腹部の前正中を走行し，下腹部で足の三陰経と交差し，全身の陰経脈を調整している．このため「陰脈の海」と呼ばれている．

　衝脈の衝には「要衝」（だいじなところ）の意味がある．この脈は，十二経脈の要衝にあってそれらの経脈の気血を調節している．そのため「経脈の海」「十二経の海」と呼ばれている．

　帯脈の帯には，「束ねる」という意味がある．季肋部から起こり，その下を横に走り，身体を帯のように一周し，縦走する陰陽の諸経脈を束帯し（まとめ）ている．

　陽蹻脈・陰蹻脈の蹻には，「軽く壮健で敏捷」の意味がある．陽蹻脈は，足の太陽膀胱経の別経として跟中（かかと）から起こり，外果を経て下肢外側を上行し，側背部から肩に上がり，頸部の外側を経て内眼角に至り陰蹻脈と会し，さらに頭部を上行し，風池に至る．

　陰蹻脈は，足の少陰腎経の別経として跟中（かかと）から起こり，内果を経て下肢内側を上行し，前陰部を経て腹部を上行し鎖骨上窩に入り，喉頭，顔面を通り内眼角に至り，陽蹻脈と会す．

　陽維脈・陰維脈の維に，「繋ぐ」の意味がある．陽維脈には，諸陽脈の間を運行して連係させ，陰維脈には，諸陰脈の間を運行して連係させる働きがある．

　陽維脈は，諸陽の会に起こり，金門穴（外果の前下方）から発する．下肢の外側を上が

り，側腹部，側胸部を経て肩上部の肩井穴に至り，さらに頸部から前額に上がり，本神穴で終わる．陰維脈は，諸陰の会に起こり，築賓穴に発する．下肢の内側を上がり，腹部の外側を上がり，前頸部に至り，廉泉穴で任脈と会し，上がって頂前にいたって終わる．

◆4）腧　穴（しゅけつ）

腧穴は，ツボ，経穴，孔穴（こうけつ），兪穴（ゆけつ），骨空（こっくう）などと呼ばれている．身体の体表面にバラバラに存在するものではなく，それぞれの経絡上に存在する．腧穴には，十四経脈上にある経穴，奇穴，阿是穴（あぜけつ）などに分類され，その数も様々である．経絡上にある経穴を正穴と呼び，経絡上にない経穴を奇穴と呼んでいる．

経穴は，十二経脈，督脈，任脈上に存在し，それぞれ名前があり，位置も明確に定められている．さらに，特殊な働きごとに，五兪穴（ごゆけつ）（井，滎（せい），兪（ゆ），経（けい），合（ごう）），原穴（げんけつ），募穴（ぼけつ），兪穴（ゆけつ），郄穴（げきけつ），絡穴（らくけつ），四総穴（しそうけつ），八総穴（はっそうけつ），八会穴（はちえけつ），などに分類される．

奇穴は，名前をもち，位置も明確であるが，十二経脈・督脈・任脈上に存在しないため経外経穴とも呼ばれている．奇穴は，特定の疾患に対しての治療に優れた効果を示す．

阿是穴は，圧痛点などと呼ばれることもあるが，名前を持たず，経絡上にも存在せず，位置も明確ではない．圧痛点あるいはそのほかの反応点のことを指していう．

◆5）経穴の名前の由来

経穴には，それぞれ名前が付けられている．名前の由来は，古代中国の哲学や思想などを背景に，その経穴の部位や特徴などがわかるよう工夫がされている．

経穴名を分類すると治療作用・動植物の名称・地形的名称・解剖学的名称・建築物・器の名称などがある（**表2-30**）．

例えば，古代人は人体の経絡の流れを地形にたとえ，人体のくぼんでいる部位に谷・渓・溝，小高く盛り上がっている部位には丘・山などをつけてその深さや高さを表現している．解剖部位では，顖会穴の「顖」は大泉門を指し，その部位にあることを示す．動植物による名称では，鳩尾はみぞおちにある経穴でもあり，剣状突起が鳩の尾に似ていることから命名された．

表2-30　由来からみた経穴の名前

治療作用による名称	：水分，迎香，光明など
動植物による名称	：伏兎，魚際，攢竹など
地形による名称	：合谷，太渓，丘墟，承山など
器などによる名称	：欠盆，天鼎など
解剖部位的名称	：顖会，顴髎，完骨，鳩尾，玉枕など
建築物，集落	：下関，気戸，天窓，歩廊，通里，大都など
天候など	：雲門，風池，日月など
色・数字	：太白，青霊，百会，三里など
天文の名称	：上星，日月など

◆6）経絡と経穴の関係

　経絡と経穴の関係は，電車の線路と駅にたとえられる．線路が経絡，経穴が駅になり，経絡という線路上に経穴という駅があるようなものである．また，駅も大きな駅もあれば小さな駅もある．大きな駅は様々な線路が繋がり重要な拠点となり，大勢の人が集まってくる．経穴も同様に，いろいろな経絡と繋がっているものはとても重要であり，気血が多く集まる部位となり，臨床的にも重要といえる．

◆7）交会穴

　交会穴は，2つ以上の経気が交会するところをいう．全身に約100の交会穴があるとされる．

◆8）要　穴

　経穴の中で特別な働きがあるとされている経穴を要穴という．要穴には，五兪穴（井，滎，兪，経，合），原穴・絡穴・郄穴・兪穴・募穴・八会穴などがある（**表2-31〜35，図2-34〜38**）．

表2-31　原　穴

陰　経			陽　経		
手三陰	手の太陰肺経	太　淵	手三陽	手の陽明大腸経	合　谷
	手の少陰心経	神　門		手の太陽小腸経	腕　骨
	手の厥陰心包経	大　陵		手の少陽三焦経	陽　池
足三陰	足の太陰脾経	太　白	足三陽	足の陽明胃経	衝　陽
	足の少陰腎経	太　渓		足の太陽膀胱経	京　骨
	足の厥陰肝経	太　衝		足の少陽胆経	丘　墟

表2-32　絡　穴

陰　経			陽　経		
手三陰	手の太陰肺経	列　欠	手三陽	手の陽明大腸経	偏　歴
	手の少陰心経	通　里		手の太陽小腸経	支　正
	手の厥陰心包経	内　関		手の少陽三焦経	外　関
足三陰	足の太陰脾経	公　孫	足三陽	足の陽明胃経	豊　隆
	足の少陰腎経	大　鍾		足の太陽膀胱経	飛　揚
	足の厥陰肝経	蠡　溝		足の少陽胆経	光　明
上記以外に督脈：長強，任脈：鳩尾，脾の大絡：大包					

第2章　現代の鍼灸医療　**97**

表2-33　郄　穴

陰　経			陽　経		
手三陰	手の太陰肺経	孔　最	手三陽	手の陽明大腸経	温　溜
	手の少陰心経	陰　郄		手の太陽小腸経	養　老
	手の厥陰心包経	郄　門		手の少陽三焦経	会　宗
足三陰	足の太陰脾経	地　機	足三陽	足の陽明胃経	梁　丘
	足の少陰腎経	水　泉		足の太陽膀胱経	金　門
	足の厥陰肝経	中　都		足の少陽胆経	外　丘
陰維脈：築賓			陽維脈：陽交		
陰蹻脈：交信			陽蹻脈：跗陽		

　原穴は，臓腑の原気が集まりやすい経穴で，気血の変動が多くあらわれやすい部位にあり，五臓の病変を知ることができる．

　絡穴は，経脈と経脈が手足で会合する部位にある経穴．その経絡の疾患の治療に用いる．また，その経脈の表裏関係にある経脈の治療に用いられる．絡穴は，十二経脈，督脈，任脈，脾の大絡の15穴がある．

　郄穴は，骨や筋肉の隙間にあり気血が多く集まる．郄穴は，十二経脈，陰蹻脈，陽蹻脈，陰維脈，陽維脈の16穴がある．

　兪穴は，腰背部にあり，臓腑の気が集まりやすい部位にある経穴である．また，病邪が身体に侵入すると反応が現れやすい．特に陰の病（臓の病症）によく用いられる．兪穴は，足の太陽膀胱経の2行線上にある．別名として背部兪穴ともいう．

　募穴は，胸腹部にあり，臓腑の気が集まりやすい部位にある経穴である．また，病邪が身体に侵入すると反応が現れやすい．特に陽の病（腑の病症）によく用いられる．募穴は，自経上にある経穴は3経と少なく，その他は任脈上や他経上にある．募穴は，12穴ある．自経上にある経絡：肺経，胆経，肝経，任脈上：膻中，巨闕，中脘，石門，関元，中極の6穴，任脈上以外：天枢，章門，京門の3穴．

　八会穴は，臓・腑・気・血・筋・脈・骨・髄などの精気が集まる特定の経穴をいう．

　四総穴は，特定の疾患に効果がある経穴で合谷，列欠，足三里，委中の4穴である．顔面部の疾患，頭部・項部の疾患，腹部の疾患，腰背部の疾患に対して用いられる（**表2-36**）．

　八総穴は，八脈交会穴のことをいう．十二経脈の四肢にある経穴が奇経八脈に通じている部位にある経穴である（**表2-37**）．

　下合穴は，胃，大腸，小腸，膀胱，胆，三焦の病証の治療に効果がある（**表2-38**）．

◆9）経絡・経穴の国際標準

　1981年に鍼灸経穴名標準会議が開かれ，経絡名は臓器名の英字の表記（略字2文字）を用い，経穴は経絡ごとの順番によって数字をつけ表示，中国語発音のローマ字表記を行うことが決定した．日本のように漢字を用いる国は自国の漢字で表記してもよいとされた（**表**

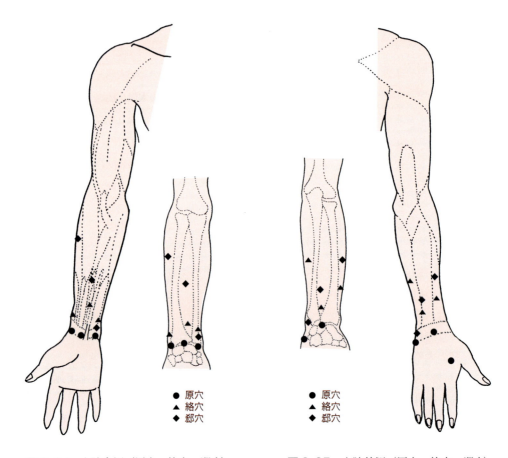

図 2-34　上腕内側（原穴・絡穴・郄穴）　　図 2-35　上腕外側（原穴・絡穴・郄穴）

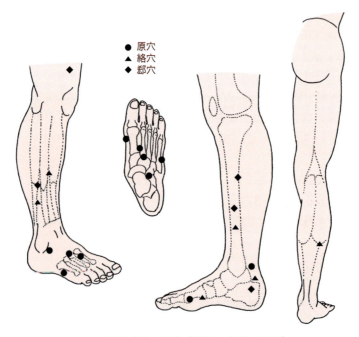

図 2-36　下肢（原穴・絡穴・郄穴）

表 2-34 募穴・兪穴

募穴

	臓			腑	
手三陰	肺	中府	手三陽	大腸	天枢
	心	巨闕		小腸	関元
	心包	膻中		三焦	石門
足三陰	脾	章門	足三陽	胃	中脘
	腎	京門		膀胱	中極
	肝	期門		胆	日月

兪穴（背部兪穴）

	臓			腑	
手三陰	肺	肺兪	手三陽	大腸	大腸兪
	心	心兪		小腸	小腸兪
	心包	厥陰兪		三焦	三焦兪
足三陰	脾	脾兪	足三陽	胃	胃兪
	腎	腎兪		膀胱	膀胱兪
	肝	肝兪		胆	胆兪

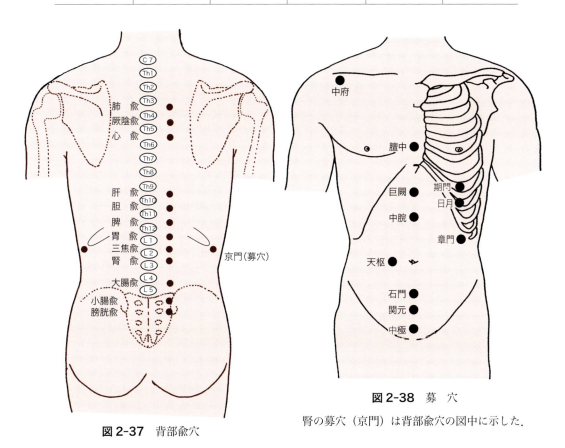

図 2-37 背部兪穴

図 2-38 募穴

腎の募穴（京門）は背部兪穴の図中に示した．

表 2-35 八会穴

臓 会	章 門	腑 会	中 脘
筋 会	陽陵泉	髄 会	懸鍾（絶骨）
血 会	膈 兪	骨 会	大 杼
脈 会	太 淵	気 会	膻 中

表 2-36 四総穴

顔面部・眼の疾患	合 谷
頭部・項部の疾患	列 欠
腹部の疾患	足三里
腰背部の疾患	委 中

表 2-37 八総穴

奇経八脈	宗 穴	宗 穴	奇経八脈
衝 脈	公 孫	内 関	陰維脈
帯 脈	足臨泣	外 関	陽維脈
督 脈	後 渓	申 脈	陽蹻脈
任 脈	列 欠	照 海	陰蹻脈

表 2-38 下合穴

胃 の 合	足三里
大腸の合	上巨虚
小腸の合	下巨虚
膀胱の合	委 中
胆 の 合	陽陵泉
三焦の合	委 陽

2-39）．たとえば，下腿にある足三里穴は ST36 と表記する．足の陽明胃経は，Stomach Meridian と表し，それの最初の ST と 36 番目にあたる経穴の数字をつけて表記する．

　2006 年の経穴部位標準化により，英字の表記は，変更がないが，経穴名の漢字や名称が変更した．例えば，陽谿や太谿の「谿」は，「渓」になり陽渓となった．列缺や缺盆の「缺」は，「欠」となり，列欠，欠盆となった．また，経穴名称の変更では，足陽関の「足」が，「膝」となり膝陽関に，「客主人」が別名の「上関」へと変更された．

表 2-39　十四経絡経穴の標準用語（WHO）

経 絡 名	略字	英語表記
手の太陰肺経	LU	Lung Meridian
手の陽明大腸経	LI	Large Intestine Meridian
足の陽明胃経	ST	Stomach Meridian
足の太陰脾経	SP	Spleen Meridian
手の少陰心経	HT	Heart Meridian
手の太陽小腸経	SI	Small Intestine Meridian
足の太陽膀胱経	BL	Bladder Meridian
足の少陰腎経	KI	Kidney Meridian
手の厥陰心包経	PC	Pericardium Meridian
手の少陽三焦経	TE	Triple Energizer Meridian
足の少腸胆経	GB	Gallbladder Meridian
足の厥陰肝経	LR	Liver Meridian
督脈	GV	Governor Vessel Meridian
任脈	CV	Conception Vessel Meridian

◆10）取穴の尺度

　人によって身体の大きさは異なるため，経脈の長さが異なり経穴の位置も一定しない．そのため，骨度法を用いて基準を決める必要がある．骨度法は，黄帝内経『霊枢』の骨度篇に記載された人体の寸法で，骨格を基準に個人の寸法を決め，それを等分して取穴を行う方法である．

　表2-40に骨度法の寸法を示す．

　同身寸法は，臨床に用いられる便法の取穴法であるが，患者自身の手指の幅の寸法を基準にするため，術者との違いが生じやすい方法である．

表2-40　骨度法の寸法

部位	長さ
頭部，顔面部	
①前髪際中点から後髪際中点まで	1尺2寸
②眉間から前髪際中点まで	3寸
③両額角髪際間	9寸
④両乳様突起間	9寸
胸部，腹部，季肋部	
⑤頸切痕から胸骨体下端まで	9寸
⑥胸骨体下端から臍中央まで	8寸
⑦臍中央から恥骨結合上際まで	5寸
⑧両乳頭間	8寸
上背部	
⑨左右の肩甲棘内端縁間	6寸
上肢	
⑩中指尖から手関節横紋まで	8寸5分
⑪腋窩横紋前端または後端から肘窩まで	9寸
⑫肘窩から手関節横紋まで	1尺2寸
⑬肩峰外側端から肘窩まで（肢位により寸法が異なる）	
＊上肢を下垂した時	1尺2寸
＊肩関節を90度外転したとき	1尺
下肢	
⑭恥骨結合上際から膝蓋骨上縁	1尺8寸
⑮膝蓋骨尖から内果尖	1尺5寸
⑯脛骨内側顆下縁から内果尖まで	1尺3寸
⑰脛骨内側顆下縁から膝蓋骨尖まで	2寸
⑱大転子頂点から膝窩まで	1尺9寸
⑲殿溝から膝窩まで	1尺4寸
⑳膝窩から外果尖まで	1尺6寸
㉑内果尖から足底まで	3寸
㉒足指尖から踵（足底）まで	1尺2寸

母指の末節の横幅を1寸
示指・中指・薬指の第1節をあわせた幅を2寸
示指・中指・薬指・小指までの中節をあわせた幅を3寸
一般に書籍などで紹介されている手指の幅の寸法はこれである．

骨度法の寸法の変更により経穴部位が変更された．例えば，手の太陰肺経の孔最穴は，手関節掌側横紋の上方7寸に取るが，手関節掌側横紋から肘窩横紋までがこれまでは，1尺（10寸）であったが，1尺2寸（12寸）に変更したため，部位が変更している．

経絡の走行も変更になっている．手の太陰肺経の上腕部の走行は，上腕二頭筋の長頭，短頭の間であったが，上腕二頭筋の外縁部の走行と変更された．

◆11）経穴の取穴に必要な用語

経穴の部位記載方法を，解剖学的肢位によって表記し，方向に関する用語，体表指標，体表区分などの必要な用語が整理された．

解剖学的肢位は，身体は立位，視線は前方を直視，下肢はつま先を前方に向けてそろえ，上肢は下垂し手掌を前方に向け両側にそろえた状態．この状態で経穴部位を記載することとなった（図2-39）．

(1) 方向に関する用語（図2-39）

方向は，解剖学的肢位の状態で表記される．
・内側（内方）：正中の矢上面を基準にして近づくこと

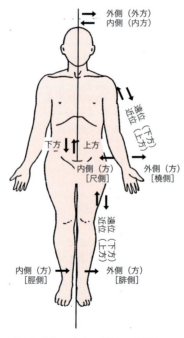

図2-39　方向に関する用語

・外側（外方）：正中の矢上面を基準にして離れること

　上記の概念を用いて、以下の用語も用いる．

・前腕：内側（尺側），外側（橈側）

・下腿：内側（脛側），外側（腓側）

指示する部位（領域）の内、外、縁などの方向

・内側・外側：指示する部位（領域）中の内・外を示した

・内方・外方：指示する部位（領域）外の内・外を示した

・内縁・外縁：指示する部位（領域）縁を示した

上方と下方

・上方：頭部に近づくこと

・下方：下肢（足先）に近づくこと

前方と後方

・前方：腹部表面に近づくこと

・後方：背部表面に近づくこと

近位と遠位

・近位：体幹に近づく

・遠位：体幹から離れる

(2) 経穴部位を理解するための体表指標（表2-41）

　経穴部位の表記に使われる体表区分は，1998年の国際解剖連合の解剖用語委員会によって編集された「国際解剖用語，International Anatomical Terminology」の最新版に準拠する．

　体表は，頭部，頸部，背部，胸部，腹部，上肢部，下肢部および会陰部に分割され（大区分）ている．さらに細かく分割されている（小区分）．境界域上にある経穴は上方の区分に属する．例えば，臍は「上腹部」，殿溝は，「殿部」．頸部では，僧帽筋が前頸部と後頸部を分ける境界になるため，天柱は，「後頸部」，風池は，「前頸部」にあたる（**表2-42**）．

基準経穴は，他の経穴を取穴する時の体表指標となる経穴

　尺沢（LU5），太淵（LU9），陽渓（LI5），曲池（LI11），肩髃（LI15），頭維（ST8），気衝（ST30），梁丘（ST34），犢鼻（ST35），解渓（ST41），陰陵泉（SP9），衝門（SP12），崑崙（BL60），太渓（KI3），翳風（TE17），角孫（TE20），曲鬢（GB7），天衝（GB9），完骨（GB12），風池（GB20），百会（GV20）．

別説の経穴

　361穴の経穴のうち下記の6つの経穴は，2説併記とされた．

禾髎（LI19），迎香（LI20），労宮（PC8），中衝（PC9），環跳（GB30），水溝（GV26）．

例えば，心包経の中衝（PC9）は，①中指先端中央，②中指，末節骨橈側，爪甲角から近位1分（指寸），爪甲角橈側縁の垂線と基底部の交点の2説併記された．

表 2-41　体表指標

頭部

前髪際中点	前髪際の中点
後髪際中点	後髪際の中点
額角	前頭部の髪際の角
眉間	両眉毛の中点
耳尖	耳を前に折り曲げて出来る耳介最頂点

体幹

腋窩線	腋窩に沿う垂直線。腋窩の前縁に沿うのを前腋窩線，腋窩の中央を通る中腋窩線，腋窩の後縁に沿うのを後腋窩線とする
第2肋骨	胸骨角の高さにある肋骨
第4肋間	第4，第5肋骨の間．男性では，乳頭の高さ
第7頸椎棘突起	頸部後正中で最も隆起した棘突起．頸を前屈するとわかりやすい．
第3胸椎棘突起	直立して両手を体側につけたときに，後正中線と両肩甲棘内端を結ぶ交点
第7胸椎棘突起	直立して両手を体側につけたときに，後正中線と両肩甲骨下角を結ぶ交点
第12胸椎棘突起	直立して両手を体側につけたときに，後正中線上で，肩甲骨下角と左右の腸骨稜最交点を結ぶ線（ヤコビー線）の中点の高さ交点
第4腰椎棘突起	後正中線と左右の腸骨稜最交点を結ぶ線（ヤコビー線）の交点
第2正中仙骨稜	後正中線と両側の上後腸骨棘下縁を結ぶ線の交点
仙骨裂孔	後正中線上で，尾骨上部両仙骨角の高さ

上肢

腋窩中央	腋窩の中央
腋窩横紋前端	腋窩横紋の前端
腋窩横紋後端	腋窩横紋の後端
肘窩横紋	肘を90°屈曲してできる横紋
手関節掌側横紋	手関節を掌屈して，尺骨と橈骨の茎状突起の遠位端を結ぶ線上に出来る横紋，2本以上の横紋が現れる場合，最遠位とする．
手関節背側横紋	手関節を背側して，尺骨と橈骨の茎状突起の遠位端を結ぶ線上に出来る横紋，2本以上の横紋が現れる場合，最遠位とする．
赤白肉際	手掌と手背の皮膚の移行部もしくは足底と足背の皮膚の移行部，肌理と色が変化する部位
爪甲角	爪甲内側縁および外側縁と爪甲基底部がつくる角

下肢

殿溝	殿部と大腿後側の境界にできる溝
大転子頂点	大転子の最頂点
膝窩横紋	膝窩部の横紋 ＊膝伸展位では，膝蓋骨尖（膝蓋骨下端），膝窩横紋，膝関節裂隙はほぼ同じ高さとする
外果尖	外果の最頂点
内果尖	内果の最頂点

表 2-42 体表区分

区分		境界
頭　部	頭　部	眼窩上縁，頬骨弓上端，外耳上端，頸部上端，および外後頭隆起を結ぶ線
	顔面部	眼窩上縁，頬骨弓上端，外耳上端，乳様突起尖端，および下顎骨下端を結ぶ線
頸　部	前頸部	上方：頭部と顔面部の下位境界線
		下方：鎖骨
		後方：僧帽筋前縁
頸　部	後頸部	上方：頭部の下位境界線
		下方：第 7 頸椎棘突起と肩峰を横切る線
		前方：僧帽筋前縁

◆12）経穴部位の標準化

　鍼灸を始めとする東洋医学は，中国で誕生し，2000 年間人々の健康を支えてきた．

　2000 年の間，『素問』，『霊枢』，『明堂経』，『銅人腧穴鍼灸図経』，『十四経発揮』など多数の書籍が書かれ中国での経絡・経穴の標準化が行われた．さらに中国から漢字文化圏の各国に伝播し，多くの国でも書籍が書かれた．その結果，伝播した国々の文化・文明に影響を受け，さらに底本とした中国古典の違いになどにより，各国での経穴の名称や部位に相違が生じていた．このような相違は，各国内のみで独自に東洋医学を行われている間は，大きな問題にはならなかった．しかし，20 世紀後半になると疾病の構造が変化し，感染症から生活習慣病など生活環境や社会環境と深く関係のある疾患へと変化し，西洋医学では治療に苦慮する状況が生まれた．そのため欧米では，補完医療や統合医療が求められるようになり，東洋医学を積極的に取り入れ，医療制度に組み入れようとする国も出てきた．

　このような状況下で，日中韓を始めとするアジアの各国間での鍼灸の用語や経穴の位置等が異なっていることは，鍼灸の教育，研究あるいは制度化にとって，マイナスであり標準化の検討が始まった．

　2006 年には，WHO/WPRO（世界保健機構 / 西太平洋地域事務局）指導により，経穴 361 穴の標準部位が合意された．

（水沼　国男）

参考文献

1）教科書執筆小委員会，（社）東洋療法学校協会・編：経絡経穴概論．医道の日本社，2004，pp4-19，256-257．
2）山田光胤，代田文彦：図説東洋医学．学習研究社，1985，pp98-102，106-108．
3）森和・監修；王暁明，金原正幸・ら：経穴マップ．医歯薬出版，2004，pp3-4，11-15．
4）日本経穴委員会・編：標準経穴学．医歯薬出版，1989，pp4-16．
5）劉公望，兵頭明・監修：針灸学（経穴編）．東洋学術出版社，pp3-6，11-15，117-138．

6）越智淳三・訳：解剖学アトラス．文光堂，1990．
7）竹内修二：解剖学トレーニングノート．医学教育出版社，2004，pp2-10．
8）教科書執筆小委員会，（社）東洋療法学校協会・編：新版経絡経穴概論　第2版．医道の日本社，2013，pp2-23，212-213，236-241．
9）北出利勝　編集：新しい鍼灸診療，医歯薬出版，2006，pp93-103．
10）第二次日本経穴委員会　編，詳解・経穴部位完全ガイド　古典からWHO標準へ，医歯薬出版，2009，pp1-12．
11）WHO Regional Office for the Western Pacific : WHO STANDARD ACUPUNCTURE POINT LOCATIONS IN THE WESTERN PACIFIC REGION, 2008, pp2-21．

◆13）選穴方式のバリエーション（経穴の選び方）

　治療穴の選穴には種々の方法があり，①愁訴の局所あるいはその近傍を直接・間接的に刺激する方法，②内臓体壁反射機転を介したデルマトームおよびミオトーム上の反応点を選択する方法，③経絡を想定し，症状と関連する末梢の反応経穴を刺激する方法，④証および特効穴，穴性などを考慮した選穴などがある．最も多く利用されている方法は，症状，愁訴のある局所もしくは局部近傍の圧痛や硬結などを直接あるいは間接的に選択する方法である．
　現代医学的な観点からの選択方式は，①と②，一部③を組み合わせて行い，東洋医学的には，①，③，④を組み合わせて行うことが多い．

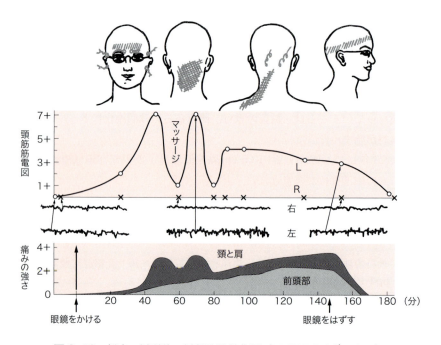

図2-40　経穴の局所的・局部的治効作用（Wolff HGら[1]）による）

(1) 局所的・局部的選穴

　Wolffはかつて不適合眼鏡を付けさせると，徐々に目の周囲から前頭部，後頭部，頸部，肩上部に至る痛みや筋緊張が出現することを自覚症状および筋電図学的に観察した．そして，途中でマッサージを行うと，痛みだけでなく筋電図波形の変化が観察されることから，マッサージの有効性について紹介した（**図2-40**）[1]．

　このことは，症状の出現した近傍の圧痛点などの刺激が臨床的に有効であることを強く示唆するものである．もちろん，不適合眼鏡ははずす．つまり，原疾患や背景にある炎症症状を改善することが基本的な治癒を導くことは当然であるが，何らかの炎症によって惹起されたコリや痛みに対して鍼や灸などの，**局所的な刺激が有効**であることを如実に物語っている．

　ただし，原疾患が持続する限り（不適合な眼鏡をかけたまま）においては一時的な効果にとどまることは当然である．この点が局所治療の限界の一つともいえる．

(2) 内臓体壁反射を介した選穴

　食べ過ぎや飲み過ぎなどの飲食の不摂生をすると背部つまり胃の後ろ側が張ってきて不快感を自覚することが経験される．胃潰瘍患者が背部痛や臀部痛を訴えることもしばしば観察される．こういった反応は内臓における炎症反応が体壁に投射されて生じたものであり，このような反応点への指圧やマッサージ，また，鍼刺激や施灸は症状の寛解に寄与することは良く経験されることである．

　腎兪穴は，腎の臓の働きと関連があり，何らかの異常があれば硬結，圧痛などの経穴現象が出現しやすい．

　排尿量をコントロールした状態で，無刺激コントロール群，腎兪刺激群，志室刺激群，夾脊穴刺激群，胃兪刺激群，大腸兪刺激群を設定し，10分間の置鍼刺激を行った後，50分後に採尿して排尿量を各群で比較した．その結果，無刺激コントロール群に比して腎兪刺激群で最も尿排泄量が増加することがわかった（**図2-41**）[2]．しかし，腎兪の内側の夾脊穴お

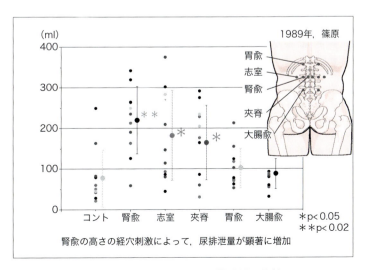

図2-41　鍼刺激による尿排泄量の比較

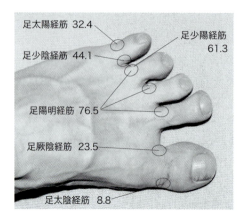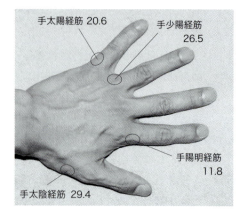

図 2-42 膝痛患者の圧痛分布

膝前面の疼痛を訴えた34例について滎穴または兪穴の圧痛の出現率（%）を示す．
足陽明経筋の頻度が高い．

よび外側にある志室刺激でも有意な尿排泄量の増加が観察された．これに対して，腎兪の2椎上の胃兪および，2椎下にある大腸兪への刺激では，尿排泄量はコントロール群と比して有意差は観察されなかった．このことは，腎兪穴が尿量を増加させる特異的な経穴であるというよりは，第2腰椎棘突起の高さにある経穴が尿排泄量を増加させる穴であることを示唆するものである．そして，わずか2椎上下にある経穴では，尿量に有意な変化を生じないことは非常に興味深い．

東洋医学的な観点から，腎の臓の働きに異常が生じた場合に尿量の減少のみならず種々の愁訴が出現するが，第2腰椎棘突起の高さに位置する夾脊穴，腎兪穴，志室穴への刺激によって尿排泄量に変化が見られるならば，腎の臓へ何らかの効果を及ぼしたものと考えることも可能である．このような意味において，**背部兪穴の反応およびそれに対する鍼または灸刺激は，五臓六腑の異常に対して有用**な診断および治療穴である可能性がある．

（3）経脈流注に基づく選穴

鍼灸医学における経絡学説によれば，身体を縦横に走る経絡によって身体の諸機能は維持されており，何らかの異常があればそれは経絡に反映される．そして，経絡上に出現した体表反応（いわゆるツボ：経穴）に対して鍼または灸による刺激を加えることによって治療を行うのが原則である．しかし，経穴の数は決して少なくなく，どの経穴を選択すべきであるかは，学問や経験に基づいて選択される必要がある．

筆者らは，膝の前面の疼痛を有する患者を対象として，手足の末端付近にある滎穴や兪穴の圧痛反応を調査した．その結果，足の第2・3中足指節関節の部分には77%の症例で圧痛が観察され，次いで第4中足指節関節部には61%に圧痛が観察された（**図 2-42**）[3]．一方，他の部位における圧痛出現頻度は低値を示すことから，膝の前面の疼痛（愁訴）と足の第2〜4指の指間にある経穴との間には密接な関連があると考えられた．これを経脈の流注でもって考察すると，第2，3指については関連が見られるも，第4指については関連は見出せない．一方，経筋の流注からこれを考察するときには，膝の前面の疼痛は内側，外側も含めてすべて足陽明経筋の流注するところである．さらに，足の第2〜4指はいずれも足陽明経筋の

流注に所属していることが『霊枢』経筋篇第十三に明記されている．したがって，膝の前面の疼痛を有する患者のほとんどが第2〜4指の経穴に圧痛が見られることは**経絡現象の一現象**として非常に重要な示唆を与えるものである．

さらに，無作為化比較対照試験（RCTトライアル）などによって，これら末梢の滎穴や兪穴への軽微な皮内鍼刺激によって，膝関節痛が有意に軽減することも証明されている．また，膝関節痛のみならず，足陽明経筋の流注は，股関節，腹直筋，顎関節などとも関連（流注）している．このことは，これらの部位の経筋病（動作時のつっぱり，ひきつり，痙攣，痛み）に対して，たとえ顎関節や股関節といった，足指とは遠くかけ離れた部位の運動時痛であっても，圧痛の顕著な経穴への刺鍼によって，十分治療可能であることを示唆するものである．

また，高橋らは上腕二頭筋の遅発性筋痛の作成前後において魚際穴及び後渓穴付近の圧痛閾値変化を観察した結果，遅発性筋痛完成時点では，魚際穴付近の圧痛閾値は有意に過敏になるのに対して，後渓穴付近の圧痛閾値は変化がないことを確認している．上腕二頭筋の遅発性筋痛が手太陰経筋病であるが，筋痛が完成した時点で治療穴である魚際穴が過敏になることは，いわゆるツボ現象が発現したものであり，筋肉痛は炎症部位単独の異常で終わらず，ルート上の末梢の経絡上の経穴部位にも異常（過敏反応）が出現することを示唆している．そして，これらの経穴への軽微な刺激が，筋肉痛自体を軽減することも確認している[5]．

これまで，経絡を使った治療効果についてあまり顕著な効果は報告されていない．しかし，経筋病に対して応用するときには，治療直後から顕著な症状の変化が観察されており，経絡の有用性を認識することが可能である．

動作時痛は経筋病であるが，このような場合には，滎穴や兪穴への軽微な刺激で十分鎮痛効果を期待できることが多い．しかし，だるさ，痺れ，違和感…といった症状は経筋病ではなく，経脈の病証である．このような症状に対しては関連する経脈上の反応の顕著な経穴を探索すること，経穴の反応（虚または実）に応じた刺激（補瀉）を与えることの2点が重要である．

(4) 証または穴性を考慮した選穴

急性の外傷，捻挫，打撲，オーバーユースによる筋肉痛などの経筋病は，疼痛局所への治療および疼痛部位と関連する末梢の滎穴や兪穴への刺激で鎮痛効果を期待しうる（経絡を考慮した選穴）．しかし，多くの症例では，臓腑・経絡の異常から経筋病を合併した症例が大半を占める．これらの症状の特徴は，症状がストレスや体調の変化によって大きく影響される，雨天や寒冷などの天候によって悪化する，抑鬱や易怒といった精神的な症状を合併することが多いのが特徴である．また，基本的なバイタルサインである食事，便通，睡眠にも異常をきたしていることが多い．

73歳の女性の症例（**図2-43**）であるが，左股関節痛を訴えて来院したが，さらに問診を進めると，膝痛，顎関節痛とともに，胸やけ，吐き気，背部痛，肩こり（肩のつまる感じ）などを自覚しているという[4]．結局，長年のストレスにより肝胃不和をきたし，それが治癒しないうちにストレスによって繰り返し悪化することから，足陽明経脈・経筋病を合併した状態であった．したがって，顎関節痛，股関節痛，膝関節痛は標（みせかけの症状）であり，これらの愁訴に対する積極的な治療を行ってもほとんど一時的な効果しか期待するこ

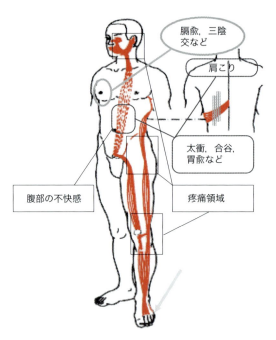

図 2-43 足陽明経筋図・証の重層（73歳・女性）
(1) 長年のストレスにより，しょっちゅう胃の不快感を自覚する（肝胃不和）：胸やけ，腹痛，嘔気，背部痛など
(2) 顎関節症，股関節症，膝関節症等を患う（足陽明経脈・経筋病）
(3) 乳房部にしこりができやすく，乳癌が心配（陽明経の湿痰・血瘀）
※ 種々の愁訴を訴えるケースでは，愁訴間に密接な関連があることが意外に知られていない．

とはできない．そこで，肝胃不和証に対して穴性を考慮して，太衝，合谷（疏肝理気）を瀉し，胃兪の瀉法によって胃をくつろがせることを主（本：おおもと，本態，本質）とした治療を行った後，陽明経脈・経筋病に対して患側の内庭，外・内庭，侠渓穴に対して皮内鍼刺鍼を行うことによって，症状が徐々に寛解した．結局，肝胃不和の治療を行わない限り，胃経上の愁訴は一進一退を繰り返すことになる．

　また，61歳の男性が左の尿管結石による疝痛発作をきたした．本来なら泌尿器科に紹介するところであるが，とりあえず治療して欲しいとのことで診察したところ，左下腿部腎経上に索状の緊張と圧痛が顕著であり，復溜から陰谷にかけてスジ張りが触知される．さらに，下腹部腎経及び前胸部腎経も索状の緊張と圧痛が顕著であり，左尺中の脈証もやや細数で微弦が見られる．以上から，足少陰経脈病（気滞血瘀）と判断された．そこで，足通谷を速刺速抜で瀉し，左の復溜と陰谷，兪府に切皮程度で置鍼をしたところ，5分くらいして，「先生，痛みが取れました！」とのことであり，その後1ヶ月くらいして，長径が9ミリ，短径が7ミリの角ばった結石が排石されたとのことであった．このことは，器質的な病変が生じた際にも経脈上に明確な索状硬結や圧痛が観察されるとともに，それらの経穴への鍼刺激が有効に作用した可能性が示唆される．

　東洋医学（鍼灸医学）の最も得意とするところは，証に応じた治療法にあるといえる．局所的な治療はそれなりに有効であるが，それは局所的な異常に対してのみ有用であって，他

に原因・誘因があって生じた場合は，根本を治療しない限り，一時的な効果しか期待しがたいことになりかねない．

　また，経穴は病的状態において発現するとされている．圧痛点は多数観察されるが，真に有効な治療穴を選ぶためには，局部・局所的視点，経絡的な視点，証および穴性による視点など，柔軟に選穴原則を駆使する必要がある．

(5) 肩こりのバリエーション

　肩こりといえども，種々の病態によって発現する．患者が「肩こり」を訴えたからといって，天柱，風池，肩外兪，肩中兪，天窓，天髎，肩井……といった頸肩部の経穴に対して漫然と鍼灸治療を行えばよいのではない．部位としては，後頸部，肩上部，肩甲部，肩甲間部に大きく区分することができる．そして，それらの部位によって東洋医学的な病態は異なっている．また，皮膚をつまんだり圧迫して気持ちがよいもの（虚）と痛みが強いもの（実）がある．それぞれの気血津液と虚実，臓腑と経脈・経筋を考慮して，診断・治療することが求められるのである（**図2-44**）．

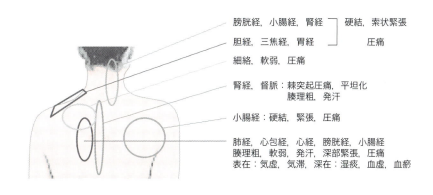

図2-44 肩こりのバリエーション

　もしも，ストレスが強く，常に肩上部が脹ったような重苦しくつまるような感じがあるとすれば，肝鬱気滞（かんうつきたい）によることが多い．このような場合，頸を動かしてもつっぱり感や牽引感はあまり感じることはなく，じっとしていてもつまるような苦痛を自覚する．肩上部の皮膚をつまむと刺すような痛みがあれば，ごく表層の気滞による症状であることがわかる．

　鍼治療は，全身的な気の巡りを良くするために，合谷，太衝，後渓などへの刺鍼で症状が改善することがある．局所的には，肩上部への浅刺での散鍼や小児鍼での擦過刺激が効果的であり，鍼治療による深刺は一時的な効果か逆に症状の悪化を招く場合があることに注意すべきである．

（篠原　昭二）

参考文献

1）尾崎昭弘：図解鍼灸臨床手技の実際．医歯薬出版，1994，pp272-275．

2）篠原昭二・ほか：腎兪刺鍼の尿排泄量に及ぼす特異作用に関する検討．全日本鍼灸学会雑誌，39（2）：242-25，1989．
3）篠原昭二：運動器系愁訴に対する経筋を応用した皮内刺鍼の有効性に関する臨床的研究．明治鍼灸医学，26：65-80，2000．
4）篠原昭二：誰でもできる経筋治療．医道の日本社，2005，pp131-134．
5）高橋信博：上腕二頭筋のDOMSモデルに対する遠隔部経筋治療の鎮痛効果．明治国際医療大学修士論文，2012，pp1-11．

◆14）経絡・経穴に関する新しい知見—発現する経絡・強力反応点—

　鍼灸医学において，経絡・経穴は重要であるとされている．大学において経絡経穴学を学び，また臨床において経絡が存在することを前提として，鍼灸施術を行えばある程度の臨床効果が得られることも体験してきた．しかし，経絡は存在するのかと自問するとき，経穴反応の一面（発汗・軟弱・陥凹などの虚の反応や緊張・硬結・膨隆などの実の反応）は，五感で感知することはできても，経絡は五感で感知することができないので，経絡は存在するのかそれとも存在しないのかどちらとも判断することができない，中途半端な状態が続いていた．

　現在まで経絡に関しては，ボンハン管・ボンハン小体学説を初めとして，丸山昌朗・長濱善夫の「経絡敏感人」，中谷義雄の「良導絡」，中国における「循経感伝現象」など，様々な研究がなされてきた．また鍼灸臨床においても，経絡は常に存在すると考える伝統派と，経絡は存在しないと否定する近代派との2つの意見に分かれている．日本における鍼灸師の過半数以上は否定的であり，“経絡”について基礎的にも臨床的にもいまだ十分に解明されているとは言えない．

　第二次世界大戦後，鍼灸界において「経絡論争」が巻き起こり，肯定派・否定派に分かれ，経絡存在の有無が論争された．その当時，間中喜雄が「経絡という概念は将来，従来否定されてきたような意味で否定されるべきものでなく，また経絡肯定論者があると考えているような意味で存在するものでもないというような日が来るのではあるまいか」と示唆的な見解を述べており，『体の中の原始信号』において「X-信号系」仮説を提出している．

　間中理論をさらに発展させ，「湯液・鍼灸作用同一論」を提唱している有川貞清は「経絡は存在するものではなく，陰気滞または陽気滞（印気のベクトル異常：第4章Ⅲおよび第5章Ⅴ参照）を消去させようとして**現れる**ものである」と見解を述べている．この2人の学説を知ったとき，長年疑問であった経絡をどのように捉えれば良いかといった問題が解決した．

　経絡とは，古典に記載されているような正経十二経・奇経八脈などが常に存在しているのではなく，自然治癒過程において，病態・気滞に応じて生体に発現するものである（**図2-45**）．それを認知するためには，五感とは異なるが，誰もが有する印知感覚を再獲得すれば印知・認知することができるのである（第1章参照）．さらに，経絡に伴って発現する反応点は，1対の灸点〈＋点〉，禁灸点〈−点〉の2種類の強力反応点に鑑別することができる．その反応点に適した信号（鍼施術の場合，鍼の方向・角度・深さの3つが重要）を与えることにより，発現していた有川反応点・経絡は消失する．このように治癒過程の障害となる気滞の解消に努め，自然治癒力が最高の状態で発揮されるように，生体反応に則した

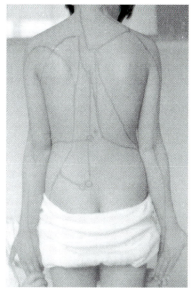 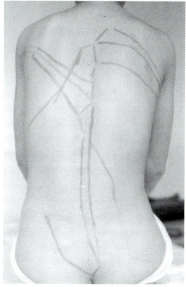

図 2-45　体表に発現した経絡および強力反応点
ポビドンヨード液で生体に描写（写真提供：有川貞清）

施術をすることが，鍼灸医学・医療の真髄と考える．

（渡邉　勝之）

参考文献

1 ）有川貞清：始原東洋医学．高城書房，2008，pp185-188．
2 ）間中喜雄，板谷和子：体の中の原始信号．地湧社，1990，pp55-74．

II　わが国における鍼灸治療の実際

◆1．経絡治療

◆1 ）経絡治療の成立

　明治新政府による医療制度の洋方化政策によって，鍼灸・漢方医学は衰退の道をたどる危険性があった．一方，柳谷素霊らの「古典復興運動」により，ツボ治療から一定のシステムをもった治療体系構築の気運が高まった．その成果は，1940年頃京都で行われた講習会において「経絡的治療」として創造され，広く発表されることになった．脈診を中心として診断（証を決定）し，証に従った治療法則に基づいて選経・選穴するものであり，診断から治療までの一貫した治療システムとして創作され，喧伝された[1]．

　その特徴は，あらゆる病証を12経絡の虚または実証に帰納するものである．そして，脈診を中心とした診察法によって東洋医学的な診断を行うことのできることが第一の特徴である．さらに，診断が行われると，証に基づいて治療法が導き出せることが第二の特徴であ

る.

　たとえば，肝虚証と診断されたなら，難経六十九難の法則（虚すればその母を補う）により，陰谷穴，曲泉穴が治療穴であると導き出すことができる.

　このような脈診を中心とした新しい診断・治療システムがここに誕生したことになる.

◆2）脈診による診断

　診察法としては，手の寸口部の橈骨動脈の拍動部位を寸口，関上，尺中に分け，さらに深さを浮（浮位：軽く指を当てた位置：挙），中（尋），沈（沈位：圧をかけて沈めた位置：按）に三分して，それぞれ臓腑（経絡）を配当した六部定位脈診（または三部九候脈）を行う．そして，沈位で五臓（六臓），浮位で六腑の異常を判断するのである．浮と沈の中間を中脈とし，胃の気（正気）の状態を反映すると考えた.

　脈診では，脈の強く触れるものを「実」，弱いものを「虚」と判断し，六部のいずれの部位が顕著であるかを判断することによって，12経絡の虚または実証を判断することができる.

　なお，虚実の判断は人，流派などによって異なる傾向があり，筆者らが行った調査（全日本鍼灸学会鍼灸診断法班）においても，脈力の強弱，指に対する反発力の強弱，脈幅の大小など，その基準は必ずしも統一されたものではないのが現状である[2].

◆3）脈診のランク

　経絡治療学会では，脈診の臨床的な位置づけについて整理している．それによれば，以下のような分類がある[3].
(1)　初級：脈差が分かる.
(2)　中級：祖脈が分かる.
(3)　上級：脈状が分かる.
(4)　最上級：脈位脈状が分かる.

(1) 脈差診

　左右の寸，関，尺の六部には，それぞれ臓腑配当が決められている．したがって，それぞれの脈診部位において虚実などの脈の判断を行うことによって，どの臓腑（経絡）に異常があるかを，脈を診るだけで認識しうる点が最も特徴的なことである．初期の経絡治療では，この脈診法が強調されてきた傾向がある．初心者でもすぐに取り入れることができること，また，脈証が決まればそれに応じた治療穴が導き出せることが最大の理由である.

　なお，熟練した鍼灸家は，浮沈（臓腑）ともに判断するようであるが，一般的には，五臓の異常を判断することが強調されてきた.

　六部における臓腑配当を前提として，左手の関上（肝）と尺中の脈（腎）が弱い（虚）場合は，「肝虚証」と判断し，左手の寸口と右手の関上が弱い場合（虚）は脾虚証，右手の寸口と関上が弱い場合は肺虚証，右手の寸口と左手の尺中が弱い場合は腎虚証と判断する（図2-11，p77参照）．このように，連続する2経の虚または実の脈を判断し，虚証の場合は

母子関係の子の虚証と診断し，実証では母子関係の母の経の実証と診断した．その理由は，『難経』六十九難の治療原則である「虚すればその母を補し，実すればその子を瀉す」という原理を当てはめるには，連続する2経がともに異常を呈することが前提となるからである．そして，虚証の場合は，連続する2経の母子関係から，母の経の母の穴と子の経の母の穴を治療穴と定めてきた．

たとえば，肝経，腎経の2経が虚していると判断すると，証としては，子の経の虚証と命名することから，子である肝経の虚証つまり肝虚証となる．治療穴は，母の経（腎）の母の穴（水穴）である陰谷穴と，子の経（肝）の母の穴（水穴）である曲泉穴を補えばよいということになる（**表2-43**）.

このような脈診結果から，治療すべき経穴および治療すべき経絡を認識しうる方法は，画期的なことといえる．一方，種々の問題点も指摘されている．

(1) 証は，陰主陽従の考えにより，陰経の病が中心であり，また「腎に実なし，心に虚なし」といった考えも含めて，肝虚証，腎虚証，脾虚証，肺虚証の4系統に帰納される．このことは，非常にラフな病態分類といわざるをえない．あらゆる病証に対して，4つのいずれかのみで治療しうるのであれば，これほどすばらしいことはないが，本治法のみで治療効果を期待しえないとすれば，問題がある．

(2) 「肝虚証」という表現は，肝の臓腑の異常なのか，肝の経脈の異常なのか，臓腑と経脈の病態への関わりが判然としない．これは病証学の発展がみられなかったことに起因する．

(3) 治療穴では，『難経本義諺解』において，滑白仁は「肝虚証の場合の治療穴は，曲泉穴である」と指摘し，これに対して岡本一抱は，「虚している経絡の穴を補っても治療効果は期待できないことから，陰谷穴を治療穴」としている．そして，経絡治療においては，

表2-43 五行要穴表

	陰経	井木穴	滎火穴	兪土穴	経金穴	合水穴	原穴
木	肝経	大敦	行間	太衝	中封	曲泉	太衝
火	心経	少衝	少府	神門	霊道	少海	神門
土	脾経	隠白	大都	太白	商丘	陰陵泉	太白
金	肺経	少商	魚際	太淵	経渠	尺沢	太淵
水	腎経	湧泉	然谷	太渓	復溜	陰谷	太渓
相火	心包経	中衝	労宮	大陵	間使	曲沢	大陵

	陽経	井金穴	滎水穴	兪木穴	経火穴	合土穴	原穴
木	胆経	足竅陰	侠渓	足臨泣	陽輔	陽陵泉	丘墟
火	小腸経	少沢	前谷	後渓	陽谷	小海	腕骨
土	胃経	厲兌	内庭	陥谷	解渓	足三里	衝陽
金	大腸経	商陽	二間	三間	陽渓	曲池	合谷
水	膀胱経	至陰	通谷	束骨	崑崙	委中	京骨
相火	三焦経	関衝	液門	中渚	支溝	天井	陽池

曲泉穴と陰谷穴の2穴が治療穴として普及してきた．しかし，肝経と腎経の異常と考えるのであれば，これらの2経上の経穴の反応を調査したうえで異常のある穴であればどこでも治療穴とすべきではないか，といった考えも当然指摘される．

(4) 脈証に対する基本的な治療穴の補瀉によって脈診に改善がみられたなら，それでもってあらゆる病証が治癒するのかどうか，他に追加すべき治療穴は必要なのかどうかも問題である．主要な矛盾が脈で説明できるのであれば，脈診結果の改善でもって，治癒と見なすべきであるが，実際は，脈診を整えるための本治法と，主訴，愁訴に対する局所も含めた多くの治療穴（標治法）が行われてきたのが実際であり，これらの指摘に対する回答は，用語（本治・標治）の概念規定を拡大したにとどまる印象がある．

(2) 祖脈診

祖脈は，浮・沈，遅・数，虚・実の6種類の脈を弁別する方法であり，脈診の最も基本的な見方である．浮・沈の中の浮脈は，脈診部位に軽く指を載せた段階で脈が触れ，沈めていくと触れなくなるもので，表に病があることを示す．逆に，軽く指を載せてもほとんど触れず，沈めていってはじめて脈動が触知されるものを沈脈という．病が裏（臓腑および経脈）にあることを示す．

遅・数は脈の速さを判断するものであり，一息（一呼吸）に5至（または6至）以上拍動の触れる場合を数脈と判断し，主として熱証を疑う．また，3至以下の場合は遅脈と判断し，主として寒証を疑う．

虚実の判断は各流派や見る人によってその判断基準が異なる傾向がみられるが，おおむね，脈力がある，指に対する反発力がある，強く押さえても容易に押しつぶされないなどの場合を実脈と判断しているようである．これに対して，脈力が弱く，反発力が弱い，すぐに押しつぶされて触れないなどの場合を虚脈と判断する傾向がある．

三部（寸，関，尺）ともに共通してみられる場合は，全身的な異常として判断することになるが，六部定位それぞれの位置で判断したものが「脈差診」となる．

(3) 脈状診

寸口，関上，尺中の三部を通じて，脈の打ち方（脈状）を判断することは非常に重要であり，祖脈であげた「浮・沈」，「遅・数」，「虚・実」の判断も脈状診の一部である．

脈状の種類には，七表，八裏，九動脈など，24脈状をはじめ28脈など，種々の説明が行われている．そして，それぞれに応じた病証が規定されている．脈状を正確に判断することができただけで，病態を正しく認識することが可能であり，また，それに応じた治療を行い，脈状がよい方向に改善すれば，それでもって治療を終了することができる．

しかし，24脈あるいは28脈の理解と実践認識は非常に困難であるとされてきた．また，脈診結果は指の感受性と感じ方，その表現（判断）は種々であり，簡単に伝承できるわけではない．したがって，本を読むだけでは理解しがたい内容を多く含んでいることから，手から手への技術の伝承が不可欠でありながら，そういった施設や機関が極めて少ないのが現状である．

表 2-44 『難経』四難の脈法

左　手	部位	右　手
浮大散	寸口	浮渋短
沈牢長	関上	中
沈めて軟，浮かべて実	尺中	

（4）脈位脈状診

　経絡治療学会において，最上級と定義された脈診法であるが，『難経』の第四難，第五難を合わせて六部の正常な脈状を基準にして，異常を判断する脈診法といえる（**表 2-44**）．

　たとえば，左右の寸口は浮脈であるのが正常とされているが，もしも右寸口に軽く指を乗せて脈が触れず，少し沈めてはじめて触知しうる場合には，肺の陽気の不足と考えることができる．また，左の関上，尺中は沈脈が正常とされている．もし左の尺中に軽く指を乗せて拍動が触知され，沈めていくと脈が消えてしまう場合は浮脈と判断されるが，このような脈の場合は腎の陰虚を疑うことができる．

　また，六部の脈状を見ることによって，五臓にどんな病態が生じているかも知ることができる．たとえば，度重なるストレスによって肝の疏泄作用が失調すると同時に脾・胃に悪影響を及ぼしているような症例では，左関上はやや浮で沈めると無力となり，逆に右関上には微弦を呈する場合が少なくない（中医学でいう肝胃不和もしくは肝脾不和）．このように，六部それぞれの正常な脈状から，どこがどのように異常な脈を呈しているのかを察知することによって，病位や病状をトータルに把握することができる点が非常に有用といえる．

（5）経絡治療の証

　六部定位脈診，なかでも脈差診を主体とした証判断においては，当然六部における五臓もしくは六腑の虚または実証が診断結果となり，かつては肺虚証，肝虚証，胃実証…といった証が基本的に立てられていた（**表 2-45**）．

　一方，中医学（八綱，臓腑弁証など基礎理論）の国家試験制度への導入により，徐々に中医学理論が普及すると同時に，日本伝統鍼灸学会（旧・日本経絡学会），経絡治療学会などにおいても証に関する検討が積極的に行われるようになった．その結果，従来の肝虚証，腎虚証といった表現から，虚実・寒熱の概念まで踏みこんだ証概念が提出された．

　ここでは，単なる肝虚証ではなく肝虚熱証，肝虚寒証などのごとく，その病態から虚実と寒熱が組み合わされている．その 1 例を肝虚熱証で示す（**表 2-46**）．

　ここでは，望診から得られる情報として，結膜が青い，眼光が鋭いなどの病症とともに，聞診情報として甲高い声，怒りやすい，アブラ臭い体臭，問診事項では，春に不調，易怒，多夢，寒熱往来，痛み，引きつりなど．切診情報としては季肋下部，側腹部，鼠径部の緊張・圧痛，左関上・尺中は沈位で虚などが典型的とされている．脈診の記述をみても，左関上と尺中を重按（沈めて）してみると虚（弱い）であるとしている．

　このような場合の治療穴は，陰谷，曲泉の補法を行えばよいが，脈診および治療のバリエーションについても細かな記述が随所にみられるようになった[4]．

表 2-45 経絡治療の主要病証

肝虚熱証	脾虚熱証
肝虚寒証	脾虚陽明経実熱証
肺虚陽経実熱証	脾虚胃実熱証
肺虚寒証	脾虚胃虚熱証
肺虚肝実証	脾虚寒証
腎虚熱証	脾虚肝実熱証
腎虚寒証	

表 2-46 経絡治療における主要病証

肝虚熱証	望診	聞診	問診	切診	基本治療穴
	結膜が青い 眼光が鋭い	甲高い声 怒りやすい アブラ臭い	春に不調，易怒，多夢，寒熱往来，痛み，引きつり	季肋下部，側腹部，鼠径部の緊張・圧痛，左関上・尺中は沈位で虚	陰谷，曲泉の輔

◆4）経絡治療を取り巻く諸問題

　経絡的治療は日本に深く浸透はしたものの，鍼灸臨床のメインシステムとして受け入れられるまでには到らなかった．その理由は，第一に脈診という診察法を重視したことである．脈診自体が技術的（官能）要素を多分に包含したものであり，脈診ができなければ診断ができないという潜在的な問題点と，術者の感覚の個人差が指摘される．

　第二に，診察から治療までのシステムはあるものの，それらを包括する東洋医学の論理システムが体系化されなかったことである．『鍼灸病証学』（本間祥白）[5]の発刊による病証学の導入・確立の試みも行われたが，経絡治療自体が診断の根拠を「12経絡の虚または実証」に限定してしまったことから，以後の学問的展開を阻害する結果を引き起こすことになった．近年，経絡治療家を中心として構成されている日本経絡学会が，名称を伝統鍼灸学会と改名した背景もこの点にあると思われる[6]．そして第三の問題は，経絡経穴を診断・治療のメインシステムとして位置づけたにもかかわらず，「経絡」「経穴」に関する文献的・学問的検討ばかりでなく，科学的研究までが十分に行われなかったことである．特に，1952年頃以降，「経絡論争」としてしばしば誌上を賑わすこととなったが，十分な成果がえられたとはいえない[7]．

　経絡論争以後，経絡を客観的に実証しようとする研究と経絡以外に鍼灸医学の基礎を確立しようとする研究が盛んとなった[8]．前者の実証的研究については，電気抵抗の変化（良導点）[9,10]，皮膚インピーダンス（皮電点）[8,10]，皮膚の局部的な電位差（差電点）[10,11]，皮膚の熱感の左右差（知熱感度測定）[12]，鍼の刺鍼抵抗の変化（タノミメータ）[8]などの研究が行われ，また，解剖学的な研究（ボンハン学説[13]，グロムスなど[14]）ならびに生理学的な研究（侵害受容器：ポリモーダル仮説）[15,16]などが発表されるに到った．そしてリーの視床説[17,18]にいたって初めて経絡の本態ではないかといわれるところまできたものの，おおか

たの同意を得るまでには到っていないのが現状である.

　後者の経絡以外に鍼灸医学の基礎を確立しようとする研究としては，1955年頃，中谷義雄が良導点から出発して良導絡療法として診断から治療までのシステムを考案した．体表面の皮膚の電気抵抗を網羅的に測定したところ，経絡に類似した絡状の電気抵抗低下点があり，これを良導絡と命名した．さらに，手関節および足関節部にある12カ所の原穴相当部位（代表測定点）の電気抵抗を測定することによって，異常良導絡を知ることができる．異常に興奮（実）あるいは抑制（虚）した良導絡の興奮点（母穴）および抑制点（子穴）への刺激により，良導絡の異常を調整できるとするものであり，経絡治療と相似したシステムであるが，後者が脈診という非常に主観的情報を指標とするのに対して，機械的に測定した電気抵抗というデジタル情報を指標とする点で客観性があるのではないかと考えられた．しかし，あまりにも経絡と類似しているにもかかわらず，あくまでも経絡とは呼ばずに良導絡と呼称し，治療原則も東洋医学の理論（『難経』六十九難）に依拠すること，また，直流電流負荷による測定であることから，測定上の問題（皮膚のパンク現象）があることなど，客観性を疑問視する指摘がある[19,20]．しかし，これらの疑問に対する明確な回答が出されていないのが現状である.

　さらに，1960年頃になると，鍼灸臨床の方法論として現代医学的な病態を明確にして，病態に応じて治療点を選択するといった方法が提唱されるようになってきた．本法は主として運動器疾患や眼，耳，鼻といった器官の診断・治療に有用であり，教育機関でも統一した教育を実施しやすいという利点から，非常に注目された方法である．もともとは皮電点を計測して内臓疾患を予測しようとしたものであるが，計測における煩雑さや不確実さ，さらには高度な画像診断技術の進歩などによって，徐々に省みられなくなった[8]．しかし，日本針灸皮電研究会が現代医学的な観点から病態を把握しようとして，種々の症候に対して検討（疾患別専用カルテの作成と症例集積の呼びかけ）を進めてきた結果，今日の鍼灸臨床の半数以上がいわゆる現代派と呼ばれる人たちで占められるようになったことは，特筆すべきことと思われる.

　また，経絡治療グループの中から，臨床的事実の統計的観察を重視するという（いわゆる推計学派）[21]グループが生じたが，最終的には現代派のグループに所属するものと考えられる.

　このような現代派の台頭によって，鍼灸医学の診療システムは大きく，古典派と現代派とに二分されることとなった．なお，1955年頃に新制中国では，伝統的な医学を尊重する立場から，いわゆる中医学を確立することとなった[22,23]．これによって，一流一派でバラバラであった医学が，ある程度の統一をみることによって，大学教育に乗せることが可能となり，伝統医学をさらに発展普及することとなった．そして，中国で執筆された中医学文献が大量に輸入されるにおよんで，日本においても中医学の一派が徐々にではあるが確実に浸透することになる.

　一方，診断および治療は明確であるとしても，内科系愁訴や不定愁訴などでは病態把握を行うことは非常に難しい．したがって，痛みなどの愁訴が限局した症状に対しては有用である反面，症状が全身的に及ぶような場合や自律神経の異常が推定されるような病態などでは診断ができないことになり，自ずから制約をもつことになる．したがって，現代派といえどもすべての疾患や症候に対して現代医学的な観点からのアプローチをしていたわけではな

く，自律神経の異常を主とするような病態では，伝統的な診断・治療方法も併せて行っていたようである．

　以上，経絡治療について，初期の治療システムから，最近の治療方式について要約した．日本鍼灸医学においてまとめられた内容はこれまでの方式と比して格段の進歩を遂げたと思われる．一方，肝の病証が肝虚熱証と肝虚寒証が中心であり，中医学に記述される肝鬱気滞，肝血虚，肝陽上亢，肝火上炎…といった病態は，そのバリエーションとしての位置づけしか与えられていない．その理由は，あくまでも虚証をベースとした概念が前提にあること，臓腑よりも経絡に重きを置いた（六部の配当）概念が重視されていることが背景にあると考えられる．

　しかし，熟練した経絡治療家はこういった方式において難病を治することは事実であり，診断情報とも結びついた，より一層の病証学の進展が期待される．

（篠原　昭二）

参考文献

1 ）上地栄：昭和鍼灸の歳月．續文堂，1985．
2 ）西條一止，熊澤孝朗・監修：鍼灸臨床の科学．医歯薬出版，2000，pp3-28．
3 ）経絡治療学会・編：日本鍼灸医学−経絡治療・基礎編−，1997，pp174-203．
4 ）経絡治療学会・編：日本鍼灸医学−経絡治療・臨床編−，2001，pp33-36．
5 ）本間祥白：鍼灸病証学．医道の日本社，1973．
6 ）島田隆司，村田渓子・他：日本経絡学会から日本伝統鍼灸学会へⅡ．日本伝統鍼灸学会誌，24（2）：68-83，1997．
7 ）米山博久：現代日本の針灸の動向．現代日本の針灸，医道の日本社，1975，pp18-19，pp23-24，pp24-26．
8 ）中谷義雄：良導絡自律神経調整療法．良導事業本部発行，1977，pp12-34．
9 ）木下晴都：針灸学原論．医道の日本社，1977，pp76-77．
10）芹沢勝助：最近 5 年間における針灸臨床研究成果とその考察．東洋医学研究集成Ⅱ，医歯薬出版，1979，pp143-168．
11）赤羽幸兵衛：知熱感度測定による鍼灸治療．医道の日本社，1954，pp1-137．
12）長濱善夫：針灸の医学．創元医学新書，創元社，1956．
13）山下九三夫：鍼灸の科学化．全日本鍼灸学会雑誌，34（3・4）：171-173，1985．
14）熊澤孝朗：ハリ麻酔の作用機序について．臨床生理，8：413-419，1978．
15）川喜田健司，岡田薫：ポリモーダル受容器の感作．鍼灸最前線，医道の日本社，1997，pp26-27．
16）Tsu-Nin Lee：Thalamic neuron theory classical acupuncture. *Amer. J. Acu*, 6：273, 1978.
17）高木健太郎：鍼灸と現代医学．日良自律誌，10（11）：1-12，1984．
18）山下九三夫・ら：東洋医学の測定器の比較検討．厚生省特定疾患調査研究班研究業績集，1984，pp505-510．
19）川喜田健司：皮膚の低電気抵抗点に関する文献的，実験的考察．全日本鍼灸学会雑誌，31（4）：401-412，1982．
20）張明澄：中国漢方の歴史．久保書店，1974，pp228-247．
21）日中共同編集：針灸学基礎篇．東洋学術出版社，1996，pp2-5．

◆2. 近代的鍼灸治療

◆1）物理療法的鍼灸療法

（1）現代医学的な病態把握に基づいた鍼灸治療

　鍼灸を用いた治療法には，中医学的理論や経絡理論を応用した方法，いわゆる東洋医学的な病態把握に基づいた方法がある．しかし，近年，東洋医学的な考え方とは異なる鍼灸治療として現代医学的な病態把握に基づいた方法が急速に発展してきた．

　東洋医学的な病態把握とは「証」を導くことであるのに対し，現代医学的な病態把握とは病名を知り，医科学的に症状発現の原因を探ることである．東洋医学的な考え方による治療法は身体全体の変調を捉え，その変調を整えることにより症状の改善を導くものである．**現代医学的な病態把握に基づく治療法**とは，出現した症状の医科学的な根拠に基づいて「鍼灸刺激」を行い，鍼刺激，あるいは灸刺激の**生理学的な作用を利用して症状の改善を導く**治療法である．病態把握および治療における両者の視点は大きく異なる．

　現代医学的な病態把握に基づいた鍼灸治療は，治療手段を鍼刺激あるいは灸刺激とすることにより，物理刺激（物理療法）の一つとして捉えている．このことの意義は大きい．というのは，物理刺激が生体に及ぼす影響に関しては多くの分野で研究がなされ，鍼と灸を物理刺激として捉えることにより，それらの莫大な研究成果を応用することができ，現在までにある程度のエビデンス（治療に対する根拠）を得るに至った．

　しかし，現代医学的な病態把握に基づいた治療は，良い面だけではなく，いくつかの欠点や限界もある．その一つとして，症状が発現している理由が明確であっても，その原因に対して鍼刺激あるいは灸刺激が影響を及ぼす事象がない限り，効果を期待することはできない．言い換えれば，症状が出現する理由に対して，鍼刺激，灸刺激が影響するという事実がない限り，その患者に対処することが難しいということである．二つ目は，病態局所に限局して診察・治療を行うことである．鍼灸を含めた東洋医学の良い点の一つとして，疾患を病態局所の変化として捉えるのではなく，身体全体の変調による一部分症状として捉えるという診かたがある．現代病といわれる疾患などが増加しつつある今日において，現代医学分野においても疾患を把握するに際し，局所の症状ばかりでなく身体全体を診る必要があるという考え方に変化しつつある現在，現代医学的病態把握に基づく鍼灸治療はやや逆行しているようにも見受けられる．しかし，現代医学が局所だけでなく，身体全体を診ていく必要性に至った理由は，病態局所の変化がかなり理解され，その次のステップとしてなし得たことである．鍼灸医学に関しては，鍼刺激，灸刺激の局所的な反応の解明がある程度進んだというものの，いまだ明確にされていないのが現状であろう．そうであれば，まず，鍼刺激，灸刺激を物理刺激の一つとして捉え，ほかの物理刺激の知見を参考にすることは，今後の鍼灸医学の発展にとって非常に重要なことである．

(2) 物理療法の概要

物理療法は理学療法において，運動療法とともに相互に補完しながら発展してきた二大治療技術の一つである．現在行われている物理療法としては，温熱療法，寒冷療法，電気療法，光線療法，水治療法，牽引療法などがあげられる．物理療法が今日に至るまで大きく発展してきた理由として，臨床分野での症例の積み重ねはいうまでもないが，基礎科学や基礎医学としての，物理学，電子工学，生理学などに支えられてきた事実は大きい．この分野が明確に体系化されたのは1920～1960年代であるが，その後も大きな発展をなし，経皮的末梢神経電気刺激法，高圧電気刺激法，骨電気刺激法などの電気療法，極低温空気を利用した冷却治療，極超短波療法，超音波療法などの治療機器の開発が進み，優れた治療成果をあげている．

i 温熱療法

温熱療法に用いられる熱はその伝わり方から，伝導熱，放射熱（輻射熱），エネルギー変換熱に分けられ，伝導熱にはホットパックやパラフィン浴，放射熱には赤外線，エネルギー変換熱には超短波，極超短波を利用した療法がある．

いずれも温熱作用による生体の組織温の上昇，血管拡張，鎮痛，痙性の減弱などの効果が考えられている．伝導熱や輻射熱は皮膚表面の温度上昇効果が高く，エネルギー変換熱は深部温度の上昇効果が高いとされている．こうした作用の違いに基づいて，各種温熱療法が使い分けられている．

ii 寒冷療法

寒冷療法は熱の伝導形態により，伝導冷却，対流冷却，気化冷却に分けることができる．伝導冷却を利用したものにはコールドパック，アイスパック，アイスマッサージ，対流冷却には冷浴，気化冷却にはフルオロメタンを用いたスプレー冷却法があげられる．また，今日では液体窒素の気化熱を利用して-180℃に空気を冷やし，これを除湿して患部に噴射する極低温療法（クライオセラピー）が開発され，関節リウマチ患者などに大きな成果をもたらしている．

冷却療法は身体局所を冷却することにより，温熱刺激とは異なった機序で，循環系，代謝系，神経・筋に影響を及ぼし，血流の改善，鎮痛，消炎作用などの効果があると考えられているが，作用機序に関しては議論も多く，その理論は明確ではない．

iii 光線療法

光線療法としては，紫外線療法とレーザー療法が現在行われている．

紫外線は可視光線とX線との間にあって，波長は1,800～3,900Å（オングストローム）に分布する電磁波である．紫外線の殺菌作用，抗くる病作用，肉芽形成促進作用*を利用して，皮膚の感染症，真皮が正常状態に回復する際に生じる一過性の皮膚剥脱や，肥厚を伴う

---

*肉芽：増殖の盛んな若い結合組織で組織が損傷を受けたとき，その局所の修復に重要な役割を演ずる．

非感染性皮膚疾患，あるいはカルシウム代謝の活性化に応用されている．特に抗生物質にあまり反応しない褥瘡（じょくそう）に対してその意義は大きい．

　レーザーはその熱作用，光化学作用を利用して医療の先端技術に応用されているが，物理療法では100mW以下の低出力レーザーが用いられる．低出力レーザーの熱作用，光化学作用，圧作用，電磁界作用により，血流の改善，酵素活性の亢進，血管の再生促進などを促し，生体活性化，創傷治癒促進，鎮痛などの効果をあげることができる．しかし作用機序はいまだ明確にされていない．

iv　水治療法

　水治療法の定義は曖昧であるが，目的は身体に主に温度刺激を与えることである．空気に比べて水は熱伝導性が高いため，水が媒体として使用される．具体的には，ハバードタンク，泡沫浴，圧注法，渦流浴，寒冷浴，薬湯などの方法があり，その温度刺激に機械的刺激や化学的刺激を加える．

　水治療法では，温熱・寒冷作用，浮力による作用，静水圧による作用，動水圧による作用，精神作用があり，血流改善，筋緊張の緩和，鎮痛を目的に使用されている．

v　電気療法

　電気療法は低周波，中周波の電磁波を用いた刺激療法が発展し，現在では経皮的末梢神経電気刺激法，高電圧刺激法，干渉電流刺激法，機能的電気刺激法，骨電気刺激法などの治療技術が開発されている．かつては，ファラディゼーション，ガルバニゼーションといった感応電流療法や平流療法が主に用いられていた．

　経皮的末梢神経電気刺激法，高電圧刺激法，干渉電流刺激法は，刺激周波数や電圧あるいは電極の扱い方が異なり，それぞれの適応を持っているが，基本的には疼痛抑制，血液循環への影響，潰瘍・創傷の治癒促進などへの効果が考えられている．

　干渉電流刺激法はその特性から，表在筋より深部筋への刺激効果が大きいため，目的筋の筋力強化としても期待されている．

　機能的電気刺激法は末梢神経が温存され，中枢神経が障害された場合に生体機能の再建を目的とした電気刺激法である．

　骨電気刺激法は遷延治癒骨折（骨癒合が長くかかる）に対して行われる方法であり，陰極刺激は仮骨形成（仮骨；骨折後の治癒過程として生じる線維骨と軟骨からなる組織）を促進することが知られている．

vi　牽引療法

　牽引療法は物理療法のなかでも機械的刺激療法に分類され，歴史は古くヒポクラテスの時代に遡るとされている．現在行われている牽引療法は，頚椎，腰椎の介達牽引（直接的に骨を牽引する直達牽引と異なり，皮膚に牽引力を働かせる方法）であり，治療効果としては，椎間板内圧の減少，椎間関節の離開，椎間孔の拡大，脊柱周囲組織の伸張による循環改善，痙縮筋の弛緩などが考えられている．機械的刺激療法には牽引療法以外にマッサージや持続的他動運動訓練が含まれ，その訓練は治癒の促進や拘縮（関節包や靭帯を含めた軟部組織が関係した関節の運動制限）を予防することで，関節手術後のリハビリテーションを完全かつ

効果的にし，入院期間を短縮させた．

（3）物理療法としての鍼灸治療の実際

　物理療法は現代医学的な病態把握に基づき，主として疼痛の抑制，組織修復の促進を含めた組織循環の改善，緊張筋の緩和作用を目的として行われる．東洋医学的な病態把握に基づき，証に従い，穴位（経穴）作用をもって治療する鍼灸治療を東洋医学的鍼灸治療とするならば，**現代医学的な病態把握に基づき，主として疼痛抑制，組織修復，組織循環の改善，緊張筋の弛緩作用を目的として行う鍼灸治療**は物理療法としての鍼灸治療と捉えて問題はないと考える．

　物理療法は主に運動器系疾患に対して用いられているが，物理療法としての鍼灸治療も主として運動器系疾患に用いられている．本項では現代医学的病態把握に基づく鍼灸治療について，鍼灸治療院に来院する頻度も高く，比較的難治性である腰部脊柱管狭窄症を例にあげて解説する．

（4）腰部脊柱管狭窄症を例にあげて

i　腰部脊柱管狭窄症に対する鍼灸治療の目的

　腰部脊柱管狭窄症は骨性因子，椎間板因子，靭帯因子などによって脊柱管の狭小をきたし，その中に存在する馬尾や神経根が圧迫されて下肢に痛みやしびれといった障害をきたす疾患であり，その特徴は馬尾性間欠跛行である．

　馬尾性間欠跛行は，ある一定距離を歩行すると下肢の痛み，しびれ，脱力などが出現し，歩行が困難となり，しばらく休憩すると再び歩行が可能となる症状で，連続歩行可能距離が極端に短くなると日常生活に大きな支障をきたす．これは脊柱管の狭窄によって馬尾が圧迫され阻血状態になっているところに，歩行という下肢筋の活動に呼応して要求される支配神経の酸素消費の増大が生じ，さらなる酸素要求に対応できなくなり発症すると考えられている．

　つまり，**脊柱管狭窄症による馬尾性間欠跛行は，馬尾を含めた坐骨神経の血流低下が原因**と考えられ，**鍼灸治療の目的は坐骨神経血流の改善である**．

　現在筆者らは，この目的を達成するために症状の程度に応じて，基本的には3つの方法で治療を行っている．この治療法を確立するために臨床試験と動物実験が行われている．

ii　障害高位傍脊柱部刺鍼

⑴　傍脊柱部刺鍼がラットの坐骨神経血流に及ぼす影響

　夾脊穴刺鍼の坐骨神経血流に及ぼす影響を調べる目的で雄性ラット13匹を使用し動物実験を行った．ラットの片側の腰部（L6近傍）に鍼刺激を行い，鍼刺激側と同側の坐骨神経を大腿部で露出し，レーザードップラー血流計にて血流の変化を計測し，同時に血圧および心拍数を記録した．1匹のラットに4～8回刺激を行い，13匹に対して合計で58回刺激を行った．その結果，腰部鍼刺激による坐骨神経血流の変化は多様であり，刺激前（control時）の測定値の標準偏差を算出し，その2倍（2S.D.）以上鍼刺激中に変化のあったものをそれぞれ増加群，減少群とし，2S.D. 未満のものを無変化群とした場合，増加群が58刺激

中33刺激（約57％），減少群が58刺激中12例（約21％），無変化群が58刺激中13刺激（約22％）であった．

(2) 障害高位傍脊柱部の鍼治療の臨床的効果

脊柱管狭窄症と診断された患者10名を対象として，臨床試験を行った．施術方法は臨床症状，理学所見，X線，MRIにより障害高位を特定し，障害高位の傍脊柱部（棘突起の外方1～2cm）に鍼体長40mm，18号鍼（直径0.18mm）を用い10分間の置鍼術を行った．刺入深度は2cmとした．1回/Wの割合で鍼治療を10回施行した．評価は10回の鍼治療施術後に初診時を10とした数値スケールを用い，下肢痛，下肢しびれを評価した．間欠跛行に関しては，自己申告により連続歩行可能距離を確認した．その結果，下肢痛，下肢しびれ，連続歩行可能距離は多様な変化を示した（図2-46）．

腰部脊柱管狭窄症患者10名に対し，障害高位傍脊柱部に鍼治療を行った結果，約半数には効果を得ることができたが，残りの半数には効果がみられなかった．症例により効果の差が生じた理由には，脊柱管の狭窄の程度や部位が大きく関与しているが，一方，動物実験においても腰部鍼刺激では坐骨神経血流は安定した増加反応を示さず，増加反応を示したのは全体の58％であった．動物実験の結果からは，ヒトにおいても腰部鍼刺激によって坐骨神経血流が減少，あるいは変化しない症例がある可能性が考えられた．

臨床研究と基礎研究の結果から，腰部傍脊柱部への治療は安定した効果は得にくいが，ある程度の効果は期待することができ，非常に簡便な治療であることから，腰部脊柱管狭窄症に対する鍼治療の第一選択として重要な治療法となる可能性が考えられる．

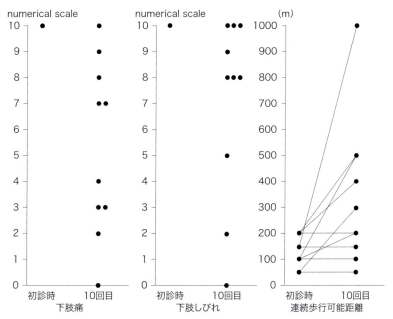

図2-46 障害高位傍脊柱部への刺鍼による下肢痛，下肢しびれ，連続歩行可能距離の変化（文献[4]による）

iii 陰部神経低周波鍼通電療法

(1) 陰部神経鍼通電刺激がラットの坐骨神経血流に及ぼす影響

陰部神経鍼通電刺激の坐骨神経血流に及ぼす影響を調べる目的で，動物実験として雄性ラット1匹を使用した．方法は片側の陰部神経を臀部にて露出し，仙骨近傍で切断した後に遠位断端を白金双極電極にのせ，遠心性に電気刺激を加えた．刺激条件は刺激頻度10Hz，刺激時間45s，刺激強度10Vとした．陰部神経露出側と同側の坐骨神経を大腿部にて露出し，レーザードップラー血流計にて血流の変化を観察した．加えてアトロピン（ムスカリン様受容体遮断薬）を投与し，その反応の変化を観察した．その結果，電気刺激開始と同時に血流は増加し，電気刺激終了と同時に血流は減少した．アトロピン投与後には坐骨神経血流の増加反応は消失した（図2-47）．このことから，この神経血流の増加反応は副交感性血管拡張神経を介したものと考えた．

(2) 陰部神経鍼通電刺激の臨床的効果

脊柱管狭窄症と診断された患者4名に臨床試験を行った．施術方法は患者を伏臥位にさせ，下肢症状出現側の陰部神経に対し低周波鍼通電刺激を行った．陰部神経刺鍼部位は，北小路らの報告に基づき，上後腸骨棘と坐骨結節の内側下端を結ぶ線分上で上後腸骨棘から坐骨結節に向かって50〜60%の部位とした．同部位に鍼（60mm，30号）を2本刺入し，2本を電極として低周波鍼通電刺激を行った．刺激条件は2Hz，10分間とした．刺入深度は5〜6cmで，陰部への刺激感を指標とした．施術回数は症例により異なり，3〜10回行った．評価は毎回の治療前に連続歩行可能距離を自己申告により確認した．その結果，連続歩行可能距離は図2-48のように良好な改善を示した．なお，症例1は陰部神経鍼通電療法を行

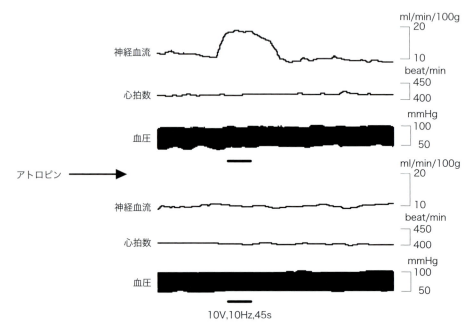

図2-47 陰部神経電気刺激による坐骨神経血流の変化およびアトロピン投与による反応の変化（文献[5]による）

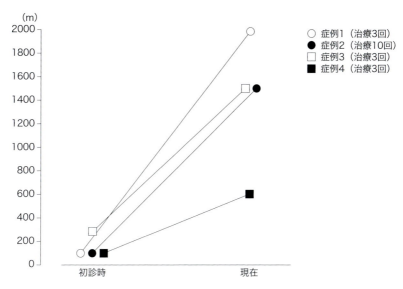

図 2-48 陰部神経鍼通電療法による連続歩行可能距離の変化（文献[5]による）

う前に20回の傍脊柱部への刺鍼を行ったが効果のなかった症例であり，その他の3症例は初診時から陰部神経鍼通電療法のみを行った症例である．

　腰部脊柱管狭窄症患者4名に陰部神経鍼通電療法を行った結果，4名ともに良好な結果を示した．また，症例1は20回の障害高位傍脊柱部の治療で効果がなかったが，陰部神経鍼通電療法の開始により症状が著しく寛解したことから，傍脊柱部の治療より有効な治療法である可能性が考えられた．動物実験において，陰部神経電気刺激により坐骨神経血流は一過性に増加し，その増加反応はアトロピンの投与により消失することから，陰部神経電気刺激は坐骨神経血流を増加させ，その機序は副交感神経を介した反応である可能性が考えられた．陰部神経電気刺激は，臨床研究では連続歩行可能距離を延長させ，基礎研究では坐骨神経血流の増加反応を認め，さらには障害高位傍脊柱部では効果のなかった症例に対し有効であったことから非常に有効な治療法の一つと考えられるが，陰部神経鍼通電療法は陰部への不快な刺激感を有するリスクをもつ．これらの点から考察すると，本治療法は傍脊柱部治療によって効果のなかった症例に対して用いるべき治療法と考える．

iv 障害神経根鍼通電療法

(1) ラットの坐骨神経電気刺激による坐骨神経血流の変化

　動物実験として坐骨神経の電気刺激による坐骨神経血流の変化を観察した．雄性ラット1匹を用い，片側の坐骨神経を臀部にて切断し，遠位切断端を白金双極電極にのせ遠心性に電気刺激を加えた．刺激条件は刺激頻度10Hz，刺激時間30s，刺激強度10Vとした．切断部より遠位の大腿部で坐骨神経を露出し，レーザードップラー血流計にて血流の変化を観察した．加えてアトロピンを投与し，その反応の変化を観察した．その結果，電気刺激開始と同時に血流は増加し，電気刺激終了後も血流の増加反応は持続した．刺激前値に戻るまでに約3分を必要とした．アトロピン投与後にはやや血流の増加量は減少したが，明らかな増加反応が出現した（**図 2-49**）．この結果から，神経血流の増加反応は副交感性血管拡張神経を

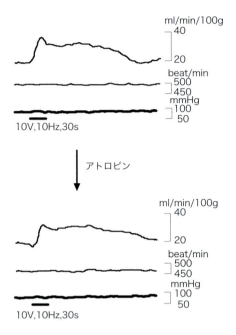

図 2-49 坐骨神経電気刺激による坐骨神経血流の変化およびアトロピン投与による反応の変化（文献[3]による）

介したもののみではなく，他の機序が考えられ，その一つとして軸索反射による calcitonin gene related peptide*（CGRP）の関与が示唆されている．

(2) 障害神経根鍼通電療法の臨床的効果

　脊柱管狭窄症と診断された患者3名に臨床試験を行った．施術方法は臨床症状，理学所見，X線，MRIにより障害高位を特定し，障害高位の神経根に対しX線透視下に鍼（90mm, 24号）を2本刺入した．2本を電極として低周波鍼通電刺激（刺激頻度：2Hz, 刺激時間：10分間，刺激強度：支配領域へ刺激感を感じる程度）を行った．鍼刺入時のX線像の1例を図 2-50 に示した．評価は，腰痛，下肢痛，下肢しびれに関しては毎回の治療前後に初診時を10とした数値スケールで示した．連続歩行距離に関しては毎回の治療前後に実際に歩行させ，歩行可能距離を計測した．その結果，初回治療直後から腰下肢症状は軽減し，連続歩行距離の延長を認めた．初回治療時の腰下肢症状の変化と連続歩行距離の変化をそれぞれ図 2-51 に示した．

　腰部脊柱管狭窄症患者3名に対し，障害高位神経根鍼通電療法を行った結果，3名ともに施術直後から下肢痛および下肢しびれの著しい軽減とともに連続歩行可能距離の増加が確認された．また，動物実験で示すようにラット坐骨神経の電気刺激により坐骨神経血流は一過性の増加反応を示し，アトロピンの投与により血流の増加反応がやや減少したことから，この増加反応は副交感性および軸索反射性の両者の関与が考えられた．これらのことより腰部脊柱管狭窄症に対する神経根鍼通電療法は非常に有効な治療法と考えられるが，本治療法は施術に技術を要し，X線透視下に行う必要があることから簡便な治療法とはいいがたい．ま

＊カルシトニン遺伝子関連ペプチド：神経系に広く分布するペプチドであり，その働きの一つに血管拡張作用がある．

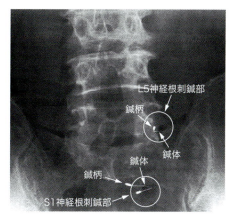

図 2-50 X 線透視下右 L5, S1 神経根鍼通電療法（文献[7]による）

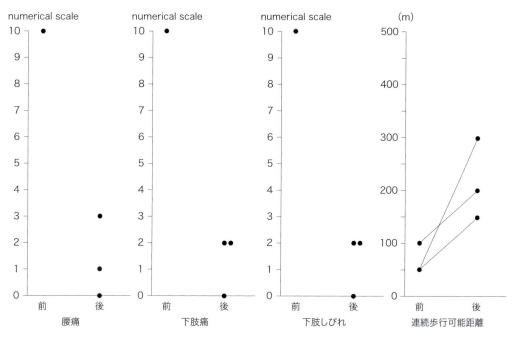

図 2-51 神経根鍼通電療法による初回治療前後の下肢症状の変化（文献[7]による）

た，神経根部まで鍼を刺入することから，患者はかなりの痛みを有し，粗暴な鍼は神経根部に軸索損傷や血腫などを形成し神経障害を起こす危険性も否定できない．したがって，本施術は安易に行う治療法ではなく，神経根ブロックの技術を持つ医師と提携し行うことが望ましいと考える．

(5) 腰部脊柱管狭窄症に対する鍼灸治療のまとめ

　以上に述べた臨床研究，基礎研究および患者へのリスクの関係から，腰部脊柱管狭窄症に対する鍼治療の第一選択は障害高位傍脊柱部刺鍼であり，傍脊柱部で効果のない場合に陰部神経鍼通電療法を行う．また，X 線透視を利用することができ，神経根ブロックにたけた医師の協力を得ることができる条件が整えば，第 3 の選択枝として神経根鍼通電療法は非常

に有効な治療法となると考える.

　今回，腰部脊柱管狭窄症に対する現代医学的病態把握に基づく新しい治療法として，陰部神経鍼通電刺激と神経根鍼通電療法を紹介した．腰部脊柱管狭窄症に対する鍼灸治療はこれだけに終始するものではなく，従来から行われている一般的な治療には腰臀部・下肢の圧痛点やトリガーポイント，あるいは神経走行部や反射性に筋緊張を起こした筋群への刺鍼などがあり，これらも臨床的には良好な結果が報告され，運動器を専門に扱う鍼灸師が頻用する治療法である.

　重要なことは，患者の症状の程度や病態を把握し，その患者の症状出現の原因を探り，これらの治療法を単独，あるいは組み合わせて治療に臨み，そして，治療の結果を振り返り，効果がなければその治療のどこに問題があったかを考え，治療法を再構築していくことである.

　現代医学は解剖学，生理学，病理学などの基礎医学や，これまでに構築された臨床医学を根拠に，身体の反応を理論的に捉え，従来の治療法に甘んじることなく新しい治療法を開拓し，適確な治療の選択肢を多く有する．鍼灸医学においても，従来の治療法のみにとらわれるのではなく，理論的に身体の反応を捉え，新しい治療法を開発する姿勢が必要である.

　鍼治療が他の物理療法と異なる点は体内に鍼を刺入することができるという点である．つまり，必要なポイントに限局した刺激を行うことができることである．例にあげた脊柱管狭窄症に対しても，陰部神経や障害神経根に限局した刺激（侵襲度の低い刺激）を与えることができる治療法は，鍼を用いた方法のほかに存在しない．また，物理療法から少し離れるが，現代医学における体内に針を刺入する治療法として局所注射やブロック注射があげられるが，これらの注射療法と，われわれが行う体内に鍼を刺入する鍼治療との違いは，たとえば，根性坐骨神経痛の重症例に対しては，現代医学では神経根ブロックがあり，この方法は障害神経根を特定する鑑別診断にも用いられる．この方法は針を体内に刺入するが，それと同時に麻酔薬やステロイドを注入する．一方，鍼治療では目的とする部位まで鍼を刺入するが，薬物の注入などは行わず，場合によっては電気刺激を加える．つまり，鍼治療との相違点は，神経根ブロックは刺激療法（薬物を注入するために針を刺入する）＋麻酔療法であるのに対し，鍼治療は筋組織などへの刺鍼および今回紹介した神経根鍼通電療法を含め明らかな刺激療法ということである．麻酔療法と刺激療法とは鎮痛過程や末梢循環に影響を及ぼす機序などが異なる可能性が考えられ，それぞれの治療法に適応があると推測される．つまり，鍼治療は体内に鍼を刺入することができ，それは刺激療法であることを理解し，その良い点をいかして，鍼灸治療でなくてはできない効果を患者に提供することが鍼灸師の使命であると考えている.

（井上　基浩，矢野　忠）

参考文献

1）玉川鐵雄，西條一止：物理療法・鍼灸マニュアル．南江堂，1991，pp35-180.
2）嶋田智明，髙見正利，田口順子，濱出茂治，深町秀彦，藤原孝之，柳澤　健，山崎節子：物理療法マニュアル．医歯薬出版，1999，pp25-187.
3）井上基浩，勝見泰和，川喜田健司，岡田　薫，中村辰三，松本　勅：坐骨神経の循環動態に及ぼす腰部鍼刺激と坐骨神経電気刺激の影響．全日本鍼灸学会雑誌，48：130-140，1998.

第2章　現代の鍼灸医療　*131*

4）井上基浩：腰部脊柱管狭窄症に対する新しい鍼治療の開発と坐骨神経血流について．医道の日本社，2003, pp40-46.

5）井上基浩，北條達也，池内隆治，片山憲史，越智秀樹，勝見泰和：腰部脊柱管狭窄症による間欠跛行に対する陰部神経鍼通電刺激の試み．全日本鍼灸学会雑誌，50:11-19, 2000.

6）北小路博司，北村清一郎，松岡憲二，金田正徳，中村辰三：陰部神経刺鍼の解剖学的検討．全日本鍼灸学会雑誌，39（2）：221-228, 1989.

7）井上基浩，北條達也，片山憲史，矢野　忠，勝見泰和：根性坐骨神経痛に対する神経根鍼通電療法の開発とその有効性．明治鍼灸医学，30:1-8, 2002.

◆2）トリガーポイント療法

　トリガーポイント療法とは筋・骨格系の痛みに対する治療法であり，現代医学的な病態把握に基づく治療法の一つである．そもそもトリガーポイントは筋・筋膜疼痛症候群（myofascial pain syndrome：MPS）に特徴的な圧痛部位であり[1]，なおかつ MPS の原因部位でもあることから，筋・骨格系の痛みに対する治療法として発展してきた．しかしながら，MPS 患者の一部には臨床症状として過剰な発汗や唾液分泌などの自律神経機能障害やめまい・平衡機能の欠如・耳鳴などの固有感覚の異常，さらには循環障害に伴う浮腫や睡眠障害など多くの不定愁訴を訴えることが知られており，トリガーポイントは単に筋・骨格系の痛みの原因としてだけでなく，自律神経系をはじめとした多くの症状に関与している可能性が報告されている[1]．このことから，近年トリガーポイント療法は筋・骨格系の痛みの治療法としてだけでなく，不定愁訴を含めた多くの症状への効果が期待されている．

　そこで本項はトリガーポイント療法に必要な知識を整理し，その治療法を簡単に解説するものとする．

（1）トリガーポイントの意義

i　筋肉の痛みとトリガーポイント

　トリガーポイントとは，その名が示すように痛みの引き金（trigger）となる点（point）のことである．一般的に皮膚の痛みは，痛みが存在する部位と痛みの原因（trigger）がほぼ同じ部位にあることから，臨床上問題となることは少ない．しかしながら，筋肉の痛みでは痛みを感じている部分が必ずしも痛みの原因となるわけではなく，痛みを感じている場所とはまったく異なる部位にその原因（trigger）が存在することがある．この現象は関連痛と呼ばれ，筋肉の痛みの最大の特徴であり，筋・筋膜に存在するトリガーポイントがその原因とされている．そのため，痛みを感じている場所とは関係ない場所にトリガーポイントが存在する場合は理解しにくく，このような場合の多くは難治性の疼痛として取り扱われている．

　一方，筋肉は精神的な緊張やストレスにより，筋緊張を増加させる．これは筋紡錘の錘内筋線維に交感神経が分布していることに関係しているが，筋肉は自律神経系との関わりが強く，筋肉の痛みが自律神経症状など様々な愁訴を引き起こす可能性がある．実際，トリガーポイントの圧迫により立毛や発汗現象が誘発されるが，最近ではトリガーポイントが存在する場所の周囲には発赤や浮腫・蜂巣炎などが見られるとの報告や，トリガーポイントが存在

する患者では過剰な発汗や過剰な唾液分泌，睡眠障害などの全身症状を訴えることが多いなど，トリガーポイントは痛み以外の多くの臨床症状に関係している可能性がある．

　筋肉の痛みは血液検査や画像検査で異常を見つけだせないため，筋・筋膜に対する知識がある程度ないと，筋・骨格系由来の疼痛を原因不明の疼痛として取り扱うことになる．このことから，筋・骨格系に対する痛みの治療には疼痛局所の状態だけでなく，関連痛や自律神経系への影響を考慮に入れた総合的な病態把握が必要となる．

ii　トリガーポイントの特徴と臨床的意義

　トリガーポイントはMPSに特徴的な圧痛部位であるが，単なる圧痛点とは異なり，圧痛以外にも様々な特徴を有している（**表2-47**）．まずトリガーポイントにおける圧痛の特徴は索状硬結上に限局して存在していることであり，その部位を強く圧迫すると症状の再現や典型的な関連痛が誘発されることである（**図2-52**）．また，トリガーポイントの圧迫によ

表2-47　トリガーポイントの特徴

1．限局した圧痛部位
2．ジャンプサイン
3．痛みの再現（認知）
4．索状硬結の存在
5．典型的な関連痛パターン
6．局所単収縮反応（LTR）
7．自律神経反応（立毛・発汗など）
8．自発放電活動（SEA）

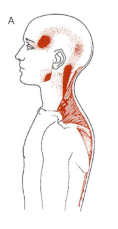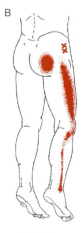

図2-52　トリガーポイントにおける関連痛パターン
（Travell JG, Simons DG, 1983[1]）による）

Aは僧帽筋，Bは小殿筋におけるトリガーポイント（×）と関連痛パターンを示す．

表2-48　トリガーポイントの特徴とその臨床的価値

検査法	習熟の困難さ	診断上の価値
圧痛の程度	＋	＋＋
ジャンプサイン	＋	＋
痛みの認識	＋＋	＋＋＋
索状硬結	＋＋＋	＋＋＋＋
関連痛	＋＋＋	＋
局所単収縮反応	＋＋＋＋	＋＋＋

（Simons DG, 1996[2]）による）

＋が多いほど習熟が困難であり，臨床的な価値が高いことを示す．

り，ジャンプサインと呼ばれる逃避反射を誘発し，立毛・発汗などの自律神経反応を呈することも特徴である[1]．

　一方，鍼がトリガーポイントの周囲に刺入されると筋肉が局所的に収縮する局所単収縮反応（local twitch responses：LTR）が見られるとされており，このLTRが大きいほどトリガーポイントに近いとされ，トリガーポイントを確認する一つの手がかりになる[1]．また，電気生理学的には，トリガーポイントへの鍼電極の刺入により，安静状態にもかかわらず自発放電活動（spontaneous electrical activities：SEA）と呼ばれる電気活動が記録されることが報告されている．このように，トリガーポイントは圧痛点の一部であるが，単に筋肉内に圧痛があるという以外に多くの特徴を有していることから，圧痛点とは別の概念で考えるべきであろう．

　臨床ではこれらの特徴を手がかりにトリガーポイントを検出するわけであるが，すべての特徴が臨床的に価値があるわけではない．Simonsはトリガーポイントを検索する上で臨床的に価値がある所見として，索状硬結や痛みの認知（症状の再現），LTRなどを挙げている（**表2-48**）．同時に，これらを習熟するにはある程度の訓練が必要であるとしている[2]．しかしながら，最初のうちは理解しやすい圧痛や関連痛のパターンを参考にトリガーポイントを検出しようとしてしまうため，なかなか正確にトリガーポイントが検出できないと考えられる．

　このことから，トリガーポイントの検索は，①索状硬結の存在，②痛みの認知（症状の再現），③局所単収縮反応（LTR）の３つを中心に行うべきである．

iii　トリガーポイントと圧痛点・経穴の違い

　トリガーポイントは圧痛点や経穴の特徴と共通する部分も多いことから，トリガーポイントと圧痛点や経穴は同一視されやすい．しかしながら，トリガーポイントは前述したように単なる圧痛点と異なり，その圧痛部位は索状硬結上に存在し，その部位の圧迫により症状の再現が見られるなど，トリガーポイント独自の特徴を多く持っている．このことから，圧痛点と同一視することはできない．

　一方，トリガーポイントの出現部位は東洋医学でいう経穴と高い確率で一致するという報告[3]や，トリガーポイントに特徴的な関連痛のパターンが東洋医学でいう経絡の走行に類似しているという報告など，トリガーポイントは古くからいわれている経絡経穴の概念と共通する点も多い．このことから，トリガーポイントの示す概念と経穴の示す概念は同一である可能性もあり，トリガーポイントとは経穴の概念を西洋医学的に解釈したものであるのかもしれない．しかしながら，一致率はあくまでも場所的な問題であり，すべての経穴がトリガーポイントの特徴を兼ね備えているわけではない．また，経絡のパターンと関連痛のパターンは一部類似する点もみられるが，必ずしも経絡の走行に一致するものでもない．このことから，すべての経穴が必ずしもトリガーポイントであるわけではないが，原因となる筋肉が特定できれば，その筋肉上に存在する経穴を中心にトリガーポイントを検索することにより，高い確率でトリガーポイントを探し当てることができるであろう．

(2) トリガーポイントの探し方

i 罹患筋の同定法

　トリガーポイントを正確に検出するには，**表2-47** に示した特徴を理解しなくてはならないが，それ以前にどの筋肉にトリガーポイントが存在しているのかを把握する必要がある．実際，患者が痛みを訴える場所に必ずトリガーポイントが存在するのであれば誰にでも簡単に検出することは可能であるが，筋・骨格系の痛みの場合，痛みを訴える場所とは離れた場所（筋肉）に原因が存在していることが多い．そこでトリガーポイントが存在している罹患筋を簡便に検出する方法として，①疼痛誘発動作（姿勢異常）による方法，②可動域測定から把握する方法の2つを紹介する．

(1) 疼痛誘発動作からの同定

　一般にトリガーポイントを含む筋肉は短くなる（短縮する）と痛みが増強する特徴がある[4]．そのためトリガーポイントが存在している筋肉は，伸張する（伸ばす）傾向にあり，逆に，それらの筋肉を短縮させる（短くなる）と症状が悪化する．このことは，痛みが誘発される動作や姿勢（疼痛誘発動作）では原因となる筋肉は短縮しており，逆に痛みが軽減する動作や姿勢では原因となる筋肉は伸ばされているということになる．

　このことから，疼痛が誘発される動作や姿勢，または疼痛が軽減する動作や姿勢を参考に，トリガーポイントが存在する筋肉を探すことが可能である．

(2) 可動域からの同定

　前述した「筋肉は短縮すると痛くなる」という特徴を利用して，可動域検査から原因筋を推察することも可能である．この場合，可動域の測定は他動的に最終可動域まで測定することが重要である．それは，患者が他動的に関節運動を行うときに，最終可動域近くで抵抗する運動が最も短縮痛に関わっているからである．

　しかしながら，関節運動に関連しない筋肉も存在するので，この測定方法で100％トリガーポイントを見つけだすことはできない．また，痛みのある関節には代償運動がよく見られるので，それぞれの関節における特徴的な代償運動を確認しておく必要がある．

ii トリガーポイント検索の具体的な手順

　トリガーポイント検索の具体例を**図2-53** に示す．

(1) 痛みに関係すると思われる部位の可動域を他動的に測定することにより，筋肉を短縮させ，どの運動で痛みが出現するのかを確認する．ただし，このとき最終可動域まで測定をすることがポイントである．

(2) 可動域測定の結果から，その運動に関与している主動作筋を一つ一つ注意深く触診し，索状硬結を探す．このとき，筋肉ごとに関連痛が出現しやすい部位やトリガーポイントが出現しやすい部位などがあるので，それらを参考にするのもよい．

(3) 索状硬結が検出できたら，硬結上の圧痛点を注意深く触察し，最も強く圧痛を生じる角度で圧痛部位を圧迫する．多くの場合，索状硬結を垂直に圧迫するよりは斜めから圧迫した方が痛みを誘発しやすいようである．

　またトリガーポイントの大きさに関しても様々な意見があるが，筆者らは1cmを越え

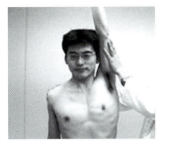 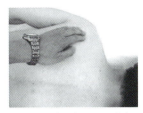 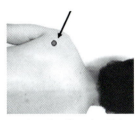

a. 可動域の測定　　b. トリガーポイントの触察と圧迫　　c. トリガーポイントの検出

図 2-53 トリガーポイントの検出方法

① 痛みに関係すると思われる部位の可動域を測定し，どの運動が痛みにより制限されているか確認する．(a)
② 測定結果から障害を受けていると思われる筋を推測し，その筋肉を注意深く触診することで索状硬結を探す．(b)
③ 索状硬結が検出できたら，硬結上の圧痛点を注意深く触察し，最も圧痛を生じる角度で圧痛部位を強く圧迫する．(b)
④ もしトリガーポイントであれば，普段感じている痛みが再現する．(c)

ない程度の限局した点であると考えている[5]．そのため，触診の段階で圧痛閾値が最も低下している部位を厳密に絞り込んでおく必要がある．

(4) もしトリガーポイントであれば，普段感じている痛み（症状）が再現するとともに，鍼を刺入したときに局所単収縮反応が見られる．ただし，局所単収縮反応は鍼を刺入する速度によって誘発されやすさが異なるため，痛み（症状）の再現を指標にしたほうが，検出度が高いように思われる．

ここで紹介した方法は，あくまでもトリガーポイントを簡便に検出するための方法であり，この方法だけですべてのトリガーポイントを正確に検出することは不可能であるが，どの筋肉から触診するかを決める一歩としては有用である．あくまでもトリガーポイントの正確な検出には，索状硬結の触知や圧痛部位を圧迫する角度など，触診技術の向上が重要であることを強調しておく．

iii トリガーポイントの出現しやすい筋肉と部位

トリガーポイントは原理上，筋・筋膜ならどこにでも出現する可能性がある．しかしながら，臨床上トリガーポイントの出現頻度は筋肉ごとに多少違いがあり，腸腰筋や腰方形筋のような姿勢筋群と呼ばれる筋肉に多く出現しやすい（**表 2-49**）．筋肉はその機能から姿勢の維持に関係している姿勢筋群と，運動に関与している相動筋群に区別されるが，Lewit は支持機能優位の筋肉（姿勢筋群）は精神的なストレスを受けたとき短縮しやすく，運動や相動機能を持つ筋肉（相動筋群）は筋力低下しやすいことを報告している[6]．

このことは長期間，精神的なストレスに曝されると姿勢筋群は常に緊張状態にあることを意味しており，この持続的な収縮が筋肉の微細な損傷や疲労を導き，最終的にトリガーポイントが形成されやすくなるのではないかと考える．このことから，明確に罹患筋が同定できないときには，姿勢筋群を中心にトリガーポイントの検索を行うとよい．

一方，トリガーポイントの筋肉内における分布は一様ではなく，筋腹よりも筋腱移行部付

表 2-49 主な姿勢筋群

頸部：胸鎖乳突筋，肩甲挙筋，僧帽筋
上肢：前腕屈筋群
体幹：大胸筋，三角筋，腹斜筋群，脊柱起立筋，広背筋，腰方形筋，梨状筋
大腿：大腿直筋，大腿筋膜張筋，腸腰筋，大内転筋，長内転筋，大腿二頭筋，半腱様筋
下腿：腓腹筋，ヒラメ筋，後脛骨筋

近に存在していることが多い．また，トリガーポイントの出現部位と経穴の部位は高い確率で一致するとの報告もある．このことから，トリガーポイントを検索する第一歩として筋腱移行部付近に存在する経穴から触診すると効率的である．

(3) トリガーポイント療法の実際

i トリガーポイントに対するアプローチ方法

筋・骨格系の痛みに対する治療法には，①罹患筋に対する物理療法（温冷パック・超音波など），②トリガーポイントへの直接的な治療（トリガーポイント鍼療法・トリガーポイント注射・徒手療法），③罹患筋の筋・筋膜ストレッチなどがある．どの治療法を用いるかは状況により異なるが，トリガーポイント鍼療法は徒手療法やトリガーポイント注射などに比べて，①治療時の痛みが少ない，②深部の筋肉に存在するトリガーポイントにも比較的簡単にアプローチできる，③短い治療時間で高い効果が得られる，④副作用が少ない，⑤低コストであるなど，多くの利点があることから，筆者らはトリガーポイント鍼療法を推奨している．

また，筋・骨格系の痛みは姿勢の変化や生活習慣などと大きく関係し慢性化しやすい．そこで，①～③の補助療法として罹患筋の筋力強化や罹患筋のストレッチなどの在宅運動プログラムなどを組み合わせて治療を行っていく必要がある．

ii トリガーポイントの継続因子

トリガーポイントが的確に処理されれば痛みや随伴症状は消失する．しかしながら，治療後しばらくは効果がみられても，治療後 2 ～ 3 日で元の状態にもどってしまう経験をたびたびする．これには様々な理由が考えられるが，その一部に痛みを継続させるいくつかの因子が関与していることが報告されている．

トリガーポイントが継続する因子として，①ビタミン B_1，B_6，B_{12}，葉酸，ビタミン C など栄養素の欠乏，②代謝・内分泌障害，③ストレスなどの精神的な要因，④姿勢異常や習慣など行動学的な異常，⑤筋力の不均等などが知られている[1]．このことから，効果が長続きしない患者に対してはビタミンの補充やストレスの軽減など，継続因子を考慮に入れた診察・治療が必要となる．

iii トリガーポイント療法の禁忌

トリガーポイント鍼療法は他の鍼灸治療と比べて刺激の強い治療法である．そのため治療に際してはいくつかの注意が必要である．一般的に，①悪性腫瘍の患者，②開放性の外傷が

存在する患者，③重い動脈硬化症の患者，④動脈瘤の患者，⑤重度の骨粗鬆症患者，⑥貧血患者などに対して，トリガーポイント治療は禁忌である（特に①～⑤に関して徒手療法は絶対禁忌である）．また抗凝固剤を服用している患者は内出血を発症させる可能性が高いのでいずれの治療法を選択しても注意が必要である．

(4) トリガーポイント鍼療法

i 鍼の刺入部位

　トリガーポイント鍼療法を行う際，最も重要なのは鍼の刺入部位である．トリガーポイントは筋・筋膜に出現するとされているが，筋肉内の閾値は一様ではなく，筋肉ならどこにでもトリガーポイントが出現するわけではない．筆者らが行った研究では，トリガーポイントにおける閾値の低下は，筋膜付近のごく限られた部分に限局している[7]（**図2-54**）．このことから，トリガーポイント鍼療法ではトリガーポイントの位置を正確に絞り込み，閾値が最も低下している筋膜部分に鍼を正確に刺入する必要がある．

ii 臨床効果

　トリガーポイント鍼療法は筋・骨格系の痛みである腰痛や頸部痛，顎関節症や緊張型頭痛はもちろん，不眠や全身倦怠感などの不定愁訴や過剰な発汗や唾液分泌などの自律神経症状，さらには耳鳴やめまいなどの固有感覚異常にも効果が期待できる．しかしながら，実際に効果が検討されているのは慢性腰痛・慢性頸部痛・頭痛・顔面痛などごく一部の筋・骨格系の痛みに限定されている[8]．そこで，筋・骨格系の痛みに対するトリガーポイント鍼療法の臨床効果をいくつか紹介する．

⑴ 筋・骨格系の痛みに対するトリガーポイント鍼療法の効果

　筋・骨格系の痛みに対するトリガーポイント鍼療法の効果として，慢性腰痛[9,10]と慢性頸部痛[11]に対するトリガーポイント鍼療法の効果を紹介する．

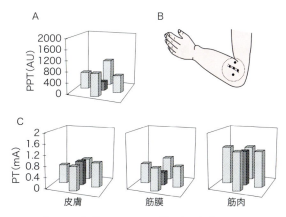

図2-54　トリガーポイント部位に見られる閾値低下（Itoh K, et al,2004[7]による）
　　Aは圧痛閾値の分布を，Bは記録部位を，Cは各組織の痛覚閾値を示している．圧痛閾値低下部は索状硬結上に限局して出現し，その閾値変化は筋膜の閾値変化と一致していた．
　　（PPT: 圧痛閾値，PT: 痛覚閾値）

① 慢性腰痛

対象は退行変性以外に明らかな原因疾患が認められず，6カ月以上腰痛が持続している65歳以上の腰痛患者18名とし，トリガーポイント治療群と腰背部への経穴治療群（腎兪・大腸兪・環跳・上髎・中髎・秩辺・委中・崑崙・陽陵泉）の治療効果を比較した．治療は原則として週1回とし，実験デザインは治療期間（A）と無治療期間（B）を3週ずつ交互に繰り返す条件反転法（ABAB法：計12週）を用いた．また，治療効果は治療1週間後に100 mm幅のvisual analogue scale（VAS）を用いて評価した．その結果，トリガーポイント治療群・腰背部経穴への治療群，ともに3回の治療で痛みが軽減する傾向にあったが，トリガーポイント治療群のみ治療前に比べて有意な差となった（**図2-55**）．また，トリガーポイント治療群と腰背部経穴治療群を比べてもトリガーポイント治療群で有意な差がみられた．

② 慢性頸部痛

対象は退行変性以外に明らかな原因疾患が認められず，6カ月以上頸部痛が持続している40歳以上の頸部痛患者10名とし，トリガーポイント治療群と肩背部への経穴治療群（風池・天柱・大椎・大杼・肩井・曲垣・秉風）の治療効果を比較した．実験デザイン・評価方法は①と同様である．

その結果，トリガーポイント治療群は3回の治療で頸部痛に大幅な改善がみられたが，肩背部への経穴治療群では痛みに大きな変化は見られなかった．また，トリガーポイント治療群のみ治療後3週間が経過しても痛みの軽減が継続していた．

これらの結果から，トリガーポイント鍼療法は3回程度の治療法で疼痛の改善がみられ，疼痛部位に存在する経穴へ刺鍼するよりも短期間で高い臨床効果を得ることが可能であった．また，その効果は疼痛部位の存在する経穴へ治療を行うよりも持続する傾向にあった．以上の結果から，慢性腰痛や慢性頸部痛のような筋・骨格系の痛みに対してトリガーポイント鍼療法は他の治療法よりも効果的である可能性がある．

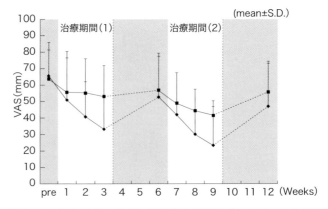

図2-55 慢性腰痛に対するトリガーポイント鍼療法の効果（Itoh K, et al, 2004[9]）による）
　図は腰下肢痛の変化を示し，縦軸はVAS，横軸は週を，また◆はトリガーポイント治療群（n=9），■は経穴治療群（n=9）の変化をそれぞれ示している．

⑵ 難治性の疼痛に対するトリガーポイント鍼通電治療の効果

前述したように，筋・骨格系の痛みはトリガーポイントへの数回の刺鍼で一般的に軽減するが，痛みの軽減が得られないことや治療直後に痛みの軽減がみられてもその効果が継続しないことなどを時々経験する．これにはいくつかの原因があるが，その一つとして疼痛の慢性化に伴い，痛覚受容機構に変調がみられている可能性が考えられる．そこで，筆者らはこのような難治性の症例に対してトリガーポイント鍼通電療法を試みている[12]．

対象は，退行変性以外に明らかな原因疾患が認められず，6カ月以上，腰下肢痛が持続している65歳以上の腰痛患者で，トリガーポイントへの置鍼治療を5回以上行っても痛みが半分以下に軽減しなかった5名とした．治療はトリガーポイントへの置鍼治療を5回以上行った後，トリガーポイントへの鍼通電治療を5回行った．なお，治療効果は治療1週間後に100 mm幅のVASを用いて評価した．その結果，トリガーポイントに対して5回以上置鍼治療を行っても痛みに大きな変化は見られなかったが，トリガーポイントに鍼通電を行うことで治療直後から痛みに有意な改善が得られた（図2-56）．

通電治療は置鍼治療に比べて刺激量も多く，強い鎮痛効果が得られる．このことから，トリガーポイントへの刺鍼で効果が得られない症例にはトリガーポイントへの通電が一つの選択肢になる．

⑶ 不定愁訴を訴える患者に対するトリガーポイント鍼療法の効果

トリガーポイントは筋・骨格系の痛み以外にも様々な疾患への応用が期待されている．しかしながら，不定愁訴のみに焦点を当ててトリガーポイントの効果を検討した報告はなく，その可能性は未知数である．筋・骨格系の痛みのなかにも緊張型頭痛や顎関節症，線維筋痛症のように筋痛以外に不眠や便通異常，倦怠感など，様々な不定愁訴を訴えることは多く，それらの症例ではトリガーポイント鍼療法によって疼痛が軽減することで，不定愁訴も改善することが多々ある．このことから，トリガーポイント鍼療法は，筋・骨格系の痛みに伴い出現した不眠や倦怠感などの不定愁訴に対して効果的な治療法であると考えられる．

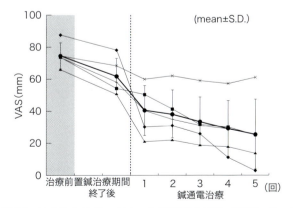

図2-56 慢性腰痛に対するトリガーポイント鍼通電の効果（伊藤・他，2004[12]による）
横軸は時間経過を示し，置鍼期間終了時は置鍼治療の平均 8.0 ± 2.0回時（mean ± S.D.）の値を，1～5の数値はトリガーポイント通電治療1～5回目のそれぞれの効果を示している．またグラフの細線が5症例の変化（◆は症例1，■は症例2，▲は症例3，×は症例4，－は症例5）を，太線（●）が全体の平均をそれぞれ示している．

トリガーポイント鍼療法はそもそも筋・骨格系の痛みに対する治療法として発展してきた．そのため，慢性腰痛や慢性頸部痛など，多くの筋・骨格系の痛みに対してトリガーポイント鍼療法の効果が実証されており，他の鍼治療法と比べてもトリガーポイント鍼療法は短期間で高い臨床効果を得ることが可能であると証明されている．

一方，筋肉が自律神経系や固有感覚などと密接に関係していることから，近年様々な疾患に対してトリガーポイント鍼療法が試みられている．しかしながら，現段階ではそれらの効果を検証するには至っていない．

（伊藤　和憲，北小路　博司）

参考文献

1) Travell JG, Simons DG：Myofascial pain and dysfunction：The trigger point manual. Williams & Wilkins, Baltimore, 1983.

2) Simons DG：Clinical and etiological update of myofascial pain from trigger points. *J Musculoskeletal pain,* 4：93-121, 1996.

3) Melzack R, et al.：Trigger points and acupuncture points for pain：correlations and implications. *Pain,* 3：3-23, 1977.

4) 辻井洋一郎：マイオセラピー⑤−検査法と治療テクニック−. 医道の日本 , 679：83-89, 2000.

5) 伊藤和憲 , 岡田薫 , 川喜田健司：伸張性収縮運動負荷によるトリガーポイントモデル作成の試み . 全日本鍼灸学会誌 , 51：81-90, 2001.

6) Lewit K：Manipulative therapy in rehabilitation of the locomotor system. Butterworth, London, 1992.

7) Itoh K, Okada K, Kawakita K：An experimental model of the trigger points produced by eccentric exercise in human subjects. *Acupuncture Med,* 22（1）：2-13, 2004.

8) Cummings TM, White AR：Needling therapies in the management of myofascial trigger point pain：A systematic review. *Arch Phys Med Rehabil,* 82：986-992, 2001.

9) Itoh K, Katsumi Y, Kitakoji H：Trigger point acupuncture treatment of chronic low back pain in elderly patients - a blinded RCT. *Acupuncture Med,* 22（4）：170-177, 2004.

10) 伊藤和憲：高齢者の慢性腰痛に対するトリガーポイント鍼治療の有用性 . 慢性疼痛 , 23：83-88, 2004.

11) 伊藤和憲 , 越智秀樹 , 北小路博司 , 廣田里子 , 勝見泰和：慢性頸部痛に対するトリガーポイント鍼治療の試み . 第 53 回全日本鍼灸学会学術大会抄録 , 2005.

12) 伊藤和憲 , 越智秀樹 , 北小路博司：高齢者の慢性腰痛に対するトリガーポイント鍼通電の効果 . −トリガーポイントへの置鍼で効果の得られなかった症例に対する通電治療の試み−. 明治鍼灸医学 , 34：11-18, 2004.

◆◆3.　中医学における鍼灸治療

中医学における鍼灸治療は，蔵象学説を基に望・聞・問・切の四診で得られた証候を分析して疾病の病因病機や病の位置・性質・趨勢を明らかにし，相応する治療原則・配穴・手技を定めて施術し，経絡の疏通，気血の調和，臓腑機能の調整，陰陽の均衡をはかり，疾病の予防・治療という目的を達する．診療の流れを略図に示す（**図 2-57**）.

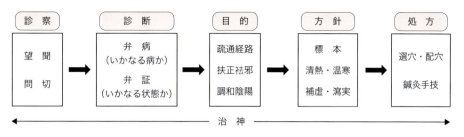

図 2-57 診療の流れ

◆1）鍼灸の治療作用

(1) 疏通経絡（経絡の流れを円滑にする）

　疏通経絡（経絡の流れを円滑にする）は鍼灸治療の最も大切かつ直接的な作用である．中医学の「不通則痛」とは，経絡がふさがって起こる多くの病症を指している．経絡がふさがると気血が円滑に流れなくなり，四肢や臓腑の腫脹や疼痛をもたらす．ひどくなれば気滞血瘀（気や血が停滞している状態）となって四肢のしびれ・萎縮・痙攣だけでなく，臓腑の機能失調を引き起こす．このときに鍼灸を用いて経絡を疏通させ，気血の流れをよくする必要がある．

(2) 扶正祛邪（正気を扶助し，邪気を除去）

　扶正祛邪は鍼灸治療の根本的な法則・手段である．疾病の発生・進展・転帰という過程は，正気（体内の正常な気）と邪気（身体に害を与える気）の闘争の過程である．疾病の発生は，正気の劣勢，邪気の優勢といえ，正気が勝てば病は治り，邪気が勝てば悪化する．

　扶正とは，正気を扶助して抵抗力を高めることである．**祛邪**とは，病邪を除去して症状や正気の損傷を軽減することである．一般に邪気が盛んで正気が衰えていない急性病の場合は祛邪を主とする．正気が虚し邪気が盛んでない慢性病の場合は，扶正を主とする．もし正気が虚し邪気が衰えていない場合は，扶正のみでは邪気を助けることもあり，また祛邪のみでは正気を傷つけることもあるため，扶正と祛邪を同時に行う．

(3) 調和陰陽（陰陽の調和）

　調和陰陽は鍼灸治療の最終目標である．疾病発生の根本とは，陰陽の調和がくずれたためで，過度に盛んになる，衰えるといった偏りが起こったことによる．基本的には過度に盛んなところを瀉し，過度に衰えているところを補う．盛衰がともにみられる場合，たとえば陰虚陽亢（陰が過度に不足となり相対的に陽が盛んになった状態）による虚熱証（陰虚陽亢によって起こる熱を主とした証候．手掌や足底のほてり，口渇，頰部が赤くなる．紅舌，細数脈など）などは，滋陰潜陽（不足した陰を滋養し過度に盛んになった陽を鎮める）を治則として補瀉をともに施す．

　以上からわかるように，鍼灸の治療作用は人体に対する良性調節作用であり，経絡気血や臓腑陰陽を調節して疾病の予防・治療という目的を果たす．

◆2）鍼灸治療の原則

(1) 治神と得気（治療者の精神統一と患者の精神的ケア，刺鍼手技における重点）

　治神とは，鍼灸治療の前後で患者の精神状態を治療し，かつ精神状態の変化を重要視することと，鍼灸の操作を行う過程で治療者は精神を集中し，患者は気持ちを落ち着かせることの２つを意味する．患者が過度に緊張しているとき，情緒が不安定なときや過度に驚き，恐れ，悲しみといった感情を抱いている場合は，気持ちを落ち着かせてから治療に進む．
　得気とは，鍼を刺入してある手技を行ったのちに局所に生じる鍼の感覚のことである．得気は，刺し手（鍼を操作する手）や押し手（鍼の操作を補佐する手）の感覚，患者の感覚や反応を通して認識することができる．得気によって経気の盛衰を判断できるだけでなく，治療効果に直接影響する．このため，意識を集中して観察しながら刺鍼手技を行い，操作で得た気を失うことなく，得気の早さや性質，気が伝導した長さ，気が病所に伝わった反応などを確認することが大切である．

(2) 清熱と温寒（寒熱という病の性質に対する治療原則）

　熱性病証には清法を用いる．すなわち寒の方法で熱を治す．鍼灸の原則としては浅刺（鍼を浅く刺す方法）で手技も軽く，素早く行い，置鍼しなくてもよい．寒性病証には温法を用いる．すなわち熱の方法で寒を治す．原則としては深刺（鍼を深く刺す方法）で置鍼する．灸を加えるとなおよい．

(3) 補虚と瀉実（不足や衰弱を補助し，過剰や亢進を抑制）

　補虚瀉実とは，扶正祛邪のことである．補虚とは正気を扶助することで，各種の慢性虚弱性病証や固摂機能（気血津液を外に漏らさない，あるいは内臓を正常な位置に保つ働き）低下による内臓下垂などの治療に適しており，補法を用いる．瀉実とは病邪を除去することで，各種の実証，気滞血瘀（気や血が停滞している状態）などの治療に適しており，瀉法を用いる．

(4) 標治と本治（治療における優先順位）

　標本とは，あるものとあるものを比較した場合の主従関係を示したもので，本が主，標が従にあたる．たとえば，本質は本，現象は標であり，原因は本，結果は標である．相対的な考え方のため，時と場合によりいろいろなことに応用できる．疾病では病因が本，症状が標であり，旧病が本，新病が標である．すべての病証において標本のどちらを先に治療すべきかは，病証の軽重・緩急によって決まる．一般的には本を治療し，緊急の場合（大小便が通じないなど）や状態がひどい場合は先に標を治療する．標・本がともに急もしくは重い場合はともに治療する．

(5) 弁病と弁証（いかなる病か，いかなる状態かを分析）

　弁病とは，症状や所見，原因，性質，部位，体質などを分析してどのような病かを診断す

ることである．中風，消渇などである．**弁証**とは，疾病の状態やどの段階（証，下記参照）にあるのかを診断することである．腎陽虚証，肝気鬱結証などである．一般的には診察においてどのような病であるかを診断した後，その病がどの段階にあるかを診断する．たとえば，弁病によって感冒と診断した後，弁証によって風寒束表証と診断する．なお，弁病に関してはここでは詳述しない．

◆3）鍼灸弁証論治の要点

中医学では，疾病の経過中におけるある段階の病位・病因・病性・病勢，および抵抗力の強弱といった疾病の本質を総括したものを「**証**」といい，この証に関連して身体に現れた症状や所見を「**証候**」と呼ぶ．四診で得られた情報（証候）を中医学の理論に基づいて総合的に分析してどのような証かを識別していく，この過程を「**弁証**」という．見立てた証に基づいて治療原則・使用する経絡経穴・手技を定めることを「**論治**」という．

各弁証の運用方法（疾病の中医学的分析をどのように運用するか）

一般的な運用方法としては，まず**外感病**（気候など外部要因によって生じた病）か**内傷雑病**（身体の機能失調により生じたいろいろな病）かを識別し，**八綱弁証**で病性（寒熱）と病位（表裏），病勢（虚実）をおおまかに分析する．内傷雑病の場合は**臓腑弁証**を主体とし，**病因弁証**や**気血津液弁証**などを組み合わせて行う．外感病の場合は**六経弁証**と**衛気営血弁証**を主体とし，六淫や疫癘（感染性の強い病，疫病）などを分析する病因弁証を組み合わせて行う．**経絡弁証**は主に経絡の走行上に異常が見られるときに用いる．

ⅰ　八綱弁証（弁証の総則）

陰陽は総則（総綱）にあたる．表裏は病の位置を示し，寒熱は性質，虚実は正気や邪気の盛衰（病の趨勢）を示す．それぞれを組み合わせて疾病を大まかにとらえる（**表2-50**）．

表2-50 八綱弁証における証候

証候名		症　状	舌脈所見
表	寒	悪寒，発熱，無汗，頭痛，関節の痛み，口は渇かない	薄白苔，浮緊脈
	熱	発熱，悪寒は弱い，微汗，口が渇く，尿が濃い	薄黄苔，浮数脈
	虚	発熱，悪風，自汗，鼻閉	白苔，浮緩脈
	実	主に表寒証を指す	薄白苔，浮緊脈
裏	寒	寒がる，手足の冷え，顔色が白い，口は渇かない，熱飲を好む，痰が薄い，尿が薄い，軟便	白滑苔，沈遅脈
	熱	壮熱，顔色が赤い，心煩，口が渇く，冷飲を好む，痰は黄色で粘性，尿が濃い，大便乾燥	紅舌・黄苔，数脈
	虚	疲労感，倦怠感，話すのがおっくう，食欲不振，頭のふらつき，恐れる，畏寒	淡舌・白苔，弱脈
	実	胸腹脹満，疼痛，拒按，便秘	黄膩苔，沈実脈

ii 気血津液弁証論治（気血津液病の分析と治療）

気血津液弁証論治は気血津液の病理変化を分析し，適当な治療を選択する方法である．

(1) 気病弁証論治

気虚証は気や臓腑の機能が低下して現れる証候で，全身性虚弱を特徴とする．**気陥証**は気虚が進展したものが多く，気の上昇する力が弱まって現れ，内臓下垂を特徴とする．**気滞証**は気機の滞りを主とし，脹悶や疼痛を特徴とする．**気逆証**は気の昇降が失調して起こる．肺・胃・肝などによくみられる（**表2-51**）．

(2) 血病弁証論治

血虚証は血液が不足して全身の栄養不足が起こる証候で，皮膚や粘膜などの色が淡白になることと，全身の虚弱を特徴とする．**血瘀証**は体内で滞った血（瘀血）によって起こり，固定性刺痛，拒按（按じられることを嫌がる），唇・舌・つめが紫色，渋脈を特徴とする．**血寒証**は寒邪が血脈を襲い気機を阻滞させ，血行が停滞する証候で，局所の冷痛・ひきつり，皮膚色が紫暗，体や手足が冷たい，沈遅濇あるいは緊脈を特徴とする．**血熱証**は体内で火熱が盛んになり血分を襲う証候で，急性出血，血は鮮紅色で粘性，身熱，口渇，紅絳舌，数で有力な脈を特徴とする（**表2-52**）．

(3) 気血同病弁証論治

気血は相互に依存しており，密接な関係にある．一方の異常がもう一方に影響を及ぼすことも多い．たとえば気血両虚証では気虚と血虚の証候がみられる（**表2-53**）．

表2-51 気の証候

証候名	共通点	相違点	舌脈所見	選穴例	治療
気虚	めまい，目のかすみ，息切れ，疲労感	精神的疲労，顔色が白い，自汗，活動時増悪	舌は淡・胖大・歯痕，脈は細弱無力	気海，関元，膻中，足三里	鍼灸を併用し補法
気陥		慢性泄瀉，遺尿，崩漏，内臓下垂，脱肛，子宮脱	淡舌・白苔，沈弱無力脈	百会，神闕，気海，関元，中脘	鍼灸を併用し灸を中心に補法
気滞	局所の脹悶痛，移動性疼痛，げっぷ，ため息をよくつく，乳房脹痛，月経不調		薄黄苔，弦あるいは渋脈	中脘，膻中，合谷，太衝，期門，支溝	瀉法
気逆	（肺気上逆）	咳嗽，喘息	証により異なる	中府，列欠，膻中，肺兪	平補平瀉
	（胃気上逆）	悪心，嘔吐，しゃっくり	証により異なる	中脘，梁門，内関，足三里，胃兪	瀉法
	（肝気上逆）	頭痛，めまい，気が下腹部から胸や喉に突き抜ける	紅舌，弦脈	膻中，気海，足三里，肝兪，太衝	瀉法

表 2-52 血の証候

証候名	相違点	舌脈所見	選穴例	治療
血虚	顔色が白い，結膜・口唇・つめの色が白い，めまい，心悸，不眠，手足のしびれ	淡舌，細無力脈	血海，気海，膻中，三陰交，足三里，膈兪	鍼灸を併用して補法
血瘀	局部の腫脹，疼痛は刺痛・固定性・拒按，皮下の瘀斑，月経前あるいは月経期の下腹部痛，経血は紫色で塊がある	舌に瘀斑や瘀点がある，渋脈	血海，膈兪，気海，膻中，合谷，太衝	初期は瀉法，後期は平補平瀉
血寒	手足・頭頂・少腹・小腹などの冷痛・ひきつり・温めると軽減・冷やすと増悪，皮膚色が紫暗で冷たい，体や手足が冷たい，月経が遅れる・紫暗色・血塊がまざる	淡紫舌・白苔，沈遅濇あるいは緊脈	関元，血海，三陰交，膈兪，曲泉，中封，次髎，帰来	鍼灸を併用して瀉法
出熱	喀血・吐血・鼻出血・血尿・血便・月経過多・崩漏などの急性出血・粘性で鮮紅色，身熱・口渇・顔が赤い・心煩・不眠	紅絳舌，滑数あるいは弦数脈	肺兪，尺沢，魚際，内庭，足三里，膈兪，血海，三陰交，中極	鍼灸で瀉法

表 2-53 気血の証候

証候名	病機	症状	選穴		鍼灸手技
気血両虚	気虚が慢性化して陰血を損なう，または血虚が慢性化して陽気に及ぶ	気虚+血虚	気海，膻中，足三里	血海，膈兪，懸鐘	鍼灸を併用して補法
気虚血瘀	気虚により血の運行を推動できない	気虚+血瘀		合谷，脾兪，胃兪，膈兪	鍼灸併用で平補平瀉
気滞血瘀	精神的抑鬱や捻挫などで気機が鬱滞したため	気滞+血瘀	膻中，合谷，太衝，委中，期門，膈兪		鍼で瀉法

⑷ **津液病弁証論治**

　津液不足証は津液が不足して現れる証候で，全身の滋潤作用の低下を特徴とする．**水液内停証**は津液が停滞して現れる証候で，**痰・飲・水・湿**といった病理性物質を生じ，さらに細かく分類されるが，ここでは大まかに痰と飲のみ紹介する（**表2-54**）．

iii **臓腑弁証論治**（臓腑病の分析と治療）

　臓腑弁証は蔵象学説に基づいて異常のある臓腑の位置や病因，病性，正気と邪気の盛衰の状況などを分析・判断する．判断の目安としては，臓腑の主要症状で病位を見分け，さらに気血津液弁証や病邪弁証との関連を考えていくとよい．

⑴ 心・小腸病の弁証と治療

心の主要症状は**心悸**（動悸を自覚する症状），怔忡（心悸が激しくなったもの），**心煩**（胸中がむかむかして苦しくなる症状），心痛，**不眠**，**多夢**，健忘，譫語（精神がはっきりせず，うわごとをいう症状）などである．小腸の主要症状は**下腹部痛**，**大小便の異常**である．たとえば，心気虚は心と全身の機能活動の低下により起こり，心の主要症状と気虚がみられることが特徴である．心血虚は心の主要症状と血虚が同時にみられる（**表2-55**）．

⑵ 肺・大腸病の弁証と治療

肺の主要症状は**咳嗽**，**息切れ**，**咯痰**，胸痛，のどの痛み，声の変化，鼻閉，鼻汁，浮腫などである．大腸の主要症状は**便秘**と**下痢**である．たとえば，風寒束肺証は風寒の外邪を受けて肺気が失調して起こり，咳嗽と軽い風寒表証が同時にみられる特徴がある（**表2-56**）．

表2-54 津液の証候

証候名	分類	相違点	舌脈所見	選穴例	治療
津液不足		口・のど・鼻孔・皮膚の乾燥，水を欲しがる，尿が少ない，大便乾燥	紅舌・津液少ない，細数脈	復溜，太渓，照海，肺兪，腎兪，三陰交	補法
水液内停	痰	咯痰が粘性で多い，胸悶，胃脘の痞え，悪心，嘔吐，食欲不振，めまい	膩苔，滑脈	豊隆，中脘，膻中，肺兪，脾兪，腎兪	瀉法，背兪は虚実で異なる
	飲	咯痰が水様性で多い，水様性のものを嘔吐，胸肋に水がたまる	滑苔，弦脈	肺兪，脾兪，水道，三焦兪	虚実で異なる

表2-55 心の証候

証候名	共通点	相違点	舌脈所見	選 穴		鍼灸補寫
心気虚	顔色が白い，心悸	息切れ，自汗，体がだるい，疲労で増悪	淡舌・白苔，弱脈	神門，通里，内関，膻中，心兪，厥陰兪，足三里		鍼灸を併用し補法
心血虚		健忘，不眠，多夢，五心煩熱，盗汗	淡舌または紅舌，細弱脈		太渓，三陰交，膈兪	
心火亢盛	心煩，不眠	口や舌のできもの，吐血，鼻出血，小便が濃い	紅舌，数脈	内庭	大陵 陰郄，郄門，太渓，照海	鍼で瀉法
痰蒙心竅		精神錯乱，意識不明	紅舌・膩苔，弦滑脈		神門，中衝，水溝，太衝，豊隆，十二井穴	
心脈瘀阻	胸悶，心悸，心痛，痛みが上肢内側や肩甲間部に放散する		紫暗舌，渋脈		神門，陰郄，郄門，膻中，巨闕，心兪，厥陰兪	
小腸実熱	心煩，口渇，口や舌のできもの，小便が濃く出にくい，排尿痛，血尿，下腹脹痛		紅舌・黄苔，数脈		通里，陰郄，太渓，照海，三陰交，下巨虚	

表 2-56 肺の証候

証候名	共通点	相違点	舌脈所見	選 穴		鍼灸補寫
風寒束肺	咳嗽	痰が白く薄い，鼻閉，鼻汁，悪寒，発熱，無汗	白苔，浮緊脈	太淵，列欠，曲池	中府，合谷，風門，肺兪	鍼で瀉法，灸も可
痰湿阻肺		痰が多く粘性，出やすい，胸悶	淡舌・白膩苔，滑脈		尺沢，太白，三陰交，豊隆	寒痰は平補平瀉，熱痰は鍼で瀉法
熱邪壅肺		痰が黄色粘性，呼吸が荒い，壮熱，口渇，煩躁	紅舌・黄苔，滑数脈	中府，尺沢，魚際	少商，合谷，曲池，外関，大椎，内庭	鍼で瀉法
肺陰虚		痰が少ない，口や咽の乾燥，やせ，午後潮熱，五心煩熱，盗汗，頬が赤い	紅舌で津液少ない，細数脈		太淵，列欠，孔最，太渓，照海，肺兪，腎兪	鍼で平補平瀉
肺気虚		力のない咳喘，呼吸が浅い，動くと悪化，痰が薄い，声が弱い，顔色が白い	淡舌・白苔，虚脈	太淵，三陰交，太渓，膻中，気海，関元，足三里，肺兪，脾兪		鍼灸を併用して補法

⑶ 脾・胃病の弁証と治療

脾の主要症状は**腹脹，腹痛，食欲不振，軟便**，だるさ，浮腫，出血などであり，胃の主要症状は**食欲不振，胃痛，嘔吐**，げっぷ，しゃっくりなどである．たとえば，脾陽虚証は脾陽が衰えて陰寒が盛んになって起こり，脾気虚が進展した場合が多い．脾気虚と寒象（手足や腹の冷え，温めるのを好むなど）が同時にみられる特徴がある（**表 2-57**）．

⑷ 肝・胆病の弁証と治療

肝の主要症状は**胸脇や少腹の脹痛・遊走性疼痛**，睾丸痛，**頭痛**，めまい，**眼症状**，手足の振戦や間代性痙攣，月経周期の異常などである．胆の主要症状は**口が苦い，黄疸**，驚悸（驚いたのちに動悸を自覚する症状），不眠などである．たとえば，肝気鬱結は精神的抑鬱や突然の精神的刺激などにより肝の疏泄機能（気の機能を円滑に行わせる働き）が失調して起こり，精神的抑鬱（ストレスがたまっているなど）や肝経の走行部位の脹悶や疼痛，月経周期の異常が特徴である（**表 2-58**）．

⑸ 腎・膀胱病の弁証と治療

腎の主要症状は**足や腰がだるく痛む，耳鳴，耳聾**，白髪化，脱毛，歯が弱くなる，**陽萎**（ED），遺精（性行為とは無関係に射精する症状），経血量減少，無月経，浮腫，大小便の異常などである．膀胱の主要症状は，**頻尿，尿意切迫，排尿時痛**，尿閉，遺尿，尿失禁などである．たとえば，腎陽虚証は腎の陽気が衰えて起こり，全身の機能低下と寒象が同時にみられる特徴がある（**表 2-59**）．

表 2-57　脾・胃の証候

証候名	共通点	相違点	舌脈所見	選穴		鍼灸手技
脾気虚	食欲不振，腹脹，軟便，手足がだるい，顔色が萎黄	やせ，浮腫	淡舌・白苔，濡弱脈	太白，足三里，三陰交，脾兪，胃兪	（／）	鍼灸併用で補法
脾気下陥		慢性泄瀉，内臓下垂	淡舌・白苔，弱脈		気海，関元，百会	灸を中心に補法
脾不統血		血便，月経過多，皮下出血，鼻血	淡舌・白苔，細弱脈		血海，膈兪，隠白	
脾陽虚		手足の冷え，水様性白帯	淡・胖大舌・白苔，沈遅脈		豊隆，関元，腎兪	鍼灸併用で補法
湿熱困脾	腹脹，食欲不振，悪心，嘔吐，口渇して飲みたがらない，全身倦怠感，排便がすっきりしない		黄膩苔，濡数脈	太白，商丘，三陰交，陰陵泉，太衝，章門，期門，足三里，陽陵泉		瀉法
胃熱熾盛	胃痛，胃のむかつき	熱痛，げっぷ，腹が減りやすい，口渇，冷飲を好む，口臭，便秘	紅舌・黄苔，洪大滑数脈	足三里，合谷，梁門，中脘	内庭，曲池，支溝	瀉法
胃陰不足		隠痛，乾嘔，しゃっくり，腹がすいても食べたくない，口舌乾燥，大便乾燥，小便少ない	紅舌で津液や苔が少ない，細数脈		内関，公孫	平補平瀉

表 2-58　肝・胆の証候

証候名	共通点	相違点			舌脈所見	選穴例		鍼灸手技
肝気鬱結		脹痛，精神的抑鬱，よくため息をつく，胸悶，食欲不振，乾嘔，梅核気			淡黄苔，弦脈	章門，期門，内関，陽陵泉，足三里		
肝火熾盛	怒りやすい，脇痛	頭痛，めまい，紅顔，目赤，不眠，多夢，耳鳴，心煩	熱痛，頭脹，耳聾，小便が濃い	（実熱証）	紅舌・黄苔，脈は数あるいは有力	太衝・行間	太渓，照海，肝兪，腎兪	侠渓，太陽，印堂	鍼で瀉法
肝陽上亢			脹痛，目痛	（本虚表実証）	紅舌，弦脈		（／）	
肝風内動	（頭や手足の振戦などの「動揺」症状が特徴）	卒倒，意識不明，高熱，譫語，角弓反張，半身不随，顔面神経麻痺			紅舌，弦脈	水溝，百会，大椎，合谷，後渓		
胆火亢盛	（胆経と火邪の症状が特徴）	偏頭痛，耳鳴，耳聾，口が苦い，脇肋痛			紅舌，弦数脈	風池，丘墟，陽陵泉，足臨泣，侠渓		鍼で瀉法
肝血不足	（血の濡養不足が特徴）	顔色に艶がない，めまい，目の乾燥・かすみ，夜盲症			淡舌で苔が少ない，弦細脈	太衝，曲泉，太渓，照海，三陰交，肝兪，腎兪，足三里		補法

第2章　現代の鍼灸医療　*149*

表 2-59　腎・膀胱の証候

証候名	共通点	相　違　点	舌脈所見	選　穴　例		鍼灸手技
腎陽虚	足腰がだるい,耳鳴	陽萎, 早漏, 小便が多い, 遺精, 寒がる	淡舌, 弱脈	太渓, 復溜,大赫, 腎兪,関元, 三陰交	気海, 脾兪,命門	鍼灸を併用して補法
腎陰虚		体がやせ,不眠,健忘,多夢, 遺精, 口や咽が渇く, 午後潮熱	紅舌で苔が少ない, 細数脈		照海, 心兪,次髎	鍼で補法
膀胱虚寒	頻尿	多尿, 遺尿, 浮腫	淡舌・潤苔,沈細脈	中極, 関元,腎兪, 膀胱兪, 小腸兪,三陰交	気海, 太渓	鍼灸を併用して補法
膀胱湿熱		切迫感, 出にくい,陰部の熱痛	紅舌・黄苔,数脈		委中, 委陽,三焦兪, 陰陵泉	鍼で瀉法,灸を用いない

iv　経絡弁証論治（経絡病の分析と治療）

　経絡弁証論治は経絡学説を基に弁証論治を行う方法で，主に経絡の走行部位（経絡の交叉や交会関係を含む），連絡する臓腑，関連する器官，生理機能，証候特徴などから疾病の経絡を推察し，適当な経絡の治療を選択する．

v　六経弁証論治（六経病の分析と治療）

　六経弁証論治は，外感病の進展における証候を性質に基づいて太陽病，陽明病，少陽病，太陰病，少陰病，厥陰病に分類し，治療を選択する．

◆4）鍼灸の配穴処方

(1) 選穴原則（治療穴を選択する原則）

　選穴原則は3つある．1つは**近位選穴**で，局所と付近で選穴する．局所は「腧穴のあるところは主治のあるところ」という考え方である．頭痛のときに百会，鼻の病に迎香を選ぶなど．付近とは病変部位に近いところのことで，目や耳の病で風池，歯痛で太陽や上関などがこれに該当する．2つは**遠位（循経）選穴**で，経脈の走行に基づいて選ぶ．前額痛に内庭，子宮脱に百会など．3つは**弁証選穴**で，弁証で得られた臓腑・経脈に基づいて選ぶ．不眠で心腎不交によるものは心経と腎経の穴，月経不順で肝鬱気滞によるものは肝経と任脈の穴を選ぶ，など．また，対症選穴も含まれ，臨床経験に基づく．発熱に大椎や曲池，痰が多いものに豊隆，中脘など．

(2) 配穴方法（治療穴を組み合わせる方法）

　配穴とは，選穴を基に2つ以上の主治作用が類似している経穴を組み合わせることである．目的は経穴の共同作用を強めて治療効果を上げることにある．

i　部位に基づく配穴（治療穴の所在部位に基づく方法）

　上下配穴法は腰を境に上下に分けるもので，頭項強痛に上は大椎，下は崑崙など．**前後配穴法**は体の前後の穴を配穴するもので，咳嗽に前胸部は天突や膻中，背部は肺兪や定喘など．**左右配穴法**は健側と患側，あるいは左右同じ穴を配穴するもので，偏頭痛に患側の太陽と頭維，健側の外関と足臨泣，胃病に左右の梁門と足三里など．**三部配穴**とは局所，近位，遠位を選穴・配穴するもので，眼病に局所の睛明，近位の風池，遠位の光明などを配穴する．

ii　経脈に基づく配穴（治療穴の所属経脈に基づく方法）

　本経配穴は，ある臓腑経脈に単独で異常がある場合に所属する穴を配穴するもので，肺病の咳嗽に中府，列欠，太淵，尺沢など．**表裏経配穴**は臓腑経脈の表裏関係に基づくもので，肝病に期門，太衝と陽陵泉など．**同名経配穴**は手足同名経に基づくもので，陽明頭痛に手陽明の合谷と足陽明の内庭など．**子母経配穴**（し ぼ けいはいけつ）は臓腑経脈の五行属性に基づくもので，虚労咳嗽（疲れやすく，体が衰えたタイプの咳嗽）に肺経穴と肺兪のほか，「虚すればその母を補う」原則から脾経・胃経とその背兪など．**交会経配穴**（こうえ）は病変部位や病証が複数の経脈と関連している場合に用いるもので，前額と側頭部は胃経と胆経が交会するため，前・側頭にまたがる頭痛には頭維，陽白，率谷，解渓，足臨泣など．

(3) 鍼灸処方の構成（鍼灸の具体的治療措置）

　鍼灸処方の構成は**選穴，配穴，鍼灸の措置，補寫手技**からなる．鍼灸の処方には**主穴**（主たる作用の穴），**補穴**（補助的作用の穴）がある．それぞれの穴に，両側あるいは片側，鍼法あるいは灸法，補法あるいは瀉法を用いるのか示す必要がある．鍼法には毫鍼（一般的な鍼），三稜鍼（鍼先がやじりのようにとがっている鍼），皮膚鍼（複数の短鍼を束ねてたたくように浅く刺す鍼），電気鍼（鍼に電気を通す方法）などの違いがあり，灸法にも艾条灸（がいじょうきゅう）（もぐさを集めて棒状にしたもの），艾炷灸（がいしゅきゅう）（もぐさを指で米粒ほどにひねるもの），隔物灸（かくぶつきゅう）（生姜や大蒜（しょうが にんにく）などを皮膚の上に置き，その上から灸をする方法），瘢痕灸（はんこんきゅう）（灸をして充血・発疱させる方法）などの違いがある．また，刺鍼の深さ，置鍼時間，艾炷灸の方法や壮数，電気鍼の周波数なども鍼灸処方の中で明示すべき項目である．

　このほか，**特定穴**（五兪（輪）穴，原穴，絡穴，背兪穴，募穴，下合穴，郄穴，八会穴，八脈交会穴と交会穴）を常用するが，ここでは割愛する．

（斉藤　宗則）

参考文献

1）石学敏：鍼灸治療学．上海科学技術出版社，1998．
2）楊長森：鍼灸治療学．上海科学技術出版社，1985．
3）邱茂良：鍼灸治法与処方．上海科学技術出版社，1995．
4）王憶勤：中医診断学．中国中医薬出版社，2004．

(学習参考図書)

1）天津中医学院＋学校法人後藤学園・編：鍼灸学［基礎編］．東洋学術出版社，2003．
2）柯雪帆：中医弁証学．東洋学術出版社，2002．

3）邱茂良：中医針灸学の治法と処方．東洋学術出版社，2002．
4）天津中医学院＋学校法人後藤学園・編：鍼灸学［臨床編］．東洋学術出版社，2003．

◆4．臓腑経絡学説に基づく新しい鍼灸診断・治療法

　現在普及している鍼灸診療方式は，腰痛，肩こり，膝痛などの運動器を中心とした疼痛性疾患に対して，現代医学的な観点から主として局所治療を行う方法（いわゆる現代派）が最も多い．次いで，日本で独自に創造された経絡治療がこれに続く．さらに，近年の中医学関係図書の普及および，はり師・きゅう師国家試験に中医学理論が導入されたことにより，中医学的な鍼灸治療がこれに続くと思われる．そこで，これらの診療方式の特徴と課題について提示する．

◆1）現状の診断・治療システムの特徴と課題

　現代医学的病態把握に基づく方法は，一過性，急性の疾病が主たる対象であり，局所的な障害を鑑別するためには非常に重要な診察法である．したがって，あらゆる症候に対する診療においても，病態を把握する過程（診断）においては不可欠のものと考えられる．一方，治療においては，局所的な障害であればそれなりの効果を期待することができるが，局所的な所見が明確でないような場合，天候やストレスによって症状の増減がみられる場合，自律神経症状を伴う場合などでは，十分な効果が期待しがたいと思われる．
　次に経絡治療は本治法によって全身的な気（血）の調整をするが，証が12経絡の虚または実と限定されていること（最近は，虚実と寒熱を取り入れた証体系も提示されている），血や水（津液）の病証および経絡と臓腑の病証，外邪性の病証などに対する理論が明確ではない．このことは，あくまでも経絡というフィルターを通して病態を認識する立場に立っていることに起因しているものと思われる．しかし，体表所見を重視し，生体が表現するアンバランスを網羅的に捉え，それに応じた治療を行う方法（一応，本治法に含まれる），および局所に対しても治療を行う方法（標治法）は，マイルドに全身のアンバランスを調整するという点から，優れた治療手段の一つと考えられる．特に，手足，腹部，背部など全身的に経穴を観察し，術者が異常と判断した経穴に対して，その経穴の反応に応じて刺鍼する方法は，非常に有効かつ効果的な治療方法と考えられる．本治法で選択される選穴は，特定の経穴の調整が目的であるが，全身的な選穴，なかでも背部兪穴や胸腹部への治療は，臓腑の異常も含めて，治療効果を期待しうる極めて重要な治療法といえる．また，経絡治療では，臓腑と経脈の異常を明確には区分していない．その理由は，経脈の異常は時間経過とともに臓腑に影響することになるし，臓腑の異常は時間経過とともに経脈や経筋の異常を引き起こすことになることから，両者を区分するのではなく抱含して治療することが合理的と考えられるからである．
　なお，経絡治療を実践するためには，脈診技術，補瀉手技の修得などが不可欠であり，教育機関では，最も難しい課題の一つである．
　これに対して中医学は，論理的に病態を認識する点が非常に優れている．さらに中医学用

語は定義や概念が明確であることから，症例報告等において共通認識を得やすいのが特徴である．明確に区分された弁証体系は，病態把握において非常に有益である．しかし，初心者ではかえって煩雑で，マスターするには相当の努力が要求される．

結局，現代医学的病態把握，中医学，経絡治療といった完成された診療方式をマスターする前段階として，臓腑の異常の有無，経脈の異常の有無，経筋の異常の有無，外感病の有無などを評価することが非常に重要な診療の視点と考えられ，このような立場から，教育機関において到達可能な診断・治療方法の構築が望まれる．

◆2）診療方式の特徴と基本的フレーム

鍼灸の診療方法には，現代医学的方法と東洋医学的方法がある．さらに東洋医学的な方法には経絡治療と中医学がある（**図2-58**）．

現代医学的病態把握では，不定愁訴，心身症，内科系愁訴など，運動器疾患よりはるかに多い患者群に対して対応することは困難である．したがって，現代的病態把握を含めた東洋医学的な病態認識（診断）および治療法について修得する必要がある．そして，運動器系愁訴に対する詳細な病態把握は，スポーツ鍼灸などであらためて修学すべきである．

経絡治療は，脈診を中心として十二経脈の虚実（寒熱も含む）を判断して補瀉を行うが，臓腑と経脈の区分，外感と内傷の区分が明確でない傾向がある．

中医学は種々の弁証体系があるが，限られた教育年限で，十分に理解するには相当な困難を伴う．

上記のような理由から，教育機関における最低限の到達目標として，経絡治療，中医学，現代的病態把握に共通する，基礎的診断・治療システムを構築する必要がある．

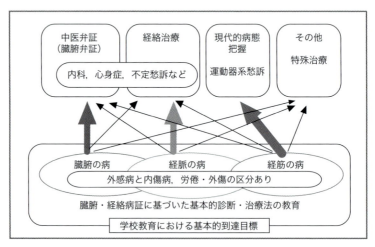

図2-58 鍼灸診療方式の基本的スタンス

第2章　現代の鍼灸医療　**153**

◆3）診療方式の種類

・**臓腑病証，経脈病証，経筋病証，外感病証**を基本とする．

あらゆる愁訴は，臓腑または経脈の変動として認識することができる．急性あるいは，単純な愁訴であれば特定の経脈または臓腑の病証がみられるが，慢性に経過した症例では，ほとんどが多数の臓腑・経脈の病証を合併していることが多い．また最初は，五臓の病証として発症しても，時間経過とともに，経脈や経筋にも異常をきたし，臓腑と経脈の病証を区分しがたい場合もみられる．しかし，診察過程においては，臓腑や経脈，経筋の異常について，できるだけ細かく診察していかなければならない．

・**外感と内傷を分ける**．

外感と内傷では病の成り立ちが異なり，治療方針も異なるのが現状である．したがって，病因を考慮する必要がある．なお，外感は風，寒，湿などを中心とする．燥邪（秋期）・暑邪（夏期）はまれであること，火邪は化火して起こることが多いことから，風・寒・湿邪を中心として教育する必要がある．

◆4）臓腑病証，経脈病証，経筋病証，外感病証

⑴　五臓六腑の病証

五臓は正気を蓄える．その正気は経脈を通じて全身に輸布（輸送）し，その機能が維持されている（基本的生体観）．特に内傷（過剰なストレス）が高度に影響したとき，飲食の偏りや不摂生，労倦過度（働き過ぎ），その他の要因によって五臓の正気が傷害されると，臓腑特有の病症が出現する（臓腑の病証）．

例）脾：食欲不振，腹脹満，軟便・下痢，四肢倦怠，心煩不安，抑うつ傾向など．

⑵　経脈の病証

経脈は全身に分布して，経脈走行（流注）上の組織・器官の機能を維持するのがその働きである．したがって，身体各部の一定の経脈走行上に沿った愁訴は経脈の異常（経脈病証）と深く関連している．経脈の異常は，時間経過とともに臓腑の変動を引き起こし，臓腑の変動は時間経過とともに，経脈の異常をきたすことになる．経脈上の経穴は診断点であると同時に，治療点としても重要である．中医学では，身体各部の経穴反応をあまり評価しないのが最大の問題点であるといえる．ただし，中国でも反応点（特に圧痛）を重視して選穴法として取り入れている中医師も存在するようである．

なお，経脈の症証として注意すべき症状は安静時痛，夜間痛，だるさ，しびれ，違和感等であり，愁訴の部位がどの経脈上に位置しているかを明らかにすることが最も重要である．さらに，経脈病証はしばしば経脈流注上の他部位の愁訴を伴っていることが多く，患者さんが訴えない場合には，術者から，確認すべきである．

⑶　経筋の病証*

経筋は経脈が養う筋肉系統である．したがって，経脈病証と異なるのは，運動動作時の痛

---

*病症：固有の症状，**病証**：証に該当する症状群を指す．

み，痙攣，突っ張り，引きつり，麻痺を対象とする点が特徴（経筋病証）である．経脈病証の中にも運動器系愁訴が一部含まれているが，その割合は非常に少ない．

⑷ 外感病証

風・寒・暑・湿・燥・火などの外邪によって傷害された場合，時間経過とともに，経脈・臓腑へも異常をきたすことがある．しかし，経脈まで入っていない表証（ごく浅いところに邪が停滞）の場合には，外感病として認識する必要がある．しかし，経脈や臓腑にまで達した場合には，経脈病証や臓腑弁証として診断・治療する必要がある．

◆5）証の重層構造

経脈系統には種々の分類がなされ，経脈，経筋，奇経八脈など，それぞれに病証がある．しかし，基本的には五臓に蓄えられた正気が経脈を流れ，経脈を介して皮部，経筋を含む全身の機能が維持されていると考えられている．したがって，五臓が病めば，経脈の異常が起こり，さらに経筋や皮部に異常が波及することになる．逆に，外感の感受によってごく表面の皮部，経筋の異常から出発したものが，不適切な治療および再度の外感によって経脈病，さらに臓腑病へと悪化（発展）していくこともあり得る．

このことは，単純な経筋病であれば局所治療だけで寛解するが，経脈異常から生じた経筋病では，経脈上の選穴が不可欠であるし，臓腑病から経脈・経筋に波及して生じた運動時痛（経筋病）であれば，単純な局所治療では自ずから限界があり，臓腑，経脈の治療が優先されるべきであることを示唆している．鍼灸院に来院する患者の多くは，臓腑病証，経脈病証を有し，さらにその上に経筋や外感病を病んでいる場合や外感病の感受により，症状が急に悪化したようなことが少なくない．したがって，主訴のみに捉われることなく，時系列的に診察を進めることが重要である．その上で，様々な病態が重層していないかどうかを考察しなければならない．

◆6）臓腑病証の診断

単純な経筋病か，それとも経脈病証，臓腑病証を合併しているのかどうかを明らかにする必要がある．臓腑病の場合は，臓腑固有の病証を必ず有している（**表2-60**）．脾であれば食欲不振，軟便，腹部脹満といった消化器症状が問診によって聴取され，さらに，切診による脈診（滑脈，緩脈，脾虚の脈証など），臍周囲の動悸，硬結，冷感，同部の圧迫による不快感や疼痛などが腹診によって触知しうる．また，背部兪穴をみると，脾兪や胃兪，さらにその外方にある意舎や胃倉穴の特徴的な反応（膨隆，硬結，圧痛，自発痛など）を確認することができる．また，天候やストレスによって症状が増悪することもその特徴の一つといえる．これらの症状があれば，たとえ運動時痛を訴えていても，その背後に臓腑の異常が隠されていることを認識する必要がある．

◆7）経脈病証の診断

経脈病証についてみると，経脈流注上の組織器官の愁訴を有していることが大きな特徴で

ある（**表2-61**）．たとえば，膝関節前面の疼痛を訴える患者では，下肢および腹部から顔面部の同側の胃経にそって圧痛が観察されることが多い．患者は，膝の痛みがメインであって，たとえ顎関節や腹部の異常があっても，鍼灸院ですべてを報告するとは限らず，こちらから誘導しないと見落としてしまうことが多い．特に，精神的な愁訴や不定愁訴，自律神経失調症状などでは，鍼灸治療の適応と考えている患者はきわめて少ないことから，疼痛局所にしか目がいかない傾向がある．また，問診以外でも脈差診や手足の要穴の切診によっても経脈の異常を知ることができる．

表2-60　臓腑病証

●肝：怒	酸	目	自律神経愁訴
●心：喜	苦	舌	循環器，精神愁訴
●脾：思	甘	口唇	消化器愁訴
●肺：憂・悲	辛	鼻	呼吸器愁訴
●腎：恐・驚	塩	耳二陰	泌尿生殖器愁訴

脈状診，背兪穴・合穴・絡穴などの反応
治療は，反応のある経穴への反応に応じた手技

表2-61　経脈病証

●経脈流注上の病証
●脈診所見
●五行穴の反応
治療：五行穴の反応穴
　　　　虚の経穴には補，実の経穴には瀉法

表2-62　経筋病証

●経筋流注上の病証
●滎穴，兪穴の反応
●局所の圧痛点
治療：滎穴，兪穴の反応穴
　　　　最圧痛点に刺鍼

◆8）経筋病証の診断

これまでの経筋の概念は，局所に対する圧痛点治療が主体であった（**表2-62**）．しかし，疼痛などの愁訴部位を通過する経筋の末梢の滎穴や兪穴への切皮鍼，皮内鍼，指頭での接触刺激によって，局所の愁訴が変化するかどうかを確認することによって，経筋治療が可能かどうか，どの経穴が効果的であるかなどを知ることができる．特に，通常の治療によって臓腑や経脈の調整をしたあとで，最後に残った運動時痛はほとんどが経筋病であることから，治療の仕上げとして，肩や腰や膝といった局所の散鍼治療の代わりに，手足末端の要穴への皮内鍼刺激は思わぬ効果を生じることが多々ある．

手足末端の榮穴や兪穴での劇的な症状の変化は，患者をして経絡の不思議を体感させる絶好の方法の一つともいえよう．

（篠原　昭二）

参考文献

1）加納龍彦，田山文隆・編・病みのマネジメント（西洋医学と鍼灸医学からのアプローチ）．医歯薬出版，2005，pp141-148．
2）篠原昭二：誰でもできる経筋治療．医道の日本社，2005，pp29-33．

第3章
伝統鍼灸を活用した新しい鍼灸診療

I　北辰会方式

1. 治療方式の概要

　　北辰会方式は，鍼灸・漢方の家系である藤本家十四世・藤本蓮風が『黄帝内経』以来の中国伝統医学の各種古典，現代中医学，日本鍼灸古流派等に学びつつ，門弟とともに臨床追試の中で確立してきた治療方式である．1979年には北辰会（2012年一般社団法人化）を設立し，数多くの会員を指導・育成してきた．2018年現在北辰会では年間20回以上の定例会・研修会を開催し，多くの会員が個々の臨床において北辰会方式を実践している．以下に北辰会方式の特長を列挙して概要を示す．

1）現代中医学理論をベースとする

　　現代中医学（以下，中医学）は，『黄帝内経』以来の中国伝統医学の歴史的発展を踏まえ，**現時点における最大公約数**としてまとめた医学理論といえる．中医学理論を導入することによって以下のようなメリットがある．

⑴　医学としての論理性

　　四診合参に基づく弁証論治は「**診察**」「**診断**」「**治療**」という医療にとって必要不可欠な一貫性を有している．中医学的な病名診断として「弁病」し，中医各科に示されている基本病機や弁証類型，治則治法，養生，予後などを参考にしてより適切な治療を模索することができる．結果，問診や脈診所見のみを根拠とするよりも多くの情報を共有でき，一段と有意なカンファレンスが可能となり，後学の育成にも有利である．

⑵　医学史・各家学説

　　さまざまな時代の各家における病態認識・治則治法・治療術の変遷についても重視されている．よって中医各科の疾病ごとの基本病機や弁証類型を踏まえ，歴史沿革の中での各家の学説を参考にし臨床応用しやすい．日本伝統医学の発掘・継承・発展の在り方に対しても示唆的である．

⑶　共通言語

　　現在の日本伝統鍼灸界では，流派ごとに用語の概念規定や価値基準が異なるため，流派間の対話が成立しない，という深刻な状況にある．しかし，各流派の用語・概念をいったん

WHO公認である中医学の言語に置き換えることによって，各派間での対話を進めやすくなるだろう．結果，日本伝統鍼灸としての独自性，優位性はもちろんのこと，各流派の特徴をも世界各国に発信することが容易になると考える．

　以上，中医学に学ぶことの意味や有用性を述べたが，重大な問題点についても述べておく．中医学では「自然界の全ての物質はさまざまな微細な気から構成され，気が最も基本的な物質である」とされており，もしも気を物理学用語でいうところの質量を伴う物質という意味と捉えるのであれば，それは唯物論であり，物質よりも機能を重視する『内経』以来の気一元思想とは相いれない．このことを十二分に踏まえた上で中医学理論を用いるべきであろう．

◆2）体表観察を駆使

　日本の歴代の医家達は独自に**体表観察**を開発・発展させてきた．中医学にはない**体表観察**を四診に加えることにより，一層**精度の高い弁証論治**を実現できる．具体的には夢分流腹診，背候診，原穴診，井穴診，尺膚診などがある．以下，体表観察の実際においてどういった点を重視しているかを述べる．
　＊体表観察の概要については他項に譲り，北辰会方式の体表観察の詳細は『体表観察学—日本鍼灸の叡智』を参照されたい．

⑴　特徴的な診断意義を踏まえる

　たとえば腹診（夢分流腹診）では臓腑の変調とともに，気の偏在が上下左右のどこにあるのかを把握（⑤参照）し，原穴診では臓腑とともに経絡の変調を伺い知ることができる．各体表観察に特徴的な**診断意義**を踏まえることによって，より信憑性の高い弁証が可能となる．

⑵　左右差を重視

　原穴診，背候診，井穴診，切経の対象は主に十二正経脈の穴処であり，臨床においては穴処の虚実の反応の左右差の大きさが重要である．一般的に，より重い病態にある臓腑経絡に関わる穴処は**左右差**が大きい．それはいずれの臓腑経絡において病態が顕著であるのかを示すと同時に，その臓腑経絡が陰陽平衡を求めている姿である．また，同一の臓腑経絡のうちどの**穴処の左右差**が最も大きいかによって，その臓腑経絡における気血陰陽いずれの面で盛衰があるのかを知りえる場合があり，刺鍼の選穴の基準にもなりうる．

⑶　フェザータッチの活用

　北辰会発足当初は「圧痛」を指標にしてきたが，現在では，ごく軽微な接触で，穴処の虚実の状況や，腹部の邪の反応などをよりはっきりと捉えられるようになっている（フェザータッチと呼称している）．熟達すると穴処や腹部の浅在を触れるだけで，穴処の虚実や腹部の邪の**深在の状況**，さらにいえば**穴処の気の動き**（神気の遊行），出入や腹部の邪の動きをも認識することが出来る．このレベルに達すれば，触れるだけで体表観察所見が大いに改善

されることはしばしばであり，刺鍼能力自体も大いに進歩する．実技指導ではフェザータッチによる体表観察の習熟を重視し育成にあたっている．

患体側の面では，電子機器の活用に伴う頭脳や眼の酷使と運動不足，飲食の偏りと生活リズムの乱れ，気候不順や冷暖房の影響などから，現代日本人の病理はより複雑化してきているように思われる．問診情報だけからでは，これらの病理を正確に把握するのは難しい．わずかな変化や異変を見逃さないためにも，フェザータッチによる体表観察を多面的に行うことで，症状としては未だ表立っていなくとも，看過できない病理をも把握できうる．

◆３）胃の気の脈診

脈診は切診の代表的，かつ重要な診察法であり，日中いずれの伝統医学においても重視されてきた．柳谷素霊は「診脈は五臓六腑の死生吉凶を決し，その証の陰陽虚実表裏寒熱を判じ，其の根源たる心の虚実を候ふの法である」[1]と記しており，これは脈診によって八綱弁証，臓腑弁証，予後等さまざまな側面の情報を知ることができると解せる．しかし，『内経』『難経』をはじめ後世の脈診書等を紐解けば，脈診の診断意義の根底は**胃の気**（後天の元気）である，ということが解る．藤本蓮風は脈診を「胃の気の脈診」と位置づけ，順逆を判断する重要なモノサシとするとともに，効果判定をする上でも最重要であるとし，必ず治療前後で「胃の気の脈診」を行い効果判定を行っている．

◆４）病因病理を重視

弁証論治では証を確定（弁証）し，それをもとに治則・治法を定めるが，証自体は「患者の**その時点における病理状態**を反映したもの」に過ぎない．未病を治すことをも意識した治療をするには，その証を形成するに至った病因や病理をより正確に把握することが重要となる．これは近年注目されている NBM（Narrative-based Medicine）の視点とも通ずるものであり，病因病理を重視することは，多く慢性雑病を治療対象とする鍼灸臨床家にとって必須であると考える．

◆５）空間論を診断・治療において応用

論治の前提である「弁証」の一つとして空間論を位置付けている．『素問』三部九候論が経絡ではなく，天人地の三才思想によって病位・気の歪みの位置を認識したことと類似している．北辰会方式では空間論を，人体を**上下・左右・前後の空間物体**として捉え，その空間物体の中での**病位（気の歪みの位置）**を明らかにする尺度であるとし，選穴の際においても参考にしている．臍周囲（前部の上下左右），懸枢周囲（後部の上下左右），百会周囲（上部における前後左右）の状態から大まかに上下・左右・前後の気の偏在を捉え，その他，尺膚診，腹診，原穴診，背候診，脈診等の情報と照らし合わせて判断する．

◆6）選穴について

病因病理・弁証，治則治法の確定後，体表観察の情報とも照らし合わせて選穴する．その基準の多くは藤本蓮風が臨床経験によって得た事実に基づいているが，前提として日本鍼灸古流派の思想・選穴・手技，藤本家の家伝，さらに，現代の中医鍼灸にいう「穴性」をも参考にしている．北辰会方式独自の選穴基準は北辰会会員諸氏の臨床実践が続く限り，更新・発展していく．

◆7）少数鍼（原則1穴）

「刺之而氣不至．無問其數．刺之而**氣至**．乃去之勿**復鍼**．」
「刺之要．**氣至而有效**．效之信．若風之吹雲．明乎若見蒼天．刺之道畢矣．」『霊枢』九鍼十二原にある通り，鍼治療の効果は「気至」の如何にかかっており，「気至」すればそれ以上の処置をする必要はない．処置する穴が少なければ少ないほど，至るべき気が分散しないため，1穴の効能をより引き出すことができる．「百病一針為率，多則四針，満身針者可悪」『医学入門』李梴の文言はそのことを示している．

⑴ 効果判定からよりよい選穴を模索しやすい

治療に用いる穴が1穴であれば，その穴の効能を明らかにしやすいのは自明の理である．つまりその選穴結果，「効果があったのかどうか」，「効果はどの程度のものであったのか」，「よりよい選穴はどうあるべきか」，検証が容易となり，選穴基準を更新・発展をさせやすい．

⑵ 片側1穴に刺鍼する

治則治法に相応する穴性を有する穴処のうち，虚実の左右差が大きい片側の穴処を選択して，虚証であれば虚の反応を呈す穴処に補法，実証であれば実の反応を呈す穴処に瀉法の刺鍼をする．**陰陽消長**として現れている穴処の左右差を刺鍼によって**平衡**ならしめ，結果的に目標とする臓腑経絡の変調を調える，ということである．実際，治則治法・選穴までが明らかであった場合，同一経穴に左右同時に刺鍼をするよりも，片側に刺鍼したほうが効果は大きい．

⑶ 置鍼を基本とする

元・明代以降の中国鍼灸，また日本古流派鍼灸では多彩な手技を用いているが，北辰会方式では，できるだけ複雑な手技は用いず，置鍼を基本としている．
　a．手技をシンプルにすることにより医療としての定量化を図りやすい．
　b．診察・診断を通じて治則治法を明確にしているため，複雑な手技を用いなくとも，選穴した1穴の効能を最大限に引き出せる．
　c．同時に複数の患者の治療ができる．
などがその理由である．

◆8）正邪弁証

　八綱弁証により虚実を弁別するが，実際の臨床では虚実錯雑の状況はよくみられる．その場合，正気の弱り，邪気実，の**いずれが主**なのか，あるいは正気の弱りと邪気実がほぼ同程度なのか，正気と邪気の**陰陽消長関係**における**標本主従**を明確にし，治療方針を確定する必要がある．すなわち扶正・祛邪どちらを優先すべきかを明らかにすることが重要であり，北辰会方式ではこれらを明確にできる弁証として「正邪弁証」を設けている．

⑴　正気虚程度と負荷試験

　仮に「気虚証」が明らかであったとしても，従来の八綱の虚実弁証では「どの程度の」気虚証なのかは明確にできない．「疲れやすさ」「虚脈」「舌質嫩」といった気虚所見があった場合，以下のa．とb．を対比してみると明らかに程度が異なることが分かる．

- a．疲労感があっても30分ほど休憩すれば回復し，無理をしない限り日常生活に支障が無い
- b．50mほど歩行するだけで息切れ（気短）し，汗がとまらず（自汗），湯船に5分入るだけでぐったりしてその日は何も出来なくなる

　このように，運動や入浴による**負荷試験**を問診に積極的に取り入れることにより正気虚の程度が判別できる．

⑵　難病治療

　一般的に難病では実証→正虚邪実→虚証へと進行し，死に至ることも多い．その時点での虚実の程度を把握するために正邪弁証を用いて判断し，できるだけ**正気虚の程度が軽い段階**において瀉法で効果を上げるのが難病治療でのポイントである．

◆9）撓入鍼法

　北辰会方式では，鍼管は用いず体表観察時に感じ取った衛気の動きに即応させ，より効果的な補瀉を行うことができる撓入鍼法を用いて切皮・刺入している．
鍼を生体に近づけた段階で衛気（体表を離れた部分にも存在する）が鍼に反応するのを押手・刺手で捉えて守気しつつ，皮膚の弾力と鍼尖～鍼体の弾力・撓りを利用してごく自然に切皮・刺入を行う．「所言節者．神氣之所遊行出入也．」『霊枢』九鍼十二原の延長線上の認識方法と考えており，穴処において遊行出入する**神気に合わせて刺入**することを重視しているということである．撓入鍼法では鍼管を用いることなく，旋捻もしない．柳葉型鍼尖の鍼が適している（**図 3-1**）．

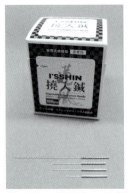
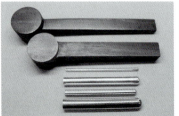
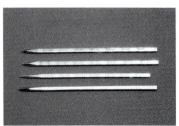

図 3-2　打鍼道具（いっしん社製）　図 3-3　古代鍼（いっしん社製）

図 3-1　北辰会方式使用毫鍼（撓入鍼・いっしん社製）

◆10）刺入しない鍼――打鍼・古代鍼

⑴　打鍼

　夢分流の伝書『鍼道秘訣集』を主としつつその他の文献も参考にし，打鍼道具を作製し腹部打鍼として昭和 40 年代頃から臨床応用してきている．当初は実際に鍼尖がスリオロシ状の鍼を槌で叩打し刺入していたが，臨床追試の早い段階で現代日本人の身体には打鍼による刺入は合わないと判断した．その後，鍼・槌の材質や形状に工夫を重ね，鍼体を太く鍼尖を卵形にして刺入せず，叩打による振動によって効果を上げることができている（**図 3-2**）．さらに木槌による鍼への叩打の音の響きが診断・治療の上で非常に重要であることがわかってきている．三因制宜の精神による**発展**の実例といえよう．

⑵　古代鍼

　中山靖王劉勝の墓で出土した鍼（現存する最古の人体用金属鍼とされる）のレプリカを参考に，精巧に復元させ臨床応用してきた．結果，刺入することなく優れた効果を上げることが分かり，これを「古代鍼」と呼称している（**図 3-3**）．打鍼の施術野が腹部に限定されることに対し，古代鍼は基本的には全身いずれの穴処にも用いることができる．特に井穴・原穴等皮毛・肌肉の薄い敏感な穴処においてより効果を上げやすい．

◆11）太極陰陽論

　気一元の世界を陰陽という概念で認識するのが陰陽論である．太極陰陽とは，何事も陰陽に分析した後に必ず**太極**に戻って考える，という二元的一元論であり，『易經』に基づく本来あるべき陰陽論であるといえる．太極は「天地創造の大本」であると同時に陰陽の「場の論理」や「認識論」としても活用することができる．たとえば病態に対して陰陽太極図における**境界**をどこに置くかで**弁証の所在**を明確にすることができる．

　太極陰陽の境界を「外感熱病」とした場合，寒邪によるものであれば，六経弁証，温熱邪

であれば，衛気営血弁証や三焦弁証を選択する．また，慢性雑病において「気血」に境界を置き，気滞と血虚，すなわち気と血の陰陽消長関係のほうがより明確であれば，臓腑弁証よりも気血弁証を中心として病態認識したほうがよい．

あらゆる事象を**陰陽**で**認識**するなかでは常に**太極**に立ち返ることが重要であり，診察，診断，治療などさまざまな面において柔軟に対応でき，新たな方法論を見出すのにも役立つ．

2．診察方法

①来院〜予診票記入．来院時点から望診から始まる．重篤な場合にはとくに望神が重要．

②問診（弁証問診）：予診票の記入後，**病因病理・弁証**を意識しつつ望診・聞診もしながら問診を行う．主訴の状況・現病歴の確認後，幼少時から現在に至るまでの体調の変化や置かれてきた環境，家族関係等についても尋ね，患者像を**全人的に把握**できるように進めてゆく．主訴やその他の愁訴の証・病因病理についても意識し，予診票の飲食や二便，睡眠の状況等の項目についても確認してゆく．信頼関係（治神）を構築する場でもあるため真摯に慎重に行い，患者が語りたがらないことについては無理に尋ねない，など十分に考慮することが重要である．

③体表観察：想定する病因病理・弁証の可能性を踏まえた上で体表観察を行い，病因病理・弁証を確定しつつ選穴の候補を見出してゆく．

ⅰ．望診：全身，顔面診（気色診），舌診，眼診，爪甲診等

ⅱ．脈診：胃の気の脈診　＊治療処置直前においても再確認

ⅲ．腹診，背候診，原穴診，切経，空間診その他

3．治療方法

①基本的には選穴した1穴に対して，治則治法・穴処の反応に合わせて補法あるいは瀉法になるように置鍼．

＊初診時は置鍼の時間は短めにし（数分〜15分くらい），再診以降徐々に置鍼時間を長くしながら最適な置鍼時間を模索する．（長くて30〜40分）

②抜鍼後，効果判定として，脈診およびその他弁証に関わる体表所見の変化を確認．処置がどの程度効いたかを評価する．

＊毫鍼による治療を前提として手順を示したが，体表観察終了時点で**逆証**と判断して，治療自体を断る場合もありうる．逆証でなくとも，正気が著しく弱っている状態や過敏体質のため毫鍼治療が不適と判断した場合には灸法や打鍼あるいは古代鍼による処置を行う．

③病因病理・弁証の説明，養生の案内等をして終了する（**図3-4**）．

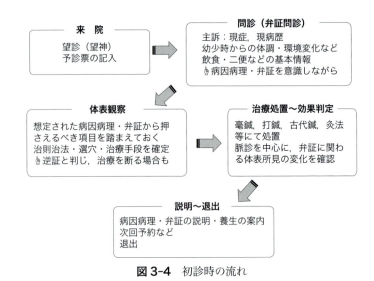

図 3-4 初診時の流れ

4. 症例

　51歳女性，離婚，身長156cm，体重48kg　初診；X年7月
【問診】
〔主訴〕①身体痛　②不正出血
　①部位：身体のあちこち，特に上肢や心下部～季肋部辺り
　　痛みの性質：打撲痛，ヒリヒリピリピリした痛み，遊走性
　②初診2か月前に来潮し，その後微量の出血がダラダラ続いている．
増悪因子：
　①痛みを気にすればする程症状を誘発・増悪する
　　寝不足時，肉体疲労時
　②運動後等の肉体疲労時
緩解因子：
　①何かに集中している時
　②不明
不変因子：①②ともに
　　飲食，二便，入浴，天候，季節
〔現病歴〕
　①幼少時より現在まで同様の身体痛が継続．1年前（月経周期が2～3か月に1回の来潮
　　頻度になった頃）から頻度・程度が増悪した．
　②初診2か月前に高温期無く来潮．月経終了後も微量の出血が続く．
〔既往歴等〕
　　両親と3歳年下の妹の4人家族．躾に厳しい母親に育てられ，窮屈に感じながら「早く
　家を出たい」という思いで育ってきた．主訴①のみならず，打撲や火傷時，患部以外の部位

第3章　伝統鍼灸を活用した新しい鍼灸診療　**165**

にも同様の痛みを感じるなど過敏な面がある．その他，下肢が転筋しやすい，テスト前など精神的緊張時に頻尿や腹痛泄瀉の傾向．

　　18歳：短期大学・グラフィックデザイン科（もともと絵を描くのが好き）

　　20歳：広告代理店に就職．

　　23歳：結婚

　　25歳：帝王切開で双子の男児を出産するとともに退職．

　　31歳：離婚．イラストレーターの仕事を開始．徹夜も多く睡眠不足だが，体調は良好．

　　46歳：ボクシングエクササイズを始めるも，運動後，疲労感を残すことはなかった．

　　50歳：月経1回／2～3か月周期となる．身体痛の頻度・程度増悪．

　　51歳：高温期なく来潮（初診2か月前）．月経終了後も微量の出血がダラダラと続く．

〔その他の情報〕

・軟便傾向，精神的緊張で腹痛泄瀉

・尿勢やや乏しい

・多汗（とくに上半身）

・眼精疲労

・歯茎のやせ

・寒がり，手足の冷え，日中は手足火照る

・爪が割れやすい

・熟睡感はあるが多夢

【体表観察】＊顕著な所見のみ記す

〔望診〕

全身：神・栄，形・中

顔面：黄・黒・赤　膏沢：有　腠理：密

顔面気色：肝・腎　青黒

口唇：暗紫色

眼診：眼瞼淡白

舌診：老舌，舌背・暗紫薄白膩苔乾燥　舌腹・暗紅，舌下静脈色あせ

爪甲診：手足ともに淡白，縦筋あり光沢乏しい

∴**病位**としては**肝腎**，血の病変として**瘀血**および**血虚**が伺える

〔聞診〕

声質は清，声の力は有力

∴正気虚は伺えない

〔切診〕

脈診：1息3至～3至半，脈力・脈幅あり，左尺中やや弱，右関尺に枯弦脈

原穴診：左神門虚，左太白虚中の実，右太渓虚，左太衝実

切経：左足臨泣実，左三陰交虚，右上巨虚実，右豊隆実

腹診（夢分流）：心～両脾募・両肺先，左腎水，臍周囲．小腹不仁．

背候診：

実：右厥陰兪，右心兪，右肝兪（陳旧化）
虚中の実：左心兪，左督兪，左膈兪，左脾兪，
虚：左志室，左大腸兪，左小腸兪，左膀胱兪（冷えを伴う）
∴**臓腑**としては主に**心・肝の実，腎虚** 気血としては**血虚・瘀血**ともにあり，**病邪**としては**湿熱**あるいは**痰湿**の存在を示唆

【病因病理】
図3-5 参照．

七情不和～肝鬱気滞が慢性化する中，一部血瘀も生じ，主訴の身体痛をはじめ諸症状がある．さらに加齢・過労・睡眠不足による**腎虚**が，**肝鬱（肝気実）**との相互関係を為していると考えられる．
＊初診時では，不正出血（崩漏）は腎虚による衝任不固によると想定したが，治療経過から気滞血瘀による瘀阻衝任・血不帰経によるものであることがわかった．

【弁病】
身体痛，崩漏
【弁証の所在】
七情不和，加齢，過労，睡眠不足を病因とした雑病であり，虚実錯雑であるため，八綱，臓腑，気血，正邪の各弁証を行う．
【八綱弁証】
　裏：表証なし．七情不和，加齢，過労，睡眠不足を主たる病因とした雑病
　寒熱：大きな偏りなし
　虚：腎虚　＊臓腑弁証参照
　実：肝鬱気滞血瘀　＊臓腑弁証，気血弁証参照
【臓腑経絡弁証】
　肝鬱気滞：
　　情緒変動により主訴増悪緩解する，元来神経質
　　顔面肝の気色青黒，左太衝実（顕著），右肝兪沈んで実，臍周の邪
　腎虚：

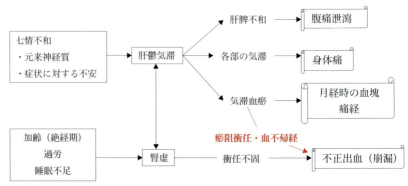

図3-5　病因病理チャート

絶経前後から主訴増悪，尿勢やや乏しい

顔面腎の気色青黒，左尺脈少し弱，小腹不仁

右太渓虚（顕著），左志室虚，左膀胱兪虚で冷え

【気血弁証】

気滞：＊臓腑弁証にて肝鬱気滞として証明済み

瘀血：血塊の存在，口唇暗紫，舌背暗紫色，左足臨泣実

血虚：目が疲れやすい，もともと爪が割れやすい（淡白・縦筋あり），眼瞼淡白，左三陰交虚

【正邪弁証】

運動および入浴負荷試験においてとくに疲労が残ることなく，正気の虚はみられない

絶経の時期に月経周期が開き，それとともに主訴①②増悪

脈診において脈巾・脈力・重按時脈力，いずれもしっかりある

背候診においては虚も実もどちらも同程度ある

∴ **邪気実≧正気虚**

【証】

肝鬱気滞（血瘀），腎虚

【治則・治法】

トータルで**実証**であるが，**因人制宜**を考慮し，**補腎益精**しつつ**疏肝理気**

【選穴・処置】

右照海　2番鍼（0.2×10mm）　補法　10分置鍼

＊照海穴は足の少陰腎経の穴であり，かつ，陰蹻脈の主治穴であり，腎（主に陰・精）を補い，**肝気実を緩和**させる効能を持つ

【効果判定】

足先温もる，脈全体に緊張が緩み左尺の脈力出てくる

【経過】

〔2・3診目〕

同処置（2診目置鍼20分，3診目置鍼30分）

＊3診目では照海穴の反応が左右入れ替わったため，右照海穴に処置

・身体痛を感じない時がでてきた

・身体全体がかなり軽くなる

・不正出血不変

〔4・5診目〕

左後渓穴に2番鍼（0.2×10mm）で瀉法　30分置鍼

①体表観察所見において腎虚の反応が消失

②①の理由により臓腑弁証の立場から，肝鬱気滞を中心のアプローチに変更

＊手太陽小腸経は足厥陰肝経の**子午陰陽関係**にあり，手少陰心経と表裏関係でもあることから，後渓穴は肝鬱を緩和し心神を安定させることができる．さらに督脈の主治穴であり陽実（緊張）を緩和させることができる．

4診目後，身体痛明確に軽減，身体もさらに軽くなる，不正出血不変

〔5・6診目〕

不正出血が止まらないため，崩漏の病因病理を再考．

＊左血海，左三陰交に実の反応を認めたため，後渓の処置後，活血目的で左血海穴に寸6・5番鍼（0.25×48mm）にて瀉法（即刺即抜）の処置を追加．

〔7・8診目〕

6診目以降，不正出血なし

後渓穴に同様の処置後，左三陰交穴の実の反応に対して撓入鍼5番（0.25×20mm）にて瀉法．

＊血海穴の反応が消失したため

8診目の段階で身体痛，不正出血いずれも消失．体感としてホルモンバランスがとれ元気になったと非常に喜ばれる．

9診目で治療終了とし，以後体調のメンテナンスのため月1～2回の頻度で来院．身体痛・不正出血なし．

　本症例では，臓腑弁証を中心に肝腎を治し調和を図ることで身体痛を改善に導くことが出来たが不正出血については改善されず，気血弁証を中心に再検討することによっていずれの症状も改善に導くことが出来た．慎重に弁証を進めても初診時点では十全な病因病理を構築できず，治療経過の中で病因病理チャートと症状の変化・体表観察所見等を丁寧に照査して検証し直すことも大事である．このように弁証論治をより精緻にし，最短で治療効果を得ることが出来るよう，臨床からのフィードバックも大切にしている．

（藤本　新風）

引用文献

1）柳谷素霊：簡明不問診察法．校補第5版，石山針灸医学社，p200，1993．

参考文献

1）藤本蓮風：鍼灸医学における実践から理論へ　パート1．谷口書店，1990．
2）神戸中医学研究会：基礎中医学．燎原，1995．
3）藤本蓮風：体表観察学　日本鍼灸の叡智．緑書房，2012．
4）藤本蓮風監修：鍼灸臨床能力　北辰会方式実践編．緑書房，2018．
5）藤本蓮風：鍼灸治療　上下左右前後の法則．メディカルユーコン 2008．
6）藤本蓮風：胃の気の脈診　－図解鍼灸脈診法－．森ノ宮医療学園出版，2004．
7）藤本蓮風監修：鍼灸臨床能力　北辰会方式理論編．緑書房，2016．
8）藤本蓮風：鍼灸医学における実践から理論へ　パート2．谷口書店，1993．
9）藤本蓮風：弁釈鍼道秘訣集．自然社　1978．（第2版：緑書房，2000年）
10）藤本蓮風：東洋医学の宇宙．緑書房，2010．
11）藤本蓮風，奥村裕一，油谷真空：臓腑経絡学．森ノ宮医療学園出版 2003．
12）藤本蓮風：経穴解説　増補改訂新装版．メディカルユーコン，2013．

II VAMFIT（経絡系統治療システム）

◆1．VAMFIT の概要

◆1）「VAMFIT（経絡系統治療システム）」について

　東洋医学では，人の身体を小宇宙と捉えている．私は，臨床における経験および『黄帝内経』（『素問』・『霊枢』）の記載から，古典の治療体系は三陰三陽を根拠とする「経絡系統」と三才思想から成る「天・地・人」という二つの大きな柱により構成されるという考えに至り，身体を縦に貫く「経絡系統」を対象とするものを「**経絡系統治療システム（VAMFIT：Verification of Affected Meridians For Instantaneous Therapy）**」[1,2,3]，輪切りで捉えるものを「**天・地・人治療**」[4,5]と名づけ，それぞれについて治療法を構築してきた（**図3-6**）．

　1988〜1992年にわたり『医道の日本』誌に「新治療システムの研究」[6〜13]の報告をしたが，この時点の治療では，人間の身体を空間的にとらえながら治療を行う奇経と正経十二経の統合システムであった．その後，**経別治療**，**経筋治療**，**絡脈治療**などを包含した治療システムを構築していった．そして完成したのが，「**VAMFIT（経絡系統治療システム）**」と「**天・地・人治療**」である．この二つの治療体系をまとめたものが2003年に上梓した『**変動経絡検索法（VAMFIT）**』（医歯薬出版）である．それが，頸部での全経絡の診断，背部兪穴を上にスライドさせて診る方法，空間論の具体的運用法など，従来の常識を打ち破った発想を提示した書物となった．

　「VAMFIT」には，「**頸入穴 VAMFIT**」，「**霊背兪穴 VAMFIT**」，「**刺熱穴 VAMFIT**」など

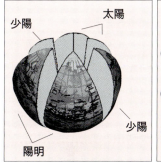
「三陰三陽」
経絡（経絡系統）
VAMFIT（経絡系統治療システム）

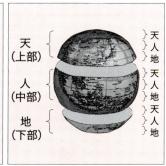
「三　才」
天・地・人
天・地・人治療

木戸正雄，天・地・人治療．医歯薬出版，2009 より

図3-6　人体の東洋医学的分割

があるが，詳細は拙著『**変動経絡検索法（VAMFIT）**』を参照いただくことにして，ここでは，もっとも基本的な「**頸入穴 VAMFIT**」について，その一部を紹介する．

◆2）基本証と異常経絡（寒熱波及経絡）について

『素問』調経論にあるように，すべての**病の根本**は臓の「**精気の虚**」にあると考える．それが，**肝虚証，脾虚証，肺虚証，腎虚証**である[14]．ただし，これは，単なる「精気の虚」であり，それが愁訴をひきおこすわけではない．この「精気の虚」に，内因，外因，不内外因が加わることで，寒熱が発生し，それが各臓腑経絡に波及することでその経絡が異常をおこし，愁訴が出現する．この寒熱波及を受けた「**経絡系統**」を「**異常経絡（寒熱波及経絡）**」，または「**変動経絡**」という．VAMFITは，「精気の虚」と「異常経絡（寒熱波及経絡）」のいずれの診断と治療にも運用することができる（**図3-7**）．

ちなみに，「**経絡治療**」では，病を根本から治療する方法を**本治法**とよび，「**異常経絡（寒熱波及経絡）**」と局所に対する治療を**標治法**とよんでいる．

◆3）VAMFITによる治療の流れ

全体の診断の流れは，「主訴・愁訴の確認と病態把握」→「脈診を主とした四診法による診断」→「頸入穴や霊背兪 VAMFIT」→「腹部・背部・肩上部などの体表に現れたコリ，圧痛などの確認」の順に行っていく．この手順で本治法に必要な基本証を確定し，「異常経絡（寒熱波及経絡）」を把握し，患部・局所の状態を確認していく．

VAMFIT治療の順序は原則として「1．本治法」→「2．異常経絡（寒熱波及経絡）への処置」→「3．患部に対する処置」の順とする．

本治法については，第2章Ⅱの経絡治療の項と重複する（ただし，証や施術の正誤の判定はVAMFITの確認法を行う）ので，ここでは，主に，「異常経絡（寒熱波及経絡）」の診断と治療について概説する．

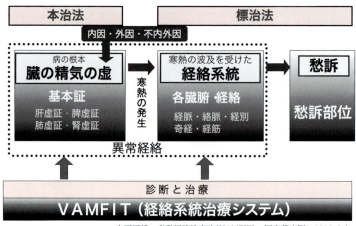

木戸正雄，変動経絡検索法(VAMFIT)，医歯薬出版，2003 より

図3-7 東洋医学における愁訴が出現するメカニズム

◆2．VAMFITによる診察部位と考え方

　VAMFITは，「三陰三陽」に対してアプローチを行う方法であるため，人体における経絡の支配領域を，しっかりと捉えておくことが大切である．

◆1）愁訴が上肢や下肢にある場合の診断

(1) 愁訴が上肢や下肢にある場合の診断部位について

　四肢では「三陰三陽」の支配領域が明確になっているため，**異常経絡（寒熱波及経絡）**が容易に診断できる．つまり，愁訴部位の位置がどの経絡の支配領域になっているかで診ればいいわけである（**図3-8**）．

　基本的立位肢位（手掌を内に向けた状態）での四肢の前面内側は太陰，前面外側は陽明，側面内側は厥陰，側面外側は少陽，後面内側は少陰，後面外側は太陽となっている．

　上肢の場合，太陰は肺経，陽明は大腸経，厥陰は心包経，少陽は三焦経，少陰は心経，太陽は小腸経により支配され，下肢の場合，太陰は脾経，陽明は胃経，厥陰は肝経，少陽は胆経，少陰は腎経，太陽は膀胱経により支配されている．

　ただし，愁訴部位が隣接した経絡にまたがっている時もある．その場合は，複数の経絡に施術が必要となるが，それらの経絡のうち，反応の強い，あるいは愁訴の強い方を最初に処置していく．

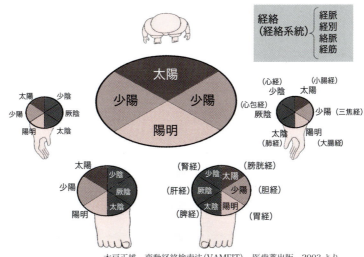

木戸正雄，変動経絡検索法(VAMFIT)，医歯薬出版，2003 より

図3-8　「三陰三陽」と経絡（経絡系統）

◆2）愁訴が体幹部や頭部にある場合

⑴　愁訴が体幹部や頭部にある場合の診断部位について

　愁訴が四肢以外の部位，例えば体幹部や頭部にある場合は，その愁訴部位の位置から短絡的に**異常経絡**を断定することはできない．では，このような場合に，**異常経絡**をみつけるにはどうすればいいのであろうか．「**経絡治療**」では，六部定位における脈位脈状診によって行うが，最も高度な脈診法といわれる脈位脈状診を修得するには，脈状についての深い理解と長い経験が必要となる．

　脈診の他に臓腑経絡を診断する方法として，一般に腹診がよく知られているが，これも実際に行ってみると，診断に迷うことが分かる．

　例えば，右天枢穴に圧痛があったと仮定しよう．『難経』「十六難」に基づく腹診で診断すると，臍の右側に位置するこの領域に動悸，圧痛，硬結があれば肺経の異常となる．しかし，意斉・夢分流の腹診を使うと小腸の異常となる．また，募穴でみると大腸経にあたる．さらに，所属経は胃経である．『難経』「三十一難」では三焦治療システムとして，中焦（脾・胃，肝・胆）の治穴となっているので，脾経，胃経，肝経，胆経の異常に対応している．その他，奇経の帯脈や衝脈も関係してくる（**図3-9**）．結局，腹部の異常部位や圧痛の位置からでは，どの経絡の異常かを短絡的には断定できないことになる．体幹部はすべての経絡が体内流注をしているため，腹部については経絡の支配が単純ではないからである．つまり，腹部の反応は治療効果の指標としては有用であっても，診断には適さないと考えられる．そこで，注目したいのが頸部である．頸部は，四肢と同様に体幹からの突起物だからである．

⑵　"経絡系統"すべての診断を頸部で行う

　『霊枢』の「経別篇」，「邪気蔵府病形篇」，「脈度篇」などの記載から，十二経脈すべてが頸部を循行していることが読み取れる．つまり，**頸部ですべての"経絡系統"の診断ができ**

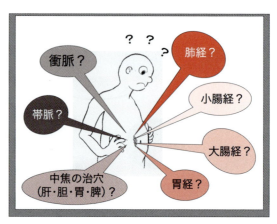

図3-9　右天枢穴の圧痛から考えられること

ることになる．一方，『霊枢』の「本蔵篇」の「経脈は血気を行らして陰陽を営み，筋骨を濡し，関節を利するゆえんの者なり．…是の故に血和すれば則ち経脈は流行し，営は陰陽を覆い，筋骨は勁強にして，関節は清利なり」という記載から，筋肉や骨が保持され関節の運動が滑らかにできるのは経脈が正常に活動しているからにほかならないことが分かる．つまり，経脈が異常を起せば，筋肉がひきつれるなどして運動が円滑にできなくなるということになる．VAMFITでは，この経脈の作用を利用して，頸部の運動により出現する愁訴を診断の指標の一つとしている．

その頸部におけるVAMFITの診断点，治療点が，『霊枢』の「根結篇」にある「頸入穴」である．この「頸入穴」を診断点とする方法を「頸入穴VAMFIT」という．

⑶ 「頸入穴」を診断点，「下合穴」と「絡穴」を確認穴とする

私達は「頸入穴」と「下合穴」のトポロジー的相関に注目し，「下合穴」を治療点として重要視している（**図3-10**）．この「下合穴」に加え，「頸入穴」と同じ「入穴」としての性質を持つ「絡穴」を確認穴として用いる．

〔頸入穴とその取穴部位〕
天容※（胆経の頸入穴）：下顎角の後方，胸鎖乳突筋の前
天牖　（三焦経の頸入穴）：天柱と天容の間で，完骨の直下，胸鎖乳突筋の後．
天柱　（膀胱経の頸入穴）：瘂門の高さで，僧帽筋外縁の後髪際．
人迎　（胃経の頸入穴）　：喉頭隆起の高さで胸鎖乳突筋の前縁，総頸動脈の拍動部．
扶突　（大腸経の頸入穴）：喉頭隆起の高さで胸鎖乳突筋の中央．
天窓　（小腸経の頸入穴）：喉頭隆起の高さで胸鎖乳突筋の後縁．

※注意：**天容**は，『霊枢』では根結篇においても本輸篇においても「足少陽胆経」の所属とされている．天容は所属経絡の変遷があり，3世紀に記された『鍼灸甲乙経』（皇甫謐）では三焦経（手少陽経）と記されている．10世紀までの多くの書物はこれを踏襲しているが，11世紀の『銅人腧穴鍼灸図経』（王惟一）になると突然，「手

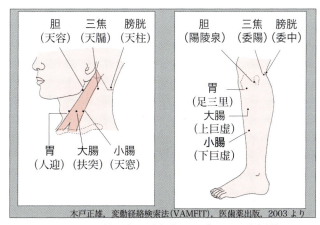

図3-10 頸入穴と下合穴のトポロジー的相関

太陽小腸経」になり，その後の経穴学では「手太陽小腸経」の所属となってしまっている．

〔**下合穴**とその取穴部位〕
陽陵泉（胆経の下合穴）：下腿の外側．腓骨頭の前下方の陥凹部．
委陽（三焦経の下合穴）：膝窩横紋の外端，大腿二頭筋腱の内側．
委中（膀胱経の下合穴）：膝窩横紋の中央．
足三里（胃経の下合穴）：下腿の前外側．膝前面で膝蓋靭帯外方の陥凹部の犢鼻穴の下3寸．
上巨虚（大腸経の下合穴）：下腿の前外側．足三里穴から解渓に向かい3寸．犢鼻穴の下6寸．
下巨虚（小腸経の下合穴）：下腿の前外側．足三里穴から解渓に向かい6寸．犢鼻穴の下9寸．

◆3．VAMFIT による異常経絡（寒熱波及経絡）のみつけ方

◆1）愁訴部位の位置で異常経絡（寒熱波及経絡）をみつける

愁訴部位の位置を支配している経絡がはっきりしている場合は，その経絡が**異常経絡（寒熱波及経絡）**となる．先に示したように，四肢では，三陰三陽としての経絡の支配領域が明確になっているため，陰経と陽経のいずれにしても異常経絡が簡単に分かる．

◆2）頸部運動による愁訴の出現部位によりみつける

愁訴が頭部や体幹部にある場合や主訴部位がはっきりしない場合に行う．患者に頭部を左右に回すように指示し，頸部における痛みやひきつれ感，つっぱり感の出現部位により**異常経絡（寒熱波及経絡）**をみつける．異常感の出現した部位の近くに位置する『霊枢』「根結篇」の頸入穴の所属経絡が，**異常経絡**となる（**図3-10**）．

◆3）頸入穴触診によりみつける

頸部運動による頸部愁訴の出現がない場合は，**頸入穴**の触診を行う．指を当てて他の部位の愁訴が改善する**頸入穴**を探し出す，あるいは，触れて反応の強い**頸入穴**をみつける．その**頸入穴**の所属経絡が，**異常経絡**となるわけである．なお，**頸入穴**に当てた指を沈めて愁訴が改善する場合や深い部位に反応がある場合は，その**頸入穴**の表裏経となる陰経が**異常経絡**となる．

第3章　伝統鍼灸を活用した新しい鍼灸診療　*175*

◆4．VAMFIT による異常経絡（寒熱波及経絡）への治療方法

◆1）異常経絡（寒熱波及経絡）を確認する

　異常を起こしていると診断された経絡に対応する**下合穴**や手足の**入穴（絡穴）**へ切皮置鍼して，愁訴の変化を調べる．愁訴の改善が認められれば，それがまちがいなく**異常経絡**であることを示している．陰経の場合は，**絡穴**への施術は切皮置鍼でよいが，**頸入穴**や**下合穴**については浅い刺鍼では表裏関係の陽経への施術となってしまうため，鍼をやや深く刺入して陰に作用させることが必要である．

◆2）要穴への刺鍼

　異常経絡を確認できたら，診断点とした愁訴が消失するまで，その経絡の**根穴，溜穴，注穴，結穴，本穴，標穴**，他の要穴へと刺鍼を加え，いずれも切皮置鍼を行っていく（**表3-1**）．なお，頸部に愁訴が無く，**頸入穴**を効果の指標としない場合は，**頸入穴**への刺鍼を早い段階で行ってもよい．

　当然ながら，愁訴が消失した時点で，その経絡への施術は終わるため，確認穴のみの刺鍼で施術が終了ということも多い．さらに，敏感な患者の場合は，鍉鍼による接触鍼などで事足りることもある．

　陰経の場合も同様であるが，刺鍼穴は順に**絡穴，井穴，榮穴，兪穴，経穴，合穴**となる．

表3-1　異常経絡（寒熱波及経絡）に対する刺鍼の順序

診断穴	異常経絡	確認穴1	確認穴2	治療穴1	治療穴2	治療穴3	治療穴4	異常経絡
頸入穴	**陽経**	**下合穴**	**入穴（絡穴）**	**根穴（井穴）**	**溜穴**	**注穴**	**結穴・標穴他**	**陰経**
人迎	胃経	足三里	豊隆	厲兌	衝陽	解渓	頭維	脾経
扶突	大腸経	上巨虚	偏歴	商陽	合谷	陽渓	迎香	肺経
天窓	小腸経	下巨虚	支正	少沢	陽谷	小海	攅竹	心経
天容	胆経	陽陵泉	光明	竅陰	丘墟	陽輔	聴宮	肝経
天牖	三焦経	委陽	外関	関衝	陽池	支溝	糸竹空	心包経
天柱	膀胱経	委中	飛揚	至陰	京骨	崑崙	睛明	腎経

（木戸正雄：変動経絡検索法 -VAMFIT-．医歯薬出版，2003 より）

◆3）複数経絡異常の場合

経絡異常が複数の場合，異常の最も強い経絡への施術からはじめ，その経の異常が消失した時点で，残っている経絡の施術に移る．

◆5．霊背兪穴 VAMFIT について

頸入穴に一致しない領域に出た場合はどう考えたらよいのだろうか．患者がよく訴える部位は，天柱穴から大杼穴に至るまでの後頸部の領域であるが，この反応の出やすい部位に経穴が一つもないというのは，あまりにも不自然である．

『霊枢』「背兪篇」に「胸中の大腧は杼骨の端に在り．肺腧は三焦の間に在り．心腧は五焦の間に在り．膈腧は七焦の間に在り．肝腧は九焦の間に在り．脾腧は十一焦の間に在り．腎腧は十四焦の間に在り．皆脊を挟みて相去ること三寸の所）」とある．現在の背兪穴は「第一焦（椎）」に第一胸椎が当たると解釈し，穴の位置を設定しているため，第一胸椎の傍らが大杼穴となっている．私たちは臨床において，各兪穴の6椎上方に相応臓腑の反応が出現することや，その部位の有用性を体験するなかで，体表で一番初めに触れる第二頸椎の棘突起が『霊枢』背兪篇における「第一焦（椎）」であると考えるようになり，膀胱経の大杼穴から白環兪穴までの経穴をすべて6椎上方に上げた所に診断・治療穴を定めて，背兪穴と併用している．そして，従来の背兪穴との誤用をさけるために，これらのツボに『霊枢』の"霊"を付けて，霊肺兪，霊厥陰兪などと呼称している．この「**霊背兪穴**」を利用した診断，治療システムを「**霊背兪穴 VAMFIT**」という．

この「**霊背兪穴**」の運用により，臨床上反応の出やすい後頸部に経穴が一つもないことや，膀胱経の仙骨部での不自然な重複が解消される（**図3-11**）．
「**頸入穴**」が経絡の情報を表しているのに対し，「**霊背兪穴**」は五臓六腑の情報を表している．

ちなみに，胃経の募穴である中脘穴のしこりはこの「**霊胃兪**」（第6胸椎の傍ら），大腸経の募穴である天枢穴の場合は，「**霊大腸兪**」（第10胸椎の傍ら）の施術で面白いようにとれる．さらに，デルマトームも一致している．澤田流では「澤田流膈兪」（第6胸椎の傍ら）が胃疾患の必須穴とされているが，この穴は「**霊胃兪**」（第6胸椎の傍ら）に一致している．胃の痛みや疾患によく使用される「胃の六つ灸」の取穴も膈兪，肝兪，脾兪となっているが，「胃の六つ灸」に胃兪が含まれないことは極めて不自然なことだといえる．

◆1）霊背兪穴 VAMFIT の例（霊背兪穴を使った体前屈兪穴テスト）

霊背兪穴を使った体前屈兪穴テストの例を参考までに紹介しておく．これは，立位体前屈の変化を指標にして，治療穴として適するツボ（**施術要求穴**）と治療穴として適さないツボ（**施術拒否穴**）を識別する方法である．

患者に，数値が安定するまで立位体前屈を数回させた後，患者の各**霊背兪穴**に術者の指を

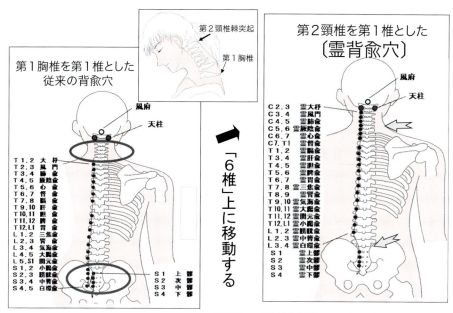

図 3-11 「霊背兪穴 VAMFIT」

触れながら，患者に再度，立位体前屈をしてもらう．触れると立位体前屈が増加するツボと，減少するか不変のツボがある．前者が**施術要求穴**，後者が**施術拒否穴**であると判断する．**施術要求穴**に施術すると身体にいい変化が，**施術拒否穴**に施術を行うと身体によくない変化が起こる．

　この体前屈兪穴テストによってみつけた活きたツボの反応の感触を，術者は指に覚えこませてしまえば，「**霊背兪 VAMFIT**」を触診だけで行うことができるようになる．また，この指の感覚は**本治法**や**異常経絡（寒熱波及経絡）**への施術で，きちんと治療穴を捉える際にも必要なものとなる．

◆6. すべての「経絡系統」の異常に対応する

　寒熱は十二経脈だけでなく，他の**経絡系統（十五絡脈，十二経別，十二経筋，奇経八脈**など）にも波及を広げ，異常を起こしていくので，それぞれの**経絡系統**を対象とした処置が必要になることがある．VAMFIT を応用すると，これらの「**経絡系統**」すべての診断が可能となる．そうすることで，不定愁訴や慢性の内臓疾患を含め，あらゆる疾患に対応できる．例えば，奇経への寒熱波及が確認された場合は**奇経治療**，経別へ波及していれば**経別治療**，経筋に異常があれば**経筋治療**を行うと，直接的なアプローチになるため，非常に効率的な治療ができる．また，寒熱波及が横に広がり，複数の**経絡系統**に異常がある場合は，この時点で「**天・地・人治療**」への切り替えが必要になることがある．

7. 絡脈治療・経別治療について

　絡脈に対する使用穴として，『霊枢』「経脈篇第十」では**絡穴**，『素問』「繆刺論篇第六十二」では**井穴**が提示されている．これは，**絡穴**は各々の絡脈の起点となり，**井穴**は手足の先端での陰陽表裏経の連結点となっているためであると考えられる．つまり，**絡脈治療**の基本穴は**絡穴**と**井穴**ということになる．

　VAMFIT による**異常経絡**（寒熱波及経絡）への治療施術を手順通りに行っていくと，陽経の施術だけで終わらず，その表裏経にあたる陰経の施術が必要となることがある．その場合は，結果として，**絡脈治療**や**経別治療**になっていることが多い．

　最初の段階で，陰陽表裏経に異常が起こっていることが確認できたなら，その時点で**絡脈治療**や**経別治療**に切り替えてもよい．原則的に臓腑との関わりが強い場合は**経別治療**を行う．

◆1）絡脈治療

　この配穴の具体例としては，異常を起こしている陰陽表裏経の**絡穴**と**井穴**を単独，あるいは組み合わせて使用する．また，『鍼灸大成』の**原絡治療**[15] も**絡脈治療**としての配穴となっている．この場合は，主（Main）となる経絡の**原穴**と客（Sub）となる経絡の**絡穴**を一対にして使用する．例えば，〔主〕肺経・〔客〕大腸経であれば〔肺経原穴〕太淵と〔大腸経絡穴〕偏歴を組み合わせ，〔主〕大腸経・〔客〕肺経　であれば〔大腸経原穴〕合谷と〔肺経絡穴〕列欠を組み合わせる．

◆2）経別治療

　「**経別治療**」は入江正によって考案された一合～六合の陰陽表裏経を1セットで行う方法である[16]．入江の手足の配穴は**原絡治療**と同一であるが，私達は流注を考慮し，正経十二経の**合穴**を陰陽表裏経脈で同時取穴して，その**頸入穴**への刺鍼とを組み合わせて用いている．さらに，陰陽表裏経の連結部に関連している**絡穴**を併用することもある．

【診断点】		【異常経別】	【治療穴】			
〔頸入穴〕天柱	──	〔一合〕──	〔頸入穴〕天柱	〔合穴〕委中	〔合穴〕陰谷
〔頸入穴〕天容	──	〔二合〕──	〔頸入穴〕天容	〔合穴〕陽陵泉	〔合穴〕曲泉
〔頸入穴〕人迎	──	〔三合〕──	〔頸入穴〕人迎	〔合穴〕三里	〔合穴〕陰陵泉
〔頸入穴〕天窓	──	〔四合〕──	〔頸入穴〕天窓	〔合穴〕小海	〔合穴〕少海
〔頸入穴〕天牖	──	〔五合〕──	〔頸入穴〕天牖	〔合穴〕天井	〔合穴〕曲沢
〔頸入穴〕扶突	──	〔六合〕──	〔頸入穴〕扶突	〔合穴〕曲池	〔合穴〕尺沢

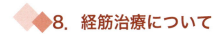

8. 経筋治療について

「**経筋治療**」という名称も入江氏による．氏は『霊枢』「経筋篇第十三」の**十二経筋**の流注から，「結ぶ」と記載された所を**経筋穴**と名づけ，この中から4か所ほど選び，そこに燔鍼（焼き鍼）で速刺速抜をすることを経筋の治療法として開発している．

入江氏による**経筋穴**は以下の通りである[16]．

膀胱経筋穴：崑崙，丘墟，承山，委中〜委陽，陽陵泉，秩辺，肩髃，完骨，攅竹
胆経筋穴　：丘墟，陽陵泉，陽関，伏兎，仙骨の外，欠盆，完骨，承泣，瞳子髎
胃経筋穴　：衝陽，三里〜陽陵泉，衝門，環跳，欠盆，完骨，鼻梁横，瞳子髎，膈兪〜胃兪
腎経筋穴　：太渓，陰谷，恥骨結合部の直下
脾経筋穴　：大都，商丘，陰陵泉，衝門
肝経筋穴　：太衝〜中封，曲泉〜膝関，陰器
小腸経筋穴：腕骨〜陽谷，小海，臑兪，完骨，大迎，瞳子髎，糸竹空
三焦経筋穴：外関〜陽池〜中渚，天井，和髎，懸顱の髪際入る所
大腸経筋穴：合谷〜陽渓，曲池，肩髃，大迎，迎香，脊柱（胸椎）の横
肺経筋穴　：魚際，太淵〜列欠，尺沢，鎖骨外端，鎖骨内端，膻中
心経筋穴　：少府〜通里，少海，胸骨に沿う所
心包経筋穴：曲沢，天池

私達は，この入江式の他，平田内蔵吉氏により創案された経絡体操に抵抗負荷をかけることが経筋を動かす運動になると考え，活用している．患者は異常経筋の抵抗運動をすることによって，各々の筋肉が帯状に連動して動くことを認識し，その経筋上の結ぼれを解いていくことになる．この経絡体操では，三陰三陽で各運動方向が規定されている．すなわち，陽明・太陰は前方向，少陽・厥陰は側方向，太陽・少陰は後方向の運動となる．ただし，陽経筋が肘関節や膝関節を伸展した状態からの運動であるのに対し，陰経筋ではその表裏関係に当たる陽経筋の動作から肘関節や膝関節を屈曲する運動となる．平田氏自身はこの運動線は経絡であるという見解に立っているが，この連動系の筋緊張の出現するすべての部位が十二**経筋**の流注上に一致していることから，私達はこの運動は**経筋運動**であると考えている．さらに，平田氏の提唱している肩関節，肘関節，股関節，膝関節の運動だけでなく，三陰三陽の運動方向における手関節，足関節の運動によっても同様に経筋の連動運動が起こることを確認している．

なお，この**経筋運動**や他の運動により痛みの出現や，増悪がある場合はその姿勢で痛みの出現部位に対し，単刺術，雀啄術，屋漏術などの処置をする．痛みが広範囲にある場合は痛む部位に広く切皮置鍼したまま鍼尖転移術（皮下運動鍼）や燔鍼をチクチク当てる治療を行う．おそらく『霊枢』「経筋篇第十三」の「痛を以て兪と為す」の治療方法は，運動による痛み出現を利用した治療方法を指しているものであろう．

9. 奇経治療について

　私は**奇経治療**を「**経絡系統治療システム（VAMFIT）**」に属する方法と「**天・地・人治療**」に属する方法に大別して用いているが，ここでは**八総穴**を使った**経絡系統**による**奇経治療**について述べる．

　八総穴を使用する場合は，その**総穴**の**正経十二経**における所属を優先しなければならない．

　例えば，任脈の**総穴**である列欠に刺鍼すると必ず肺経にも影響が出るため，肺経を無視して治療はできない．

　奇経治療を適用するのは，頸部運動によって出現する痛みやつっぱり感などが風池穴，人迎穴，天突穴，風府穴の付近にある場合である．**奇経治療**としては**八総穴の手足一対療法**がよく知られているが，私達は**十二総穴の手足二対脈療法**の「**新治療システム**」[6〜13]か，奇経の**郄穴**，**絡穴**，**起穴**を運用する．

◆1）八総穴による奇経治療の例

　手順は次の通りである．
(1) 患者の主訴部位が明確な場合，その主訴部位を通過する経絡に属する**総穴**を持つ奇経を**異常奇経**とする．
(2) 主訴の部位がはっきりしないときや，複数経に及んでいる場合は，頸部運動によって出現する異常感の領域にある "**頸入穴**" の所属経絡に属する**総穴**を持つ奇経を異常とする．
(3) 頸部運動による頸部愁訴の出現がない場合は，**頸入穴**の触診やＦＴを行う．指を当てて他の部位の愁訴が改善する**頸入穴**や触れて反応の強い**頸入穴**をみつける．その**頸入穴**の所属経絡に属する**総穴**を持つ奇経を異常とする．
(4) 検索された**異常奇経**の同側にある**総穴**に切皮置鍼を行い，愁訴の軽減を確認する．
(5) さらに，奇経の**郄穴**，**絡穴**，**起穴**に刺鍼する．
(6) その一対となる**総穴**の反応を確認し，必要であれば切皮置鍼を行う．

◆2）「新治療システム」[6〜13] による奇経治療の例

　異常奇経の診断は**八総穴**による**奇経治療**と同様である．ただし，二対の奇経の左右と主奇経・従奇経を確認し，刺鍼順序を決定すること．この治療方式では，二対の奇経の組み合わせが定まっている．また，**八総穴**を所属しない**正経十二経**に**総穴**扱いの穴を設定して十二穴を運用するため，安定した効果を期待できる．**奇経二対脈**の組み合わせは以下の３つである．

(1)

> 任脉（列欠）― 陰蹻脉（照海）
> 陽維脉（外関）―帯脉（臨泣）

(2)

> 督脉（後渓）― 陽蹻脉（申脉）
> 陰維脉（内関）―衝脉（公孫）

(3)

> 心経（霊道）― 肝経（中封）
> 大腸経（陽渓）―胃経（陥谷）

【診断点】	【異常経脈】	【異常奇経】	【治療穴】
〔頸入穴〕天突 ―――――――→		任脈――	〔総穴〕列欠　〔絡穴〕尾翳（鳩尾・会陰）
〔頸入穴〕人迎の前――――→		陰維脈―	〔総穴〕内関　〔郄穴〕築賓
		陰蹻脈―	〔総穴〕照海　〔郄穴〕交信
		衝脈――	〔総穴〕公孫　〔起穴〕気衝
〔頸入穴〕人迎―→ 脾経 ――――→		衝脈――	〔総穴〕公孫　〔起穴〕気衝
〔頸入穴〕人迎―→ 胃経 ――――→		（胃経）―	〔総穴〕陥谷
〔頸入穴〕扶突―→ 肺経 ――――→		任脈――	〔総穴〕列欠　〔絡穴〕尾翳（鳩尾・会陰）
〔頸入穴〕扶突―→ 大腸経 ―――→		（大腸経）→	〔総穴〕陽渓
〔頸入穴〕天窓―→ 小腸経 ―――→		督脈――	〔総穴〕後渓　〔絡穴〕長強
〔頸入穴〕天窓―→ 心経 ――――→		（心経）―	〔総穴〕霊道
〔頸入穴〕天容―→ 胆経・肝経 ―→		帯脈――	〔総穴〕臨泣　〔起穴〕帯脈
〔頸入穴〕天容―→ 肝経 ――――→		（肝経）―	〔総穴〕中封
〔頸入穴〕天牖―→ 三焦経 ―――→		陽維脈―	〔総穴〕外関　〔郄穴〕陽交
	心包経 ―――→	陰維脈―	〔総穴〕内関　〔郄穴〕築賓
〔頸入穴〕天柱―→ 膀胱経 ―――→		陽蹻脈―	〔総穴〕申脈　〔郄穴〕跗陽
	腎経 ――――→	陰蹻脈―	〔総穴〕照海　〔郄穴〕交信
〔頸入穴〕風池 ―――――――→		陽維脈―	〔総穴〕外関　〔郄穴〕陽交
		陽蹻脈―	〔総穴〕申脈　〔郄穴〕跗陽
		帯脈――	〔総穴〕臨泣　〔起穴〕帯脈
〔頸入穴〕風府 ―――――――→		督脈――	〔総穴〕後渓　〔絡穴〕長強

なお，天窓の後方で「同陰脈」，天牖と風池の間で「肉里脈」を診る[1]．同陰脈の治療穴は絶骨の前の凹部，肉里脈の治療穴は附陽と絶骨の間にある[17]．

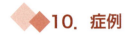
10. 症例

【簡易体験の実例】

2016年，夏，鍼灸専門学校の実技授業で学生30名に，頸肩の愁訴か腰の愁訴やコリを指標に，「頸入穴」を診断点，「下合穴」を刺鍼穴とする頸入穴VAMFITによる簡易体験（「2．VAMFITによる診察部位と考え方」参照）をさせた．

使用鍼は0.16×40mmステンレス鍼，手技は3mm程度の弾入，切皮置鍼．学生同士での診断・刺鍼を行う．授業後の調査の結果，30名中，28名は効果を実感したと答えた．他は，1名不変，1名不詳という結果であった．

【症例1】長期罹患のド・ケルバン病患者

(WFAS Tokyo/Tsukuba 2016) 2016.11.5にて報告した内容を要約)

患者は24歳の女性，主訴は左手関節橈側痛であった．初診日20XX年の12月10日

〔愁訴・現病歴〕8月から左手関節部に痛みを感じ整形外科を受診し，ド・ケルバン病と診断され薬物療法を継続していたが，徐々に痛みが増悪し，数日前からは母指を動かすこともできなくなった．

〔診察（所見）・証〕

左アイヒホッフテスト陽性，左橈骨茎状突起部の圧痛あり．血圧：123／86mmHg，脈拍：73回／分，体温：36.8℃，脈診：左関上・尺中虚で肝虚証，頸入穴VAMFIT：扶突の浅所と深所（肺経・大腸経）の異常を検出，刺鍼法：切皮置鍼，0.16×40mmステンレス鍼を使用，評価：痛みのVAS，手関節ROM測定．

〔治療〕

肝虚証に対して左曲泉穴に刺鍼し，VASは52→38mmとなった．次に「VAMFIT」刺鍼に則り，いずれも左の上巨虚，扶突，列欠，偏歴，少商，太淵，商陽に刺鍼を行った結果，VASは38→0mm，手関節尺屈ROMは6°→28°と改善した．15分間の置鍼の間に，霊肺兪穴，霊大腸兪穴に施灸し治療を終了した．

〔経過・結果〕

同様の施術を2～5日間隔で，計4回行い，その後は症状が全く消失している．

〔考察・結語〕

ド・ケルバン病は経脈の流注から肺経，大腸経の異常が多いと考えられる．症状の原因となる異常経絡をみつけることができれば，「VAMFIT」によるごく浅い刺鍼で，局所への刺鍼なしで治療効果があることが示唆された．

第3章 伝統鍼灸を活用した新しい鍼灸診療 **183**

【症例2】Hunt 症候群（『経絡治療誌 213 号』2018. 5.15 に掲載された原著論文を要約）

　83 歳の女性の愁訴は，Hunt 症候群後遺症による左側の顔面神経麻痺症状．

〔愁訴・現病歴〕20XX 年，1 年前の 9 月 14 日に，耳の痛みとめまいのため，耳鼻咽喉科を
　　　　　　　受診し 1 週間薬物服用するも無効であった．その 1 週間後，総合病院を受
　　　　　　　診し，「Hunt 症候群」と診断され，2 週間入院した．その間に徐々に左顔
　　　　　　　面部が下がりはじめ，リハビリ科で顔面部のマッサージを受けると，ます
　　　　　　　ます悪化した．退院後も，週に 1 度の通院を行ってきたが，症状が増悪す
　　　　　　　る一方であったため，不安を感じ 11 月 11 日当院の受診となった．すでに
　　　　　　　発症から 1 年以上たっていた．

〔診察（所見）・証〕
　　　　　　　1. バイタル：血圧 134/85mmHg，脈拍：72 拍 / 分，体温：36.2℃,
　　　　　　　2. 顔面神経麻痺評価法：柳原 40 点法の麻痺スコア評価で 5 ／ 40 点
　　　　　　　3. 腹診：左腹から左下腹部にかけての圧痛
　　　　　　　4. 脈診評価表（MAT）：右寸口と関上の虚による「肺虚証」
　　　　　　　5. 頸入穴 VAMFIT：右三焦経（天牖穴）・左陽維脈（風池穴と天牖穴），左
　　　　　　　　小腸経（天窓穴）の異常

〔治　　療〕

　　　　　　　(第一診) 肺虚証に対する本治法として「右太淵穴」に刺鍼し，三焦経の左
　　　　　　　外関（陽維脈の総穴），左陽交（陽維脈の郄穴），右委陽（三焦経の下合穴），
　　　　　　　右外関（三焦経の絡穴），左下巨虚（小腸経の下合穴），左支正（小腸経の
　　　　　　　絡穴）に切皮置鍼したところ，明らかな愁訴の軽減がみられた．さらに
　　　　　　　「天地人－四街治療」として，頭部分界線上にある虚の反応の強い穴を選
　　　　　　　び，約 25 分間置鍼した．なお，局所の顔面部への施術は避けた．
　　　　　　　　伏臥位にして，霊肺兪・霊脾兪・霊三焦兪・霊小腸兪に 15 分間の切皮
　　　　　　　置鍼と米粒大 3 壮行い施術を終了とした．

〔経過・結果〕
　　　　　　　(第二診以降)　1 週間に 1 度の頻度で同様の治療を 6 回継続した．治療を重ねる度に回
　　　　　　　復し，6 回目の受診日には，柳原法で 34 ／ 40 点に改善し，本人が満足し
　　　　　　　たため，治療を終了とした．なお，その後，家族から現在まで顔面部の違
　　　　　　　和感や症状を気にならなくなったという報告を受けている．

〔考察・結語〕

　　　　　　　　一般的に，高齢かつ長期間における後遺症残存は回復が難しく，しかも，
　　　　　　　Bell 麻痺よりも Hunt 症候群における治癒率は低いとされている．その難
　　　　　　　治とされる Hunt 症候群における後遺症が「VAMFIT」による数回の治療
　　　　　　　によって急速に回復したことから，経絡的な異常を調整することが治癒を
　　　　　　　促すものと考えられる．

　　　　　　　　　　　　　　　　　　　　　　　　　　　　　　（木戸　正雄）

参考文献

1) 木戸正雄：変動経絡検索法（VAMFIT），医歯薬出版，2003.

2) 木戸正雄 他：肝虚証と VAMFIT，経絡治療誌，145 号，2001，pp37-43.

3) 木戸正雄，光澤弘，武藤厚子：脈診習得法（MAM），医歯薬出版，2013.

4) 木戸正雄：天地人治療：医歯薬出版，2009.

5) 木戸正雄：素霊の一本鍼：株式会社ヒューマンワールド，2009.

6) 石田勝，岩田一郎，木戸正雄：新治療システムの研究（1），医道の日本，第521号，1988，pp101-108.

7) 石田勝，岩田一郎，木戸正雄：新治療システムの研究（2），医道の日本，第522号，1988，pp27-32.

8) 石田勝，岩田一郎，木戸正雄：新治療システムの研究（3），医道の日本，第525号，1988，pp31-33.

9) 石田勝，岩田一郎，木戸正雄：新治療システムの研究（4），医道の日本，第537号，1989，pp29-35.

10) 石田勝，岩田一郎，木戸正雄：新治療システムの研究（5），医道の日本，第538号，1989，pp45-51.

11) 石田勝，岩田一郎，木戸正雄：新治療システムの研究（6），医道の日本，第542号，1989，pp40-44.

12) 石田勝，岩田一郎，木戸正雄：新治療システムの研究（7），医道の日本，第559号，1991，pp37-43.

13) 石田勝，岩田一郎，木戸正雄：新治療システムの研究（8），医道の日本，第521号，1992，pp52-55.

14) 岡部素明 他（経絡治療学会編纂）：日本鍼灸医学（経絡治療・基礎篇），1997，pp10-11.

15) 楊繼州：鍼灸大成，大中國図書公司，台湾，1978，巻七，pp302-305.

16) 入江正：経別・経筋・奇経療法，医道の日本社，1982，pp35-90，93-134.

17) 木戸正雄：腰痛の経絡治療，経絡治療誌，149 号，2002，pp18-29.

18) Hiromu Mitsuzawa, Masao Kido, Yoshinori Mizukami, Atsuko Mutoh : A Case of De Quervain's Disease (Stenosing Tenosynovitis) Completely Cured Using Skin-Deep Needling at Points Outside the Painful Spot (Fifth Report on VAMFIT), WFAS Tokyo/Tsukuba 2016.

19) 水上祥典，木戸正雄，光澤弘他：VAMFIT（経絡系統治療システム）の運用法―第5報― 難治性の Hunt 症候群に著効を示した症例，経絡治療誌，213 号，2018，pp31-37.

III　経筋治療

　「経筋治療」という治療法が昔からあるわけではなく，黄帝内経『霊枢』の第13篇に記述された「経筋」という概念を活用して治療する方法が漠然と経筋治療と呼ばれてきたようである．経筋治療の概念自体が明確にされているわけではなく，『霊枢』では，経筋の流注，病証，治療法等が羅列されているにすぎない．

　『霊枢』経筋篇の記述では，足太陽経筋が最初に記述されているが，流注の特徴は，①末梢から中枢に走行すること，②関節部で結節をなすこと，③臓腑には関与していないこと，④『霊枢』経脈篇（第十）の記述とは異なり，運動器系の愁訴を中心として記述されている

ことなどが挙げられる（**表3-2**）．

以上のことを要約すると，「体を動かした時のツッパリ感，引きつり感，動作時痛等があれば，痛みがある場所あるいは圧痛点に対して焼針で速刺速抜すれば良い」というものである[1-4]．

一方，現状では，運動器系愁訴に対して局所治療を行う場合には，東洋医学的概念に照らして「経筋治療」と考えられており，焼針（燔鍼）の代わりに毫鍼のみを用いたり，鍼通電を行う場合や，八分灸等の熱刺激を与える等のバリエーションがあり，逆に，焼針を使うケースは非常に少ないのが現状である．しかし，現代医学的な観点からの治療法は経筋治療とはいえず，局所治療に過ぎないものである．

表3-2　『霊枢』経筋篇第十三に見る足太陽経筋の症証と治療法

「其病小指支跟腫痛．膕攣．脊反折．項筋急．肩不擧．腋支缺盆中紐痛．不可左右搖．治在燔鍼劫刺．以知爲數．以痛爲輸．」[1]
「The disease stem from this channel tendon are: pain in the small finger and the heel, contracture of the popliteal, reverse bending of the spinal column, tightness of the tendon in the neck, pain in the armpit and the supraclavicular fossa causing the patient to become restless and the inability of waving the shoulder. When treating, prick with the heated needle and pull out the needle instantly after pricking, the times of the pricking are not limited but must stop the pricking as soon as the disease is remitted, and prick the painful location only.」[2]
簡訳：「足の小指がつっぱり、踵が脹れて痛む、膝窩の痙攣、脊柱が反り返る（引きつり）、後頸部がひきつり、肩を上げることができない、腋が突っ張り欠盆の中がひきつり痛む。体を左右に曲げることができない。治療は焼針で速刺速抜、治るまで刺せ。痛いところがツボである。」

1) 日本経絡学会編：素問・霊枢.242-244,日本経絡学会,1992.
2) 呉連勝，呉奇：黄帝内経 YELLOW EMPEROR'S CANON OF INTERNAL MEDICINE, 中国科学技術出版（北京）、p582-583, 2005.

1. 経筋病モデルとしての遅発性筋痛

厳密な意味での経筋病は何かと考えるとき，遅発性筋痛が経筋病と考えられる．

そこで，研究の主旨に同意した5名の被験者に対して，上腕二頭筋の運動負荷を加えて遅発性筋痛を作成し，筋痛出現前後（24時間後）の母指球および小指球部の圧痛閾値変化を観察した．その結果，運動負荷24時間後，筋痛が完成するとともに，母指球部の圧痛閾値が低下し，魚際穴部分において有意差が認められた．しかし，対照とした小指球部においては変化は観察されなかった（**図3-12**）．

さらに，遅発性筋痛を作成した状態で，魚際穴とコントロール群として後渓穴にセイリン社製15mm 02号鍼で3mm刺入，5分間の置鍼を行って，鎮痛効果を比較した．その結果，各群10名で鍼刺激群では，肘関節の屈曲時痛，伸展時痛，屈伸動作時の引きつり感等のVAS値が有意に改善することが明らかとなった（**図3-13**）．

以上のことから，遅発性筋痛が完成した段階で，滎穴に相当する魚際穴の圧痛閾値が有意に低下するとともに，同部位への鍼刺激によって，遅発性筋痛自体が有意に緩解することが

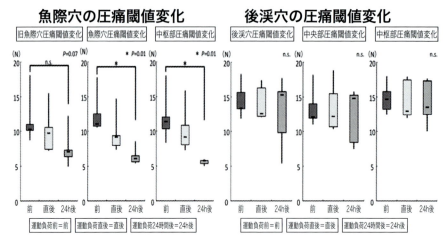

図3-12　遅発性筋痛作成前後の魚際と後渓付近の圧痛閾値変化

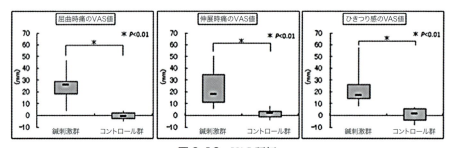

図3-13　VAS評価

屈曲時痛，伸展時痛，ひきつり感の全ての項目で介入前後の変化値を求め，鍼刺激群（n=10）とコントロール群（n=10）間で，有意水準 $p<0.05$ でマン・ホイットニーのU検定をかけた結果，有意な差が認められた（$p<0.01$）．バーは中央値を示す．

示された．筋肉に過剰な負荷がかかると筋肉痛が発生するが，このとき，当該筋肉部のみならず，筋肉と関連する経筋上の末梢の榮穴や兪穴にも圧痛が出現することはほとんど知られていない．さらにこのとき，筋肉痛の局所の刺激ではなく，末梢の榮穴や兪穴に出現した圧痛点に鍼刺激をすると，筋肉痛自体が緩和することを本研究結果は証明しているのである．

◆2. 新しい経筋治療

『霊枢』経筋篇（第13篇）に見る治療法は，「治在燔鍼劫刺．以知爲數．以痛爲輸」であり，「燔鍼（焼針）で速刺速抜，治るまで刺せ，痛い所がツボである」というものであり，非常にラフな記述と言える．しかし，新しい経筋治療の概念は，「筋肉痛が出来たときには筋肉と関連する経筋上の末梢の榮穴や兪穴に圧痛点が出現する．その圧痛点に対して鍼刺激をすると筋肉痛が軽減する」というものである[6,7]．

「燔鍼劫刺」（焼針で速刺速抜）という方法は実際に使ってみても有効であり，鎮痛効果は高い．しかし，患者さんの目の前で鍼先を赤くなるまで炙り，それを刺すのであるから，恐

怖感がないとは言えない．また，小さいとはいえ火傷痕が残るのも事実である．経筋病自体が風寒の邪を感受して筋肉痛を生じたケースが多かったことから，治療としては乾いた熱で速刺速抜して邪気を払うというのは合理的な方法である．しかし，この方法が現代人に受け入れられるかどうかは別問題である．さらに，「以痛爲輸」（痛い所がツボである）というのも，局所なのか，遠隔部なのか，痛い所であればどこでも良いのか等の疑問がわく．したがって，疼痛部位と関連する末梢の滎穴あるいは兪穴が治療点であるというのが，新しい経筋治療の考え方である．

また，「以知爲數」（治るまで刺せ）というのも解釈に違いはあるが，やや乱暴な記述と考えられる．単純な経筋病であれば，治療によって劇的に改善するが，臓腑病から経脈病，さらに経筋病を誘発して生じた筋肉の愁訴などでは，病の本体が臓腑病であることから，経筋治療を行っても一時的な効果か，ほとんど効果が見られないことも多い．無闇やたらと治療を行うのではなく，経筋治療を行って効果がないときには，背景に臓腑病や経脈病がないかどうかを再度検討する等の作業が不可欠である．

単純な経筋病は，これまで何ともなかった人が打撲，捻挫，オーバーユース等で筋肉痛を生じた場合がこれに相当し，多くの患者さんは臓腑病から経脈病，そして経筋病へと発展して筋肉や関節の疼痛を訴えることが多いからである．

このようなケースでは，臓腑病や経脈病の治療を優先的に行い，最後に残った経筋病には，経筋治療を行えば良いのである．したがって，経筋治療で何でも良くなるというものでは決してないことを認識する必要がある（**表 3-3**）．

表 3-3 経筋治療の方法

	霊枢経筋篇（第13）	新しい経筋治療
経筋の流注	李鼎氏の図	一部改変（誰でもできる経筋治療）
経筋病の病証	動作時の突っ張り，引きつり，痙攣，痛み，（麻痺）	
	締め付けるような痛み，陰嚢腫大，吐血などの運動器以外の病証も記述	運動器系以外の愁訴は削除
治療穴	痛むところがツボ（以痛為兪）	経筋流注上の滎穴，兪穴の最圧痛点
鍼具と治療法	燔針劫刺（焼き針で速刺速抜）	どんな道具でも可（皮内鍼，円皮鍼，鍼，灸，絆創膏，貼付鍼など）
その他	以知為数（治るまで刺す）	経筋病であれば効果あり．臓腑病や経脈病があれば，一時的か効果が得がたい．

◆3. 経筋病の診断と治療

◆1）動作時の痛みがあれば経筋病

　経筋病の診断においては，体を動かした時に痛みや引きつり，ツッパリ感等があるかないかの確認が必要である．これらの動作時痛があれば，経筋病と判断することができる．

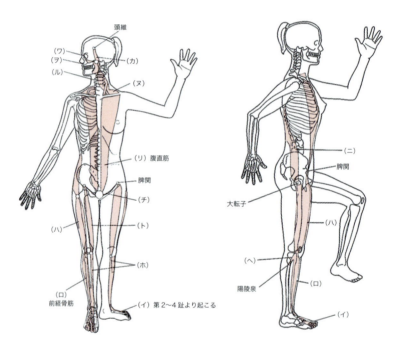

　　図3-14　足陽明経筋の流痛（篠原昭二：「誰でもできる経筋治療」(p.30)．医道の日本社から引用

　足陽明の筋は，（イ）中三指（第2，3，4指）に起こり，跗上に結び（衝陽，解谿穴），（ロ）斜め外に上がり，輔骨にかぶさる（下巨虚，条口，上巨虚穴），（ハ）上がって膝の外廉に結ぶ（足三里穴），（ニ）直上して髀樞（大転子付近）に結ぶ．（ホ）上がって脇を循り，脊に属す．（ヘ）その直なるものは上がって髀（脛骨）を循り，膝に結ぶ．（ト）その支なるものは外輔骨に結び（陽陵泉穴），少陽と合す．（チ）その直なるものは上がって伏兎を循り，上がって髀に結び（髀関穴），（リ）陰器に聚（あつま）る．（ヌ）腹に上がって布く（横骨，天枢，関門穴）．（ル）缺盆に至って結び，（ヲ）頸に上がり（人迎穴），上がって口を挾み，頄（頬骨）に合す（顴髎穴）．（ワ）下りて鼻に結び，（カ）上がって太陽に合す（睛明穴）．太陽は目の上網となし，陽明は目の下網となす．（ヨ）その支なるものは頬より耳前に結ぶ（上関，頷厭，頭維穴）．
　病症：その病は，中指のつっぱり，脛のこむらがえり，足がピクピクして堅い，伏兎のこむらがえり，上前腸骨棘部の腫脹，潰疝（陰嚢腫大），腹筋が引きつり，缺盆から頬に引くとにわかに口がゆるみ，ひきつるときは目が閉じられない．熱（邪）あるときは筋ゆるみ，目が開けられない．頬の筋に寒（邪）があれば，頬にひきつり引いて口がゆがむ．熱があるときは，筋弛緩して収まらず（麻痺が起こる）．

動作時痛はないが自発痛や安静時痛，違和感やだるさ，しびれ感があるといった場合は経筋病ではなく，経脈病や臓腑病を考慮する必要がある．

◆2）愁訴と関連する経筋ルートの異常

経筋病であることがわかったなら，次はどの経筋の異常かを判断する必要がある．その際，経筋のルートを考慮して，愁訴と一致する経筋ルートの異常を判断することになる．例えば，**図3-14**は足陽明経筋のルートを示したものであるが，顎関節，頸部，前胸部から腹部前面，股関節から下肢前面にかけてのルートおよび，背部から臀部外側にかけても足陽明経筋のルートと考えられる．

したがって，顎関節の開口時痛や頸部前面の動作時痛，胸腹部の前面の動作時痛や引きつり感，股関節前面の動作時痛，大腿前面の動作時痛，膝関節前面の動作時痛，下腿前面から足関節前面の動作時痛などが該当することになる．

特に足陽明経筋病のぎっくり腰が存在し，この場合には腰部には筋膜性腰痛のような特徴的な索状緊張や圧痛が観察されず，椎間関節性腰痛のような椎間関節部の圧痛も観察されず，背部から臀部，大腿前面にかけてのひきつるような動作時痛やズキンとした痛みを訴える場合が該当する．背景としては，飲食の不摂生から，軟便や下痢をきたしている症例に合併することが多いのが特徴である．

なお，経筋のルートについては，拙著「誰でもできる経筋治療」を参照いただきたいが，概ね経脈の流注とオーバーラップすると考えて差し支えない[6]．

◆3）経筋病の治療は滎穴，兪穴の圧痛点

霊枢経筋篇では，痛むところがツボであるとしているが，遅発性筋痛の実験研究や経筋病の臨床研究において，疼痛部位と関連する経筋流注上の末梢の滎穴や兪穴に高頻度に圧痛点が出現することを確認している[8,9]．したがって経筋治療の治療穴はこれら，病証に応じて発現した圧痛点の中から，最圧痛点を選択することが重要である．なお，初期には直径が5mm程度の非常に狭いスポットに出現することが多く，見落としやすいことが問題点と言える．

◆4）治療（刺激）方法

治療穴への刺激方法はどんな方法でもそれなりの効果が得られる．当初は皮内鍼を用いて0.5mm程度の横刺をして絆創膏固定する方法を採用していた．この方法だと患者さんはほぼ無痛で，全く痛みを感じることなく治療できる点が優れていた．その後，灸刺激（直接灸，間接灸）や円皮鍼，パイオネックス，毫鍼の刺鍼などを比較するも，ほとんど効果に差は観察されなかった．また，滎穴や兪穴部位をキネシオテープ等で貼付しても鎮痛効果が得られることも明らかとなった．したがって，治療者および患者にとって負担がない治療方法を適宜選択すれば良いと考えている．なお，一部の研究者は『霊枢』経筋篇の燔針劫刺にこだわって熱痛刺激を採用しているケースもあるようである[10]．

4. 経筋治療の症例

62歳，女性．主訴は右股関節の引きつり感（痛み）．

昨日ゴルフに行って1ラウンド回ったが，昼食後のラウンド時に右股関節の引きつり感を自覚するようになった．歩行時にはあまり気にならないが，大きく足を広げる時や起座動作時に引きつり感を自覚する．今朝目が覚めた時にも違和感があった．これまで股関節痛を自覚したことはない．

東洋医学的所見

舌は淡紅舌，胖大，嫩，歯痕，白膩苔．腹診は中脘周辺の緊張，圧痛，臍周の硬結および動悸．脈は右関上の浮位で微弦，左関上は沈位で無力．背候診では，右肝兪1行の横に索状の緊張，胃兪の硬結，圧痛が顕著．右股関節部は，気衝および急脈に顕著な硬結，圧痛が観察された．

以上から，軽度の肝胃不和および足陽明経脈経筋病と考えられた．

治療

右行間の速刺速抜，右陥谷，外陥谷，地五会に10分間置鍼した後，股関節痛を確認すると引きつり感等は消失したとのこと．その後，背部の処置を行って右関上の微弦の消失を確認して治療を終了した．

（篠原　昭二）

参考文献

1）篠原昭二：誰でもできる経筋治療，医道の日本社，p10，2006.
2）日本経絡学会編：素問・霊枢，日本経絡学会，242－244，1992.
3）篠原孝市監修：黄帝内経版本叢刊9『霊枢集注』，オリエント出版社，428-434，1993.
4）呉連勝，呉奇：黄帝内経 YELLOW EMPEROR'S CANON OF INTERNAL MEDICINE，中国科学技術出版（北京），p582-583，2005.
5）高橋信博：上腕二頭筋のDOMSモデルに対する遠隔部経筋治療の鎮痛効果，明治国際医療大学大学院修士論文，2012.
6）篠原昭二：誰でもできる経筋治療，医道の日本社，p21-52，2006.
7）入江正：奇経・経筋・経別療法，医道の日本社，25-60，1980.
8）篠原昭二：運動器系愁訴に対する経筋を応用した皮内刺鍼の有効性に関する臨床的研究，明治鍼灸医学，26号，65－80，2000.
9）藤本蓮風：経穴解説，76-86，メディカルユーコン，2007.
10）篠原昭二：経絡学説における経筋の意義と経筋治療の臨床的有用性，明治鍼灸医学，41号，1-10，2007.

第4章
気の医学－気・経絡－

はじめに

これから論述される「気」を考えるにあたっては，目に見えないのが気であるということを意識してほしい．この世の中，われわれが確実だと目で見ている世界は，実は見えない世界のごく一部なのである．見えない世界の方が範囲は広いのであり，そのなかに鍼灸医術の枢要である気が含まれているわけである．

優れた感性を身につけているのが音楽家，小説家らであると思うのであるが，五木寛之は『気の発見』（平凡社）で，「見えないから気は存在しないと考えたことは一度もなかった．また科学的に証明されないから気はありえないと考えたこともない」と記述している．また，米国グラミー賞に輝いたシンセサイザー奏者・喜多郎は『気』と題したサウンドトラックをリリースして世に問うている．

そのほかにも，気は医療のみならず自然の気（地理・風水），芸術の気（絵画・音楽・文学），兵法・武術の気などとかかわっている．気は森羅万象に関連するといわれる．気は現象界における一切の存在ないし機能の根源である（丸山敏秋『気』東京美術）といった古来からの文献的定義づけでとどまっているのではなく，確かに気が存在するというなら，臨床に役立つものでなくてはならないと考える．

気の把握により古典医書をひもとく

さて，鍼灸医術を究めようとする場合，科学的に十分に説明できない気を架空のものとして隅に追いやっていないだろうか．ここ数年前から，特殊な人しかわからなかった気が，ある方法により把握できるようになった．そのことから，古典医書に記載されていた行間の真意がうっすらと滲みでてくるようになった．荒唐無稽と解釈してきた軽薄さが露出し始めた．ならば，現代の医療に気を応用・活用できるのではないだろうかと，筆者さえも確信するようになった．

この目に見えない気というものの新しい急展開により臨床に応用できることが重要であり，そこの扉を開けてくれる各論者に登壇を願おう．

気をめぐる三者の論考

論点は気とは何か，気の感知・認知の捉えかた，現代医学のなかに決して記載のない経絡（経脈）がなぜ身体に存在しなければならないのか．経穴・反応点の意義について，余すところなく歯に衣着せぬ論調で篠原，小田，山野はときあかしてくれる（**表4-1**）．

鍼灸医学の立場からは，わが国の東洋医学，中医学でいわれている各論点について解説される．とくに最近の「経筋」研究を通して，篠原昭二（鍼灸学博士）は経絡・経穴現象が出

表 4-1　気・経絡に対する三者の概略

論者と論点	気とは	気の感知・認知とは	経絡（経脈）とは	経穴・反応点とは
鍼灸医学の立場から論述 篠原昭二	●根本的物質 ●個人的に波動と考える	●四診を用いて体表より類推する ●間接的に感知できる ●感覚として気を捉える	●気（表在）, 血（深在）, 津液（中間）の流れるルート ●臓腑病, 経脈病, 経筋病の3つの病態に分類する ●経絡は存在する	●経穴は気の出入りする門戸 ●診断点即治療点
気診の立場から論述 小田伸悟 Oda test の開発者；小田一	●身体は物質的生命体（肉体）と波動的生命体（気）からなる ●経絡の中を流れるのが気	●気診という Oda test で生命を捉えられる ●古典（例；李時珍）と同質の方法により認識できる	●気診により正経, 奇経の流注が認識できる ●物質的生命体における波動的生命体の現れ	●治療部位は物質的生命体と波動的生命体との共有領域
湯液・鍼灸作用同一論の立場から論述 山野隆 有川貞清に師事	●気は五感では感知することはできない ●印知できるのは, 気そのものではなく, 気がみせる様々な姿だけ	●原始感覚とも呼ぶべき感覚において,「印知」する ●印知できるのは, 気の流れと気滞（気のベクトル異常）	●生体が気滞を解消するために現れる経路である	●灸点, 禁灸点の2種類の点が対をなして発現する ●強力反応点は, 経穴の位置と一致しないことが多い

現することを実感して，経絡の存在を間接的に証明できると論考した．

　気を捉える**気診**（気の診断の意味）という方法（術者の胸鎖乳突筋を掌握して筋緊張をみる検査法＝Oda test）を開発された小田 一・小田伸悟（整形外科認定医）は気とは波動的生命体だと喝破される．さらに気診を駆使することにより，十二正経，奇経八脈の流注が古典医書の記載のままに認識できる，六部定位の脈診が可能になったと述べている．

　原始感覚といえる「**印知**」（望診・切診）という方法で，気の流れや気滞を捉えんとするのは有川貞清に師事されてきた山野 隆（神経内科専門医）である．気滞を解消して本来の状態を取り戻すために，独自の原始信号系に働きかけて，湯液・鍼灸を用いて適切な治療としての信号を送り，自然治癒力が最大限に働くようにもっていくといわれる．症例を呈示しながら事実のみに基づき，以前と比較にならないほどの臨床実績を得られたと語られる．

　ただ，杞憂で終わればよいが，気診や印知の方法について活字による解説だけでどこまで読者に伝わるか．しかし，案ずるのは早い．気診も印知も訓練により誰でも会得できると述べられている．加えて医療者の資質の向上と相俟って，ここに記述されている事柄にとどまらず，応用はとてもとても広くて，深いはずである．

　以上，それぞれ論者の思考は，仔細なところは必ずしも一致していないかもしれないが，これからの鍼灸医術，医療に新しく一石を投ずる貴重で，勇気ある論考であると確信するものである．

（北出　利勝）

I 鍼灸医学の立場から

◆1. 機能調節系としての経絡システム

◆1）ホログラム理論による身体観

図 4-1 はホログラム理論からみた身体を示している．ホログラムという言葉は，工学用語とは異なり，医学的には部分の中に全体の縮図があるという意味として使われている．図は，下歯と経絡との関係を示しているが，歯は 8 本あり，その中の 1, 2 番は腎と関連する．赤ん坊が，一番はじめに歯が生えてくるのは下の歯の 1 番からである．犬歯は肝．4, 5 番が脾・胃．6, 7 番が肺・大腸．最も負荷がかかるのが，5, 6 番で第 2 小臼歯と第 1 大臼歯の間である．この 5, 6 番に左右均等に圧がかかることによってかみ合わせが正常になる．この 5, 6 番の圧に左右のばらつきが出てくると咬合異常となり，一連の自律神経の症状が出てくるといわれている．しかも，最も負担のかかる 5, 6 番が胃と大腸に関連するというのは非常に興味深い．

◆2）顔面と臓腑との関係

図 4-2 は顔面と経絡の関係を示したものである．『霊枢』五色篇では，眉と眉の間は肺．目と目の間は心．鼻の先端は脾であるが，消化器系の機能が弱い人は，鼻の先が白い，鼻の先端の毛穴が開いてぶつぶつとよごれがつきやすい．鼻の先端が冷たくなりやすく，お酒を飲んでも額とか頬とかは赤くなるのに鼻だけは最後まで赤くならないのは，それだけ脾の働きが弱っていることを反映している．また，頬は腎と関係があり，腎の異常が起こってくると，頬から下顎にかけてニキビや吹き出物が出てくる．頬の肌荒れ・肌のかさつき・化粧の

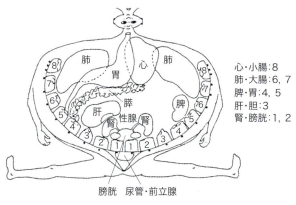

図 4-1 ホログラムから見た身体：下歯と経絡との関係
（Ralph AD, 1999 による）

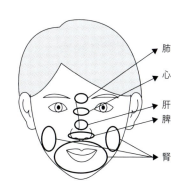

図 4-2 『霊枢』五色篇（顔面部の五臓配当）：顔面と経絡の関係

のりが悪いというのは，腎の異常を反映する現象としてみられる．そういう意味で，顔面部にも臓腑と関連があるらしいことが日常経験される．

◆3）腹部と臓腑との関係

お腹の中には，難経十六難に基づく臓腑配当，日本では安土桃山時代に御薗意斉によって紹介された，夢分流腹診図（**図2-13** p81 参照）というものがあり，その中にも臓腑の配当がされている．夢分流腹診図は，気の停滞やバランスの状態を反映するものである．このような臓腑と関連した固有の診断ポイントも大変興味深い．

◆4）経絡系統

鍼灸では，経絡・経穴，特に経絡が非常に重視されている．経絡は経脈系統と絡脈系統に分かれ，その中の経脈には，狭義の十二経脈，十二経別，十二経筋，六経皮部，奇経八脈などがある．経脈にはこのような分類があるが，一般に経脈というと，十二経脈のみを考える傾向がある．おそらく一番最初に経絡の概念が構築されたのは，経筋からだと思われる．経筋は，体を動かすときに，つっぱり，引きつり，痙攣，痛みというような症状を感じる場合の，経脈が養う筋肉系統と定義される．一番古い時代に，打撲，捻挫，けがなどで体のあちこちが痛む場合に，筋肉を中心とした痛みを治療するルートは，そういった痛みがある特定のルートにどうも関係があるらしいという形で観察されて作られてきたものと思われる．

すべて経筋は，末梢から中枢へ走行し，臓腑とは結びつかないのが特徴である．経脈は『霊枢』経脈篇・第十にでてくるが，時代がずっと下って『霊枢』で明確に定義されている．この特徴は，胸から手，手から頭，頭から足，足から胸というように循環説をとる．そして明確に手足，三陰三陽，臓腑というものに理論的な整合性を持って整理された概念だと考えられる．

経脈と臓腑との関連を説明する概念としてでてきたものが十二経別といわれるもので，膝あるいは肘関節から分かれて深部を走行し，臓腑と連絡して頸部に出現する．そういう経別という概念が，経脈と臓腑をつなぐものとして位置づけられている．一般に「慢性症は絡穴を使う」といわれるが，絡穴は経別の代表穴となっている．

◆5）皮膚と経絡

『素問』第五十六篇の中に皮部がでてくる．皮膚も，経脈の影響を受けるということである．たとえば，水虫が足の親指と人差し指の間にできる人は，たいてい肝虚症の人が多い．あるいは，足の親指に爪白癬ができるというのも肝虚症の人に起こりやすい．足の親指の爪が汚くなるのも，閉経前後の女性にしばしばみられる現象で，爪と肝の関係が皮部論でも確認することができる．また，胃経が弱くなると足の2〜4趾の間に，胆経が弱くなると第4，5趾の間，腎経が弱くなると足の裏に水虫ができやすい．

◆6）奇経八脈

　奇経八脈は，左右・前後・上下・表裏のバランスなど，トータルに人間の身体を総合的にみるものと考えられる．左右の陽経のバランスが崩れて右半身がおかしいときに経脈を使用する場合には，手の大腸経とか三焦経，小腸経さらに足の胃経，胆経，膀胱経のように多数の経脈を使わなければいけない．数多く鍼を打つとそれだけ体には負担になるので，1経をもって治療しようと思えば，この陽蹻脈を使えば良いということである．このようなトータルな捉え方というのが，奇経八脈の概念といえる．陽蹻脈の代表穴は申脈であり，さらに陽経すべてを監督するのが督脈であり，その代表穴である後渓穴を補助穴とする．申脈—後渓の治療パターンができあがるのである．

◆7）現代医学と東洋医学の視点の違い

　経絡系統は，人間の体というものを調整する複数のバリエーションを持ったシステムと考えられる．図4-3は，足の太陰脾経の経脈の病証を示す．脾の経脈を傷害されると，舌がこわばる，ろれつが回りにくい，話すとき舌がもつれる，どもる，唾液がでにくいという症状もでてくる．そういう場合，患者はたいてい耳鼻科に行く．また，お腹が張る，食欲がないという症状がでると内科へ行く．さらに，いろいろなことが気にかかる，くよくよと思い悩む，抑うつ傾向になると精神科や心療内科へ行く．また，みぞおちがひきつれば循環器科または消化器内科，小便が出なくなると泌尿器科，大腿から膝にかけて痛みや麻痺があれば整形外科へ行く．ところが，こういう症状はすべて脾の経脈病証として出てくるものであり，鍼灸医学的にみれば，舌，お腹，便，尿，下肢の内側の異常は，脾の経脈病証として，公孫，陰陵泉などの経穴を使うことで，すべてを調節可能である．現代医学的に，舌がこわ

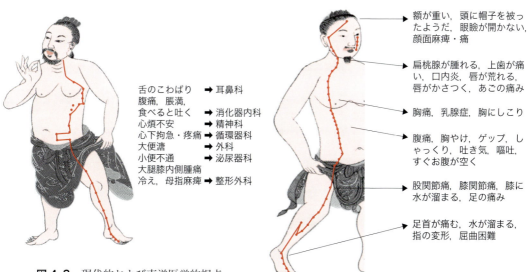

図4-3　現代的および東洋医学的視点
　　　（脾経・経脈病症）

図4-4　足陽明胃経の病症

ばれば耳鼻科へ，お腹の調子が悪ければ内科へと，部分に注目する捉え方と，心も身体も含め，トータルに捉える鍼灸医学的捉え方との間には，大きな視点の違いがある．

図 4-4 足の陽明胃経では，胃の経脈が傷害されると，額が重たい，頭に帽子をかぶったようだ，まぶたが開かないといった症状がでてくる．また，頸部を通過するときには，扁桃腺が腫れる，上歯が痛い，口内炎，口唇の荒れやかさつきがある．特に，胃の異常があると，口角が切れたり，口唇のかさつきがあるが，口唇のかさつきにリップクリームをいつも塗るのは，それだけ胃の悪さを反映していると考えられる．

顎関節症の顎の痛みというのも，足の陽明経筋と密接に関わりがある．胸部では，胸にしこりができる．乳癌手術をした最近の例を調べてみると，10例中9例は，胃の経脈上に偏在してしこりがでている．すなわち，胃経が胸のしこりと密接につながりがあることを示すものである．

その他，股関節・膝関節前面の異常，足首前面が痛いというような病症が，足の陽明胃経の経脈異常によって出現する．こういう場合に，足先にある内庭（第2中足指節関節前外側にある経穴）や陥谷に鍼をすると，額が重たい，頭に帽子をかぶったようだ，顎が痛い，股関節・膝関節が痛むといった症状をとることができる．すなわち，ある一定のルート上に出た症状を，末梢のほうで調整できるのが，経絡を使った治療といえる．

現代医学的には各科に分けて治療を行うというのが現状であるが，これに対して鍼灸医学では心も体も含めて経絡というフィルターを通して診断・治療するというのが大きな特長である．

◆8）運動器系愁訴に特化した「経筋」

表 4-2 は，『霊枢』経脈篇と経筋篇の中から運動器系の愁訴の比率を割り出したものである．上段の表は『霊枢』経脈篇の是動病・所生病をまとめたもので，下段は『霊枢』経筋篇の症状をまとめたものである．手の太陰肺経脈では，14個の症状があるが，運動器系の愁訴は1個だけで7%（1/14）に相当する．下段は手の太陰経筋で，5個の症状中3個までが運動器系の愁訴であり，60%（3/5）といえる．トータルに表すと，経脈篇の中で出てくる運動器系の愁訴は32%になるが，経筋篇で記載された愁訴は86%に相当することがわかる．したがって，運動器系の愁訴は，経筋がこれを主り，各々の経脈はいろいろな種類がある

表 4-2 経脈篇および経筋篇中の運動器系愁訴の数の比較

手太陰肺経：14症状中1個が運動器系愁訴（7.1%）
(1) 肺脹満 (2) 気喘 (3) 咳嗽 (4) 欠盆が痛む
(5) 両手を交差させて胸をおおう (6) はっきり見えない
(7) 咳嗽 (8) 呼吸粗い (9) 喘 (10) 心煩不安 (11) 胸部満悶
(12) 上肢前内側の疼痛 (13) 厥 (14) 手掌のほてり

手太陰経筋：5症状中3個が運動器系愁訴（60%）
(1) 通過するところのこむらがえり (2) 痛み (3) 呼吸困難
(4) 脇の引きつり (5) 吐血

が，その経脈の種類は特定の病症に対する診断治療システムと考えるのが妥当である．

◆9）経筋治療の有効性

　経筋は，図4-5左に示してあるが，幅を持っている．右図は経脈であり，ラインとして描かれている（左の経筋図はあくまでも想像図で，これが正しいかどうかの検証は行われていない）．経筋の病証は流注上のつっ張り，引きつり，痙攣，痛み，麻痺の5つである．そして，治療法は播鍼（焼き鍼）で速刺速抜である．どこまで刺すかというと，治るまで刺せと書いてある．治療穴は「痛みをもって兪となす」ということから，圧痛点が経穴であるというのが『霊枢』経筋篇のオリジナルな記述である．図4-6は，運動器系の愁訴に対する鎮痛効果を示したものである．まず，肩が痛い場合に，「肩の痛い所に鍼をうたなくても末梢の疼痛部位を通過する経脈・経筋上の滎穴あるいは兪穴でも治る」という仮説を立てた．本経治療は痛いところを通る経絡の末梢の滎穴に皮内鍼を刺す．シャム（偽鍼）群は，末梢の滎穴に皮内鍼を刺すふりをして絆創膏だけを貼りつける．他経治療は，本来なら二間に刺

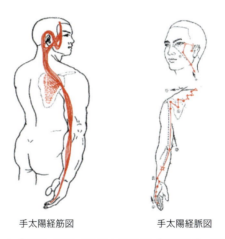

手太陽経筋図　　　　　手太陽経脈図

図4-5　「経筋」と「経脈」の図（出典：針灸学［経穴編］．東洋学術出版社）

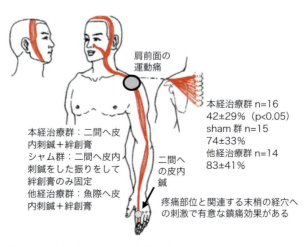

図4-6　明治鍼灸大学附属鍼灸センター外来患者における経筋を活用した鎮痛効果（RCT）

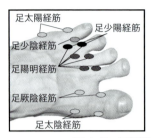 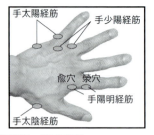

図 4-7　圧痛出現頻度の調査部位
各部位の臨床的な圧痛出現頻度を全例で調査した．術者の指示で1.27±0.1kgの圧をかけ，圧痛の有無を調査した．

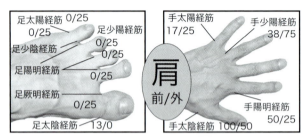

図 4-8　肩痛患者の圧痛分布
肩前面の疼痛を訴えた8例，外側の疼痛4例について滎穴または兪穴の圧痛の出現率（％）を示す．肩前面では手太陰経筋，外側では手少陽経筋の頻度が高い．

すべきところを隣の経の魚際に刺す．これらの効果を比較した結果，本経治療では有意な鎮痛効果がみられた．シャム群と他経治療群では有意差がないことは，痛みの場所を通過する末梢の経穴に鍼をすることが重要であるとわかる．

　すなわち，ホログラムの一概念として経絡・経筋の存在を考えるとともに，経筋を使えば，末梢の経穴によって，中枢側にある運動器系の痛みがとれることがわかってきた．

　滎穴がどういう意味をもつのか．図 4-7 肩の痛みを訴える患者の手あるいは足の滎穴，兪穴相当部位の圧痛を調べてみた．図 4-8 肩前面が痛い人は，足の方にはほとんど反応が出ないで，拇指球（魚際は100％）に圧痛がでる．肩前面は太陰経筋，肩外側は液門が75％であり，手少陽経筋と一致することから，痛みの場所を通過するライン上の経絡の末梢に過敏点のでることがわかる．

◆10）局所だけでなく経筋上に広く出現する反応

　肩関節に症状がある場合には，末梢の滎穴，兪穴にも明確な反応がみられる．身体には局部のみに異常があるわけではなく，他の部位にもその影響がでる可能性がある．したがって，痛い場所だけ追いかけるのではなく，もう少し幅広く見る視点が必要であるといえる．

　表 4-3 に示すとおり膝，肩，腰の愁訴を持つ患者の滎穴，原穴などの圧痛を調べた．原穴は，手首・足首の周り，合穴は，膝，肘関節の周りにある．局所は，痛みのある場所をさすが，その局所には100％圧痛が出てくる．合穴，原穴では50％くらい，滎穴では，軽度のものも含めると100％圧痛がでてくる．圧痛のない例は，合穴よりも原穴が少なく，末端

表 4-3　各経穴部の圧痛出現頻度（『誰でもできる経筋治療』[2] p119 による）

	滎穴	原穴	合穴	局所
＋＋	5 （20）	8 （32）	7 （28）	10 （40）
＋	9 （36）	6 （24）	6 （24）	15 （60）
±	11 （44）	10 （40）	8 （32）	0 （0）
－	0 （0）	1 （4）	3 （12）	0 （0）

各経穴部において，圧痛が観察された．局所の圧痛がもっとも強く観察されるが，末梢へいくほど，圧痛の出現頻度が高くなり，生体は広範囲に反応している可能性がある．

に行くほど局部の反応を鮮明に反映する可能性が示唆される．

　データには示していないが，上腕二頭筋の遅発性筋痛を，学生ボランティアを対象に実験的につくって確かめてみた．手がぴくりとも動かなくなるまで上腕二頭筋に屈曲運動負荷をかけ，負荷をかける前後で，手の経絡にある滎穴，原穴，合穴，局所の圧痛を観察した．滎穴，原穴，合穴を見ると，手の太陰肺経に沿ってのみ極端な圧痛点が出現する．合穴に関しては，心包経と心経に出るが，これは肘関節の屈曲負荷に対して代償的に前腕を使ったために起こったものと思われた．こうしてみると，上腕二頭筋の遅発性筋痛は手の太陰肺経と密接に関係があり，手の太陰経筋病であると考えられる．

◆11）反応があればどの経穴も有効か

　実際に，肺経の滎穴，原穴，合穴，局所，そして小指にシャムの鍼をしてみた（**図 4-9, 10**）．滎穴，原穴，合穴，局所それぞれに鎮痛効果が認められ，小指の鍼には，鎮痛効果はまったく見られない．筋力を測定しても滎穴，合穴，局所の鍼刺激でそれなりに筋力は回復する傾向を示すが，シャム刺激では回復しなかった．

　以上のことから，何らかの愁訴があれば，末梢の経穴部位にも反応は出てくる．その反応は，末梢にいくほど顕著にでる可能性がある．それらの経穴部への刺激は，愁訴自体を変調する可能性がある．したがって，末梢の経穴の過敏点を探して，そこに何らかの刺激をすると，局所の症状を変調させる可能性がある．古代人の臨床観察から，特定のルート上の反応点を経絡として認識した可能性があると考えられる．

　シグナルというのは，刺激の方法，刺激の与え方ということになる．それを読みとる指標として，圧痛なのか，あるいは軟弱なのか，硬結なのかを判断することで，異なるシステムを発見する可能性があると思われる．

　病気，体調，感受性，様々な影響によってこのシステム自体が切り替わる可能性があるのではないかと想像される．また，病気自体は，いろいろな積み重ね，層構造を呈しているので，一概に一つのパターンだけで認識することは不可能である．そういう意味で，経絡学説について，もっと広い分野から研究を進めていく必要性がある．

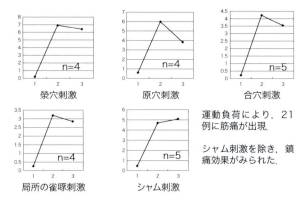

図 4-9 運動負荷による疼痛の発生と治療効果（VAS 値）（『誰でもできる経筋治療』[2] p121 による）

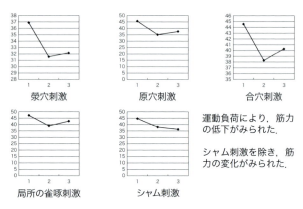

図 4-10 最大筋力に及ぼす変化（単位：kg）

◆2. 鍼灸臨床と気

◆1）鍼灸医学の立場からみた気

　気というのは万物を構成する根源的物質と，ほとんどのテキストに記述されている．物質かどうかは疑問があるが，中国ではこのように定義している．個人的には，影響を与えることからすると波動として考えることが妥当だと感じている．直接気を感じることはできないから，脈の変化や気色の変化などの四診法，五感を通して，たとえば，風になびく雲や雲の流れ方から空気がどのように流れているかを推量するように感覚するのが，気を捉える方法であると考えている．そして，気の流れに沿って津液が流れ，血が流れ，経脈が維持されている．これが経絡の大原則であり，そして，脈外を流れる衛気と脈中を流れる営気に分類される．さらに経絡の気と，臓腑の気と，陰の気，陽の気，正気あるいは邪気など，細かな分類がある．

　たとえば，営気と衛気に関しては，古典にいろいろな記述があるが，ほとんど明らかにされていない．それぞれがどこに分布し，どのような働きをするのか，そして衛気と営気とではその働きも違うと，古典で明確に著されている．

第4章　気の医学—気・経絡—　*201*

　また，気はそれ自身を細かく分類すれば，さらに細かく分けることができる．しかしいってしまえば簡単ではあるけれども，五感でしかわからないことが大きな問題といえる．

◆2）邪　気（病気を誘発する気象要素）

　たとえば，風寒の邪を受けるとか，クーラーにあたりすぎると頭が痛くなる．こういうのは寒邪であり風邪の影響による．また雨降り前になると，頭が重くなったり手足がだるくなったりするのは，湿邪によるものである．これを邪気であると中医学ではいっている．しかし冷えの邪，風邪，湿邪というものと，気診で診断される気のバリエーションが同じかどうかが問題である．

◆3）気を認識することは可能か

　気が集まればそこに血も集まってくることから，膨隆，硬結，緊張，あるいは自発痛があれば，そこには気滞が生じ，その結果として熱感，あるいは赤くなるのが（発赤）観察される．そういう場合は気がその側に集積（密）しているという実の状態と判断できる．そして，虚であれば気は散漫になっており，「粗」になることから，軟弱になったり，冷感，陥凹，あるいは弛緩という現象としてそれを認識できる．また全体的に見るのであればその経脈や臓腑の異常を脈診で判断することも可能である．脈の強さ，脈力，反発力，速さなどから，その情報を獲得するものである．したがって，気といってもその経穴に現れるものだけでなく，経脈上に現れるもの，脈に現れるものがあり，それぞれの捉え方が異なる．しかし，あくまでも感覚としてそれを評価すべきものだと考えられる．

◆4）経脈と経絡

　経絡というと，気，血，津液の流れるルートであると考えている．そして病としては臓腑病，経脈病，経筋病という3つの病態に分けることができる．ある経絡について観察するときに表在が軟弱で陥凹してやや発汗して非常に力がなく弱い場所があったり，腫れぼったく膨隆して緊張している部分，それから深部のところにゴリゴリの硬いしこりができているというように，体表からその穴というものを触知したときにいろいろなバリエーションがあることに気づく．このことはその組織（穴の組織）には表在要素の気の流れが大前提としてあり，その気の流れに従って水・津液が流れ，血が流れている．そしてその気の異常によって水が停滞して水溜り状態（湿痰）となったものが膨隆．さらに瘀血というところまでいくと，ゴリゴリの腫瘤，塊として明確な形あるものに変化してくると思われる．その意味では，経穴は表在から深在に至るまでの気，血，津液の三次元的なバリエーションとして発現すると考えている．ただ経脈と絡脈があるが，絡脈に関してはほとんど研究されていない．

　経絡については広義の十二経脈，経別，経筋，奇経などあるが，それぞれに，固有の機能と病症を持っていると考えられる．流れに関する議論はあるが，迎随の補瀉が果たして必要なのか．文献的には迎随の補瀉が大事だというものもあり，呼吸とか開闔の補瀉が大事だとか，いろいろな説があるが，迎随の補瀉が重要かどうかについては結論を持っていない．し

かし，経筋は流注がすべて末梢から中枢に流れている．足の陽経は上から下に，手の陰経は中枢から末梢に流れている．経筋治療では中枢方向に皮内鍼を留置するわけであるが，それで異常を現す症例というのはほとんど経験していない．もしも迎随の補瀉が本当に重要であれば悪化する症例があっても不思議ではない．経絡は，正常では明確でなくて，異常があるとそのルートに従って経絡現象や経穴の現象がルート上に出現する．それは，額が重たいという人に陥谷に鍼をしても取れるし，顎が痛い人にも，股関節が痛い人にも，膝が痛い人にも足の陥谷や内庭で症状を軽減することができる．そういう意味では，経絡上の末梢の顕著な反応のある場所に鍼をすることによって，気滞とか，顎，歯茎，あるいは股関節前面の痛み，膝関節前面の痛みが瞬間的に変化する現象をみると，そのルート上のなんらかの調整作用が働いていると思われる．そしてそれは，異常のないときにはその反応自身がなくなり，症状が軽減していくに従って経穴の反応自身も低下していく．そういう意味では異常があるときにはじめて出現する現象と思われる．

◆5）経絡は存在するか

　膝の痛みに対してよく，内庭とか外・内庭を使うが，そこに鍼を刺して絆創膏で固定すると，刺したときから症状が2日か3日位の間消失する．また，そのまま放置して症状が出たときには，鍼をした所と違う所に過敏点が移っていることが観察される．なんらかの刺激に対して，効果が中枢側にもいくし，また同じ場所にずっとやっていると同じ場所ではなく，別のどこかに反応の場所を求めて出てくると思われる．特に経筋病の場合には，榮穴や兪穴に軽く指を接触するだけでぱっと瞬間的に症状が変化してしまって，そして指を離すとまたもとに戻る．そこに皮内鍼を固定すると，その固定している2，3日の間は症状がなくなる．皮内鍼をしなくても，絆創膏を貼る程度の刺激でさえも体に作用する．体を治すための方法として，体表面に病気に伴って出現してきた経絡・経穴を使うことは大きな意味があると考える．

◆6）経穴の意味

　経穴は気の出入りする門戸だと考えている．それは体が何をしてほしいか体表面に現れたもので，語れない体，言葉をもたない体からの言葉（意志表示）ではないかと思われる．異常があると経穴現象が出現すると書いたが，今から十年ほど前にテニス部の新人歓迎コンパがあったときに，コンパの直前の昼間に男子学生5人の背中の穴の硬さを測定した．その日の夜新人歓迎コンパが行われ，5人の男子学生はみんな酔い潰れてしまった．そして次の日に背中の穴の硬さを測ると，三焦兪から大腸兪のL1番からL5番までの腰のところが非常に硬く変化していた．1週間後に測ってみると，厥陰兪から腎兪の辺りまでが非常に軟らかくなっていた．したがって，生体は不摂生や身体的，精神的ストレスでも，体表面にいろいろな硬さの変化が出る可能性が高い．そしてそれが出たのがどの経穴かということから，その臓腑や経絡に変動があるということを推測することができる．一方，経穴の反応というのはたえず変化しており，異常があるとき，経穴現象はその異常の種類，気と水と血の3つの要素の相互作用に伴いその変化が出てくる．気は表在，血は深在，津液は中間のところ

に関連していると考えている．そしてその反応自身が虚と実の反応に大きく分類することができ，その穴の反応に応じた手技，虚には補，実には瀉が必要である．なお，補瀉については気を集めたり，気を散らしたりするという意味に認識している．

◆7）灸をしてはいけない場合

化膿や傷のある場所，顔面部や，すぐ下に血管や神経が通過する穴は不適当である．寒熱でいえば，実熱は禁忌と考える．一方，風寒の邪（いわゆる風邪）を受けて熱発する場合は，逆に効果的な場合があり，風門，肺兪等には有効と思われる．他方，虚熱が上にあがっている人，腎陰虚などで陰虚熱が上にあがっている人には上半身にお灸をするのは良くない．また，冷えのぼせで上にあがっている人に対して上半身に灸を集中すると悪化することがある．したがって病態によって禁忌はあると思われる．

（篠原　昭二）

参考文献

1) Ralph AD : The systems, Holograms and Theory of Micro-Acupuncture. *Am. J. of Acupuncture*, 27（3・4）; 207-242, 1999.
2) 篠原昭二：誰でもできる経筋治療．医道の日本社，2005, pp8-134.
3) 藤本蓮風：弁釈鍼秘訣集．伝統医学新人の会，1977, p34.

II　気診の立場から

東洋医学でいう狭義の「気」とは，経絡の中を流れる気である．「気診」では体外の気まで**Oda test（小田式胸鎖乳突筋検査法）**で判定できる．ある条件下で胸鎖乳突筋が緊張するかしないかを判断する．これがOda testである．胸鎖乳突筋検査法は緊張するか緊張しないかの判断であるから，コンピューターの二進法と同様である．条件の組み合わせによって複雑な鍼灸治療の診断もできれば，漢方薬の適応診断もできる[1]．

気診は東洋医学の臨床の場で生まれ，育ってきた．東洋医学では気血水の病理概念がある．しかも気が主導型である．気診の生まれる土壌としては最適である．脈を手に取らずに脈診所見がわかり，腹部に直接手を触れずに漢方の腹診ができる．気診により診断が迅速かつ正確になる．診断から出発していることが，気診の大きな特徴であり，長所である．

気診は診断から始まっており，それゆえに「気・経絡とは？」という問いかけに答えることができる．気とは物質的生命体とともに身体を構成する要素であり，経絡とは気が流れる道である．われわれがこのように答えることができるのは，気診により気を捉え，経絡を診ることができるからである．形而上の事項ではなく，経験的事実として気をOda testにより捉えることができる．Oda testを通じて気が織りなす構造が明らかになっていく．1980（昭和55）年頃から小田一は間中喜雄が主催する鍼灸トポロジー学武会で「孔穴が望診できる」ことに立脚した多くの知見を発表している．これらの知見は東洋医学の伝統的な診断を

超え，気診が人間の身体を直接捉えることにより明らかになった．

◆1．気診までの道のり

◆1）小田一のあゆみ

　気診は小田一の30年以上にわたる臨床経験から生まれた．小田一は兵庫県加古川市に生まれ，京都大学医学部に進んだ．京大の教養部は当時宇治にあり，すぐ近くに黄檗山万福寺があった．学生時代に暇を見つけては万福寺の搭頭にでかけ，1週間単位の接心に参加した．この経験が気診に必要な気の活性化に繋がったという．故郷で1968（昭和43）年に整形外科医院を開業，ごくありふれた整形外科的疾患の治療と研究に没頭した．外来では，疼痛を訴える局所だけではなく，全身の状態を診るようにした．筋肉の緊張や圧痛部位を調べあげた．毎日毎日患者の身体に自分の指で触れていたので，指で様々な情報が得られるようになった．その結果生まれたのが，**股関節周囲炎**の診療である．

　股関節周囲炎とは，小田一が提唱した概念で，症状は頸部痛，肩関節周囲の疼痛，腰部痛，下肢痛など様々であり，股関節周囲組織の圧痛が診断に重要である．注射部位で最も多いのが梨状筋部で，次に多いのは股関節前面部（胃経髀関に相当）であった．梨状筋は，体表面では胆経の環跳に相当する．患者を側臥位にし，上になった下肢の股関節と膝関節を屈曲する．上側の肩をできるだけ前に出す．歩行の際に普通骨盤と肩の捻りは逆である．これをイメージして側臥位でも骨盤の線と肩の線とが逆の捻りを保つようにする．このような肢位でないと圧痛点が顕著にならない．気診ができるようになってからは，病的な孔穴反応がこのような肢位でないと出現していないのがわかった．注射薬はステロイド剤と局麻剤を混合して使った．

　臀部の梨状筋部（環跳）の注射は，頭頸部や背腰部および臀部や下肢の疼痛等にも有効である．そのため股関節周囲炎の診療の初期の段階から全身の反応を注意して診てきた．特に筋肉の反応は注意をひいた．体内のどこかに有痛刺激があると，局所の反応以外に全身的な筋収縮と筋弛緩のパターンが認められる神経反射の仕組みである．全身的な筋収縮，筋弛緩のパターンの改善が症状軽快に必要と考えられる．持続的な筋収縮は腱や筋肉の疼痛としての腱筋症（Tendomyose）を生じる．治療拠点が刺激中枢と考えられた．そして反射性腱筋症（refrektorische Tendomyose）の概念も利用した[2]．それが股関節周囲炎である．そして診療経験を積んでいった．同様のパターン認識より Oda test が生まれた．

◆2）経絡の電気磁気的考察

　小田一が師従した間中は経絡の上流に磁石のN極を置き，下流にS極を置くことにより，両磁石の間の圧痛が軽減あるいは消失すること，経絡の流れとN極，S極の関係を逆にすると圧痛は増大あるいは再現することを報告している[3]（**図4-11**）．鍼灸気診では経気が向かってくるのに対し棒磁石のN極を向けると経気が減弱することより経絡の方向を診ている[4]（**図4-12**）．磁石を置く部位の圧痛は軽減あるいは消失する．いずれも同じ現象を捉え

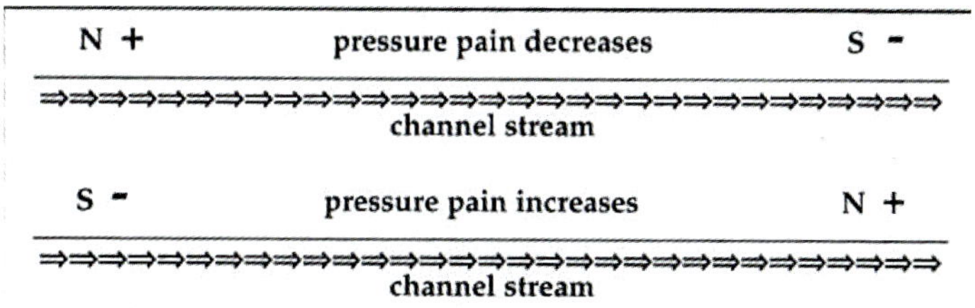

図 4-11 磁石が経絡の流れを調節

経絡の上流に磁石のN極，下流にS極を置くと，両磁石の間の圧痛が軽減あるいは消失する．磁石を逆にすると圧痛は増大．

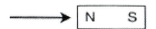

図 4-12 磁石が経絡の流れを調節

経気が向かってくるのに対し棒磁石のN極を向けると経気が減弱．

ていると思われる．

　磁石が経絡上の圧痛を軽快させるという現象を利用し，われわれは磁石を診断・治療のツールとすることができる．

◆3）イオンパンピングとダイオード

　イオンパンピングコードはクリップ内にダイオードを内蔵したコードであり，ダイオードの整流作用により，一定方向のみ電流が流れるようになっている[5)6)]（**図 4-13**）．間中は1940年代よりイオンパンピングに熱傷を治療し，熱傷の痛みを軽減させ，熱傷の治癒を促進させたと報告している[7)]．磁石の向きにより経絡上の圧痛を軽快させるのと同様に，イオンパンピングのプラス極，マイナス極を適切な孔穴に設置すると，ダイオードの整流作用により治療効果が認められたと推測する．

　直本は愁訴によりそれぞれの手指にダイオードリングを環すれば，愁訴が軽減したと報告している（**図 4-14**）．例えば左肩がこり，側頭部が痛い（自律神経失調）疾患が心経に関連しているときは，左環指に環した方向が小指の心経から誘導するようにリングすれば愁訴は軽減される[8)]．

　磁石を適切な方向に置くと経絡上の圧痛が軽快し，イオンパンピングを適切な孔穴に設置すると治療効果を得られるのは，磁気あるいはダイオードの整流作用が広義の経絡に作用するからと推測される．同様にダイオードリングを手指に環し治療効果を得られるなら，手指はその周囲にダイオードが整流作用をもたらす何らかの流れを有していると推測される．**鍼**

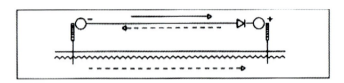

図 4-13 イオンパンピング
ダイオードによりマイナス極からプラス極への一方通行の電流の流れを作り出す

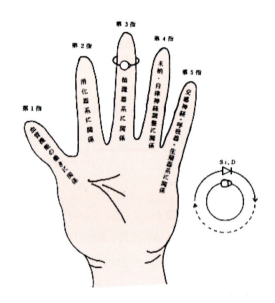

図 4-14 中指に環したダイオードリング
ダイオードの方向性は整流作用により一方通行

　灸気診は手指と磁石・ダイオード磁石を関連づけた．小指と拇指は棒磁石に，環指と示指はダイオードリングを手指に環するのと同様に棒磁石に１つダイオードを環した１ダイオードに，中指は２ダイオード磁石に対応する．小指では指先がＮ極に，拇指ではＳ極に対応する．中指の先端はＮＳ極の性質を持つ．

◆2．Oda test の基本的事項

　ある条件を与えて，胸鎖乳突筋が緊張するかしないかを YES か NO で判定するのが Oda test である．

◆１）胸鎖乳突筋を調べる方法

　被験者の手掌に様々なものを載せ，術者の片手を被験者の身体に接触させるあるいは接触させるとイメージする．手掌をセンサーとして用いるのである．この状態で術者は自分の胸

鎖乳突筋の緊張を調べる．被験者の手掌に載せられたものが被験者にとって不適当な刺激であれば，術者の胸鎖乳突筋は緊張する．不適当な刺激でなければ，術者の胸鎖乳突筋は緊張しない．術者は立位でも座位でもよい．背筋は伸ばすが，全身に不用な力を入れない．顔は上を向く．上下や左右を向いたまま調べては判定に誤りが生じる．右手を用いる場合には左の胸鎖乳突筋を調べる．胸鎖乳突筋を拇指と他の4指で軽く掴むようにして，その緊張状態を調べる．

◆2）Oda test の練習方法

様々なものを自分の手掌部に載せて自分の胸鎖乳突筋を調べる．
各地の産米や土産物を手掌に載せて自分の胸鎖乳突筋の緊張状態を調べる．
適応漢方薬を調べるために，漢方薬を手掌に載せて胸鎖乳突筋の緊張を調べる．

◆3）筋緊張の条件づけ

「生体に対して健全な刺激であれば胸鎖乳突筋は緊張せず，病的な刺激であれば緊張する」という発見がOda test の出発点であった．しかしこの刺激と筋肉の緊張の関係は，術者の意志により逆転させることも可能である．「健全な刺激に胸鎖乳突筋は緊張し，病的な刺激には緊張しない」と条件づけすれば，胸鎖乳突筋はそのように反応する．

◆4）音素コード

音素コードとは，末原により開発された診断法である[9]．末原はカイロプラクティックの分野で脊椎のずれ等の異常を診断するのに言語の音素を用い，その音素あるいは音素群を術者が発音ないし意識することで，被験者の筋肉の緊張に変化を生ずる現象を利用した．音素とは単語にならない単音の組み合わせである．検査の目的で用いる音素群を音素コードと呼ぶ．小田一は音素診断とOda test を結合し，鍼灸の診断，漢方診断，さらには気に関するあらゆる診断に利用している．診断の方法は，まず検査の対象と胸鎖乳突筋の緊張と弛緩の条件を明確に意識する．音素コードを発音し，胸鎖乳突筋の緊張を調べて判定する．

◆3．磁石診断とダイオード診断[10]

◆1）胸鎖乳突筋の緊張

不適応な刺激が身体に働けば，全身の屈筋群と伸筋群が同時に緊張することがある．その様な場合胸鎖乳突筋も緊張している．したがって身体に刺激を加えて胸鎖乳突筋の緊張を調べれば，刺激が適応刺激かどうか，刺激を加える部位（孔穴）が適切かどうかの判断もできる．

◆2）両者対等二者択一の診断

治療部位（あるいは孔穴）の適応を調べる磁石診断で，二つの部位（AとB）を比較する場合がある．AもBも適切な磁石を単独にあてがう時には胸鎖乳突筋は緊張しないとする．すなわちAもBも治療適応部位である．Aに磁石をあてがったまま，Bに磁石をあてがう時（A→Bと略記する．逆の場合はB→Aと記す）

　　a）　A→Bで胸鎖乳突筋が緊張しない場合
　　　　①B→Aで胸鎖乳突筋が緊張すれば，Bの方がAよりも優位にある．すなわちBを治療すればAの反応も消えるが，Aを治療してもBの反応は消えない．
　　　　②B→Aで胸鎖乳突筋が緊張しなければ，他に優位な部位がない限り，AもBも治療に必要な部位である．
　　b）　A→Bで胸鎖乳突筋が緊張する場合
　　　　①B→Aで胸鎖乳突筋が緊張すれば，AとBは両者対等二者択一である．
　　　　②B→Aで胸鎖乳突筋が緊張しなければ，AがBより優位である．

この両者対等二者択一の判断は適切な取穴のため重要である．

◆3）ダイオード・リングによる診断

2つのダイオード・リングを用いて，2つの治療部位の優劣を判断できる．その方法は磁石診断と全く同じであるが，適切なダイオード・リングのあてがい方は，奇経反応の陰陽で決まる．陰系奇経適応症では右回り，陽系奇経適応症では左回りの如くダイオード・リングをあてがう．判断の仕方は磁石診断と同じである．

◆4）脈診に代わる経気診断法

夢分流では臍傍で脈診すると言われており，それにヒントを得て臍を中心とした腹部で診断用の経気線を発見した．そこで脈診に代わる経気診断法を開発した．**磁石診断法**である．これにより身体各部で磁石診断が可能となったが，腹部あるいは頭頂部で磁石診断するのが簡便である（**図4-15**）．

図中のNと矢印は磁石のN極の向きを表す．臍傍脈診図と異なり，腑を調べる際にはN極を頭頂部に向け，臓を調べる時にはS極を頭頂部に向ける．磁石をあてがい胸鎖乳突筋に緊張の生じない臓腑経絡を調べる．六部定位の脈診部での望触診，八宗穴および要穴に関する磁石診断と頭頂部の経気線の磁石診断等を総合すれば，適切な本治法の選択，経脈の運用等に関する情報が容易に得られる．原絡一対治療適応の診断では，適応経脈がわかっている場合，その線上で磁石のN極を何方に向けても胸鎖乳突筋が緊張しなければ，適応経脈に対する原絡一対治療が適応である．

まとめ

鍼灸気診の土壌から六部定位の脈診に代わる経気診断法までを要約して述べた．

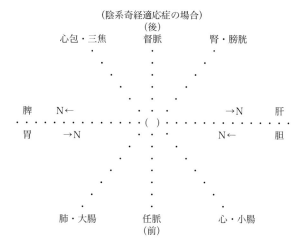

図4-15 頭頂部における磁石診断用の経気線（陰系奇経適応症の場合）

　鍼灸気診は磁石やダイオード・リングを使って治療のための適切な孔穴や部位を判定できる．身体に不適応な刺激が加わると伸筋・屈筋共に筋緊張が生じる現象を利用する．そしてどの筋肉で調べてもよいが胸鎖乳突筋の緊張状態を調べる方法が簡便である．2つの磁石（あるいはダイオード）を用い，胸鎖乳突筋の緊張を調べることで，治療に関し2つの孔穴（あるいは部位）の優劣比較および対等比較ができる[11]．

（小田　伸悟）

参考文献

1）小田一：気と気診．針灸気診研究会，1996, p.1.
2）小田一：気と気診．針灸気診研究会，1996, p.83.
3）Y. Manaka: Chasing the dragon tail. Paradigm Publications, Brooklin, Masssachusetts, 1995, p.62.
4）小田一：気診のあゆみ．針灸気診研究会，2004, p.30.
5）旭物療器研究所 HP http://asabutsu.com/in-house-products/
6）Y. Manaka: Chasing the dragon tail. Paradigm Publications, Brooklin, Masssachusetts, 1995, p.121.
7）Y. Manaka: Chasing the dragon tail. Paradigm Publications, Brooklin, Masssachusetts, 1995, p.120.
8）直本茂司：ダイオード．リングの臨床時の使用について．鍼灸トポロジー論文集第2集，旭物療器研究所，185-186, 1981.
9）末原征朗：音素診断学．音素診断学研究所，1984.
10）小田一：気診のあゆみ．針灸気診研究会，2004, p.93.
11）小田一：気診のあゆみ．針灸気診研究会，2004, p.110.

III 湯液・鍼灸作用同一論の立場から

　生体は，病的状態になると，健康な状態では出さない異常な情報を，病変部もしくは治療するのに関係のある場所に出す．その異常な情報を，手段を講じて消去すれば，体は快方に向かう．その手段としての湯液と鍼灸の間には，身体への反応を起こす仕組みや作用の仕方では本質的に違いはない．有川貞清（ありかわさだきよ）は，初めてこのことを提唱し，「湯液鍼灸作用同一論」[1]と名づけた．この理論は著書『潜象界（せんしょうかい）からの診療』[1]の中で詳細に述べられている．そして，その異常な情報が，後に説明する気滞である．

　この異常な情報は，五感では感知できない．生物が共通に持っていると思われる原始感覚とでもいうべき一種の感覚でのみ捉えることができる．人間では，五感が発達したために忘れ去られようとしている感覚で，一般の人はその存在すら意識していないと思われる．有川はこの感覚を，五感で用いる感覚，感知に対して，五感以外で用いる特殊な感覚として**印知**と名づけた．この印知能力は，誰でも訓練により開発でき，また向上する，会得可能な能力である．

1. 印知の臨床作用

　これから説明する内容は，印知して認知しえた事柄だけをもとに高い治療成績をあげている有川の診療の中で，筆者自身が約11年間毎週目前にし確認しえた事実と，一部自分でも診療に生かし，それ以前の自分の治療成績とは比較にならない程の実績を得ている事実のみに限った．そのため，有川の著書『潜象界からの診療』[1]の中のほんの一部分を簡略化して説明したにすぎない．

　有川医院での湯液や鍼灸の処置の後での患者の具体的な身体の反応や経過は，ほかに遠方から勉強に来ている複数の医師や鍼灸師達が，個々人の印知能力の範囲内で共通の事実として認知し，認識している．すなわち，症状にもよるが，有川がその患者専用に処方した生薬（湯液）を，その患者が握った（握薬）ほぼその瞬間に症状の改善を見ることは日常茶飯事である．同様に，鍼をされた瞬間に，症状の改善，たとえば，疼痛，関節可動域，歩行障害，眩暈（めまい），ふらつきなどの症状の消失もしくは軽減がみられる．あまりの急激な変化に，患者自身が気づくのに戸惑うくらいである．神経内科専門医としての西洋医学のこれまでの常識を覆すような変化である．また，常識的には改善の可能性がほとんどないであろうと思われる症状・所見が，たちまちのうちに改善もしくは消失するさまを眼前の事実として認識したとき，現代西洋医学の病態生理に対する根本的な考え方に，限界もしくは訂正するべき箇所があるのではないかとさえ思わざるをえない．

　例をあげると，脳出血発症後約半年の症状のほぼ固定した片麻痺の患者で，鍼もしくは有川の選んだ生薬の"握薬"の瞬間に，明らかに歩行障害の改善や患側上肢の挙上改善がみられることがある．その改善ぶりに患者本人が感激するのは，普通のことである．また，今で

は一般的になった胃潰瘍での抗生剤投与（ヘリコバクターに対する）は，有川医院では数十年前から自由診療として行われ，その治療効果の高さがすでに確認されていた．しかし，これらの事実の一部は，まだ現代の西洋医学の発達進歩で納得でき，証明できる事実であるが，"潜象界からの診療"を極めていくと，いかに西洋医学が発達進歩しても，それ自身根本的な限界を内包している事実を認めざるを得ない．筆者自身も，湯液での生薬の握薬の瞬間や鍉鍼中に症状の改善をみることが多くなってきた現在，そのことをさらに実感している．最近では，"潜象界からの診療"での経験から改善しえる症状・所見なのに，湯液，鍉鍼で瞬間もしくは直後に症状の消失もしくは軽減がないときは，「何かが適切でないのではないか」と疑問を持つことにしている．

2．印知の解釈──自然科学的方法論

　印知し得た事実の分析・説明には「自然科学的方法論」を用いている．印知し得た事実をどのように解釈，説明するかという方法論については，今のところ定まったものはないが，あらゆるものや現象を事実にのっとって，分析・説明・判断して真実を追求する考え方，すなわち，科学的な思考判断というものをわれわれは大事にしている．「自然科学的方法論」が妥当かどうかは判断しかねるが，現在のところはそれ以上の方法論がないのでやむをえない．

　気の流れが停滞するのを「**気滞**」が発生するという（**図4-17**）．そして，局所の気滞の部位と関連のある体表に「反応点」が対として現れる．対の反応点の連絡の路が「経絡」である．印知する際に，主として気滞には"**望診**"を，反応点や経絡には"**切診**"を用いる．ここでの望診は，印知のひとつで一般での意味とは異なる．「気の停滞をさがし求めて，それを手掛かりにして生体内部の異常を診断する方法を"望診"」[1]という．ここでの切診も特異的で，「指を体表に触れることなく，わずかに離した状態で，指頭で反応点と経絡を感じ取る」[1]のである．われわれの治療の目的は，気滞を解消することによって，疾病を治癒の方向に向かわせることである．

　望診で見出した気滞を薬物で解消するのが湯液で，反応点に鍼灸を施して気滞の解消をはかるのが鍼灸である．いずれも，治療の目標は気滞の解消にあり，同時に，気滞の解消が治療行為の完結を意味する．また，印知能力のうちの切診までが可能で，まだ望診ができない段階では，症状のある部位から切診で反応点を探り，鍼灸で反応点を消去することで治療効果を得ることが可能である．ほかに，鍼の刺激とはいえないほどの極微の刺激あるいはサインともいうべき処置で目的を達成することも可能である．印知能力が観察者に備わっていれば，治療者と同じような指標で治療状況を把握することが可能である．その意味で，「再現性のある治療法」となる．

　あらゆる技術，学問で，技能と呼ばれる領域に関しては訓練が要求され，ある一定のレベルに達して初めて目的とする事柄が可能になるという経験的事実がある．そういう点で，この印知能力の獲得は特殊なことではない．ただ，気滞を印知するには五感以外の感覚を必要としている点で特異的といわざるを得ない．

3. 印気・気滞

　有川は，印知している気を，従来使われている気と区別するために「印気」と名づけた．ここでは，筆者らが診療の場面で，再現性をもって「印知」している印気についての特徴について報告する．

　まずはじめに，印気は目に見えない．五感では，感知不可能である．しかも，印気そのものを，印知することもできない（**図 4-16**）．印知できるのは，印気そのものではなく，印気の道筋（印気の流れ）と印気の滞り（気滞）だけである．しかも，感知しようという意志を持ったときにだけ印知できる．印気の流れは，「陽の印気」と「陰の印気」の流れの 2 種類が印知される．気滞は，その存在と鮮明さだけが印知できる．そして，印知したことを認知できる．印気の流れや気滞は，五感以外の感覚である印知なくして直接に認知，認識することは不可能である．

　印気の流れの停滞が，気滞である（**図 4-17**）．気滞は，以下 3 つの条件が満たされたときに，病的異常局所，ならびに，病的異常局所と関係のある場所に発生する．

(1)　病的異常局所の状態が，健康な生体の存在状態から限度以上に狂っている．
(2)　自然治癒力の発動がある．
(3)　自然治癒するのに障害がある．

　気滞は普通 2 個以上あるが，その中で最も鮮明なものを最初に印知する．陽の印気の気滞（陽気滞）を寒，陰の印気の気滞（陰気滞）を熱と呼んでいる．これは，一般に使われる寒熱とは，必ずしも一致しない．

　気滞の種類と病態との関係は，**図 4-18** に示す．寒では，「循環不全，虚血，緊張，興奮，神経の異常機能亢進」を意味する．また，熱では，「炎症，充血，弛緩，麻痺，神経の機能低下」を意味する．

4. 経絡・経穴・有川反応点

　有川反応点は経穴のようなものであるが，多くの反応点の位置は，経穴と一致しないし，解剖学的に固定されたものではない（**図 4-19**）．「"反応点"は，未知の，特別な反応を示す点であり，その点への刺激（刺激とはいえないくらい微小な信号のこともある）が症状に大きな影響を与える点の総称である」[1]

　反応点には，2 種類あり，必ず対をなしている（**図 4-20**）．1 種類は，銅鍼，鍉鍼（銅），灸，磁石の N 極，赤色（赤色のマジック等）の刺激が有効な「灸点」で，これを〈＋〉の反応点（プラス点，陽点）と呼んでいる．もう 1 種類は，亜鉛鍼，灸頭鍼，鍉鍼（アルミニウム），磁石の S 極，黒色（黒色のマジックなど）の刺激が有効な「禁灸点」で，これを〈−〉の反応点（マイナス点，陰点）と呼んでいる．気滞により発生した多数の対になった反応点は，すべて気滞の解消に働き，鍼灸の治療点として使える．その中でも最も気滞消去に強力な数対の反応点を「強力反応点」と名づけ，鍼灸では特にそれらを利用する．

第4章　気の医学—気・経絡—　213

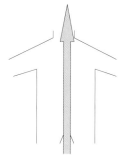

- 五感では印知できない
- 印気のそのものは，印知できない
- 印気の流れと気滞だけが印知できる
- 感知しようという意思を持ったときだけ印知できる

図 4-16　印気の特徴

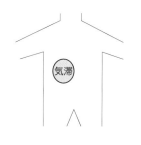

- 印気の流れの停滞
- 異常な情報
- 存在と鮮明さだけが印知できる

図 4-17　気滞（有川）

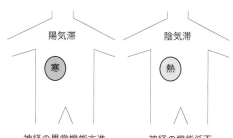

図 4-18　気滞の種類と病態との関係

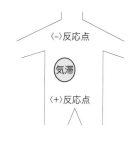

- 局所の気滞の部位と関連のある体表に複数の対となって現れる
- 解剖学的に固定されたものではない
- 経穴の位置と一致しないことが多い

図 4-19　有川反応点

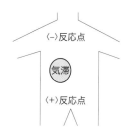

〈−〉禁灸点：亜鉛鍼，灸頭鍼，
　　　　　　　鍉鍼（アルミニウム），
　　　　　　　磁石のS極，黒色の刺激が有効
〈+〉灸　点：銅鍼，鍉鍼（銅），灸，
　　　　　　　磁石のN極，赤色の刺激が有効
- 2種類の反応点は，相反する性質がある

図 4-20　有川反応点の種類

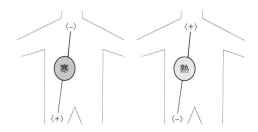

図 4-21　気滞（有川）の種類と反応点の種類の関係

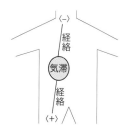

- 対の反応点の連絡の路
- あるものではなく，現れるものである

図 4-22　経絡（有川）

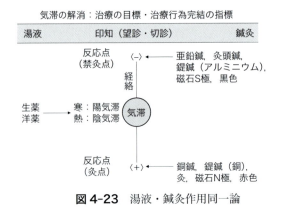

図 4-23 湯液・鍼灸作用同一論

　気滞の種類と反応点の種類の体表での位置関係について**図 4-21**に示す．基本的には，寒の場合は〈＋〉の反応点が四肢末端側に現れ，〈－〉の反応点が頭側に現れる．熱では，その位置関係が逆になる．2種類の反応点は相反する性質があり，〈＋〉，〈－〉の逆の刺激を施すと，かえって病変の悪化をきたす．切診では，治療点の選定ならびに刺激する方向が大切であるが，この灸点と禁灸点の正確な判別はさらに大切なことである．

　この対をなす2種類の反応点は経絡と思われるスジで互いに連絡している（**図 4-22**）．反応点から体内にはいった印気は，同時に体内と体表の両路をたどり，気滞を経由してその解消を図り，対の反応点と連絡しているのだと思われる．経絡には，以下3つの働きが考えられる．

(1) 経絡自体によって気滞を消去させようとする．
(2) 経絡が他の臓器と連絡してその力を借りて気滞の消去をはかる．
(3) 経絡が体表に連絡して体表に反応点をつくり，反応点から体外の印気によって気滞の消去をはかる．

　これとは別に，気滞の印知できない健常者でも，井穴を刺激したときに生じる印気の経路があり，これは従来指摘されている経絡の走行に類似することもある．いずれにしても，「経絡は，在るものではなく，あらわれるものである」[1]と思われる．

　以上の関係をまとめてみたのが**図 4-23**である．印知能力の望診で気滞をとらえ，寒熱を判断して，生薬・洋薬で気滞を解消するのが湯液である．切診で経絡および反応点をとらえ，灸点・禁灸点にそれぞれ適した刺激を与えるのが鍼灸である．そして，この気滞を解消する生体のプロセスにはほとんど本質的に差異はない．これが「湯液・鍼灸作用同一論」である．

◆5. 湯液・鍼灸作用同一論と臨床応用

　湯液・鍼灸作用同一論をより具体的に説明するために，筆者の経験した症例を本人と家族の承諾を得て，ここに紹介する．鍼灸の中での，皮膚に刺入しない鍉鍼のみで，複数の症状が改善したと判断している症例である．五感以外の印知を使った微妙な感性についてもふれ

てみた．ここでは特に，五感で確認した現症，印知（望診，切診）でとらえた所見および，経過としての事実を区別して捉え，その上で，それらの関係を検討，解釈している．そのプロセスにも注目してもらいたい．

症例の最後に，この症例の治療および経過に関する高い視点での有川のコメントを記載する．

症例：75歳，男性．M．T．

主訴：左耳朶，および耳珠前下部の難治性進行性化膿性潰瘍欠損

既往歴：1992年　パーキンソン病の診断を受け，その後，内服治療中．

現病歴：2001年3月：左耳朶の黒斑部位が化膿し，皮膚科の治療を受けたが改善なく，外科で切開された．その後，切開部位が拡大し，耳朶の欠損と耳珠前下部への連続性の化膿性潰瘍に進展した．2001年4月：外科にて縫合するも，潰瘍欠損はさらに広がった．筆者は，神経内科の専門医であり，その頃から，パーキンソン病の治療も含め，勤務先の病院から週に1回の往診に行くことになった．

以来，筆者としては限られた西洋医学の範囲内で，化膿性潰瘍欠損部の消毒，抗菌処置，抗生剤の内服，肉芽増殖剤の塗布等の処置を施すも，一向に改善しない．膿汁で汚い抗生剤治療抵抗性の感染創面である．さらに潰瘍は広がり，熱感を持ち，耳珠前下部の潰瘍は深層化し，下顎骨に達しそうな勢いであった．2002月11月12日：院長，本人，家族の了承を得て，皮膚に刺入しないで治療する鍉鍼を開始した．鍼とは，鍼先を皮膚に微かに接触するか，あるいは数mm程度離してあてがって治療する方法である．

現症：パーキンソン病に特徴的な筋固縮と，廃用症候群によると判断される筋力低下のため，独歩不可能で，ほぼ寝たきりの状態．健忘，幻視，失見当識等の認知症症状が認められ，時には譫妄状態になり，ベッド柵を乗り越えようとする．筆者の簡単な問いかけにようやく返事できる程度であり，ときどき，つじつまの合わない返事をする．左耳朶の潰瘍欠損および，連続性の耳珠前下部の深い潰瘍で，潰瘍周辺の発赤，腫脹が強く，膿汁で潰瘍底が覆われ汚い創面の印象をもつ．処置の際，3人がかりで押さえつけ，消毒等の処置を行うほど疼痛が強いらしく，痛みにより左耳介に触れられない状態．耳珠前下部の潰瘍は深く，奥に白色の組織が見え隠れするが，本人の強い抵抗もあり，それ以上の確認は困難．頻回に処置する看護師の意見も総合すると，潰瘍底が下顎骨の表面に達しているらしい．後日，回復してからの家族の談話から，その頃治療を受けていた歯科医も骨髄炎への波及を危惧していたらしく，その後の回復を何よりも喜んでいたらしい．

印知所見：望診にて左耳珠部に陰点を印知した．

処置：望診した上で，鍉鍼の前に，切診で〈＋〉の反応点とそれに対応する〈－〉の反応点を選定し，〈＋〉に赤のマジック，〈－〉に黒のマジックで印を付ける．次に，鍼先の方向を決定しながら，〈＋〉の反応点に銅の鍉鍼を接触させるか，かすかに離してあてがう．〈－〉の反応点には，アルミニウムの鍉鍼を同様にあてる（筆者は，いずれの鍉鍼も直径4mm，長さ7～10cmのものを愛用している）．その状態で，鍉鍼から〈＋〉の反応点を通り，気滞部位にかけての印気の流れを望診しながら鍉鍼をあて，その流れが止むのを確認して鍉鍼を離す．鍉鍼をあてている時間は，十数秒から数十秒．それから，さらに望診で印知し，気滞が残っていれば1対の反応点を選定し，同様に鍉鍼を施す．このように，望診で気滞が

解消されるまで鍉鍼を繰り返す．この症例では，1回の診療で，鍉鍼3，4鍼であった．1週間に1回の訪問診療の際に，以上の要領で鍉鍼を施した．

◆1）経過–処置，五感による所見および印知で捉えた所見

2002月11月12日：1回目の鍉鍼施行．印知所見では，望診で左耳珠部に陰点を印知した．切診では，陰気滞（熱）に対する〈＋〉〈－〉の反応点の位置関係（**図4-21**参照）になった．その切診での印知所見に従って治療した．そして，確かに，鍉鍼中，鍼先から耳珠深部にかけて“印気の流れ”を印知した．もし治療が適切でないと，筆者は，鍉鍼をあてているときに印気の流れを印知しないだけでなく，何らかの違和感を感じ，続行不可能となる．それでも無理に続けると，自分まで気分が悪くなる．このときは，印気の流れを印知できたため，これでよしと判断した．

11月15日：鍉鍼開始後，3日目．処置のために一人訪問看護に向かった看護師長が，かつてないほどの量の膿汁の塊が潰瘍部を覆っているのを確認した．その創面の急激な変化のため，相当驚いたようで，むしろ創面の悪化を懸念したらしい．帰院してから，「ちょっと先生大変です，診ると潰瘍の部分に膿汁がいっぱい付着しています．このままだと来週は入院する必要があるかもしれません．先生，来週（鍉鍼開始1週後）診察して判断してください」とのことであった．

11月19日：鍉鍼開始1週後，筆者が往診してみると，膿汁が乾燥化し固まり，ピンセットで痂皮を取り除くと，スポッとほとんど無痛で除去できた．すると潰瘍周辺の発赤，腫脹はほぼ改善しており，触ってもあまり痛がらないで，本人が我慢できる範囲内であった．これによりガーゼ交換が容易になり，これには，例の看護師長も本当に驚いていた．これは，明らかに改善と判断するしかない．慢性疾患では，このような症状の変化（一見，悪化のように見える）は，治癒に向かう前によくみられる変化であり，「瞑眩」といわれる．

2回目の鍉鍼，施行．

印知所見：陰気滞；熱．

患者はうまくしゃべれない状態なので，鍼の最中，こちらから患者に「耳の奥が冷えますか？」と聴くと，「冷える」と答えた．反応点と関係のない所に鍉鍼を当てても「冷えない」と答えるところをみると，確かに，冷えているように感じているのだろうと判断した．

11月26日：鍉鍼開始2週後，潰瘍周囲の組織の乾燥収縮が認められ，潰瘍面が狭くなっている．

3回目の鍉鍼施行．

印知所見：耳珠，脳深部に陰気滞；熱．

この頃からか，はじめの2，3鍼は，鍼先からの“印気の流れ”が耳珠深部に至り，後の1，2鍼は，脳深部に至るように印知したため，脳深部の炎症の疑いをもった．

12月3日：鍉鍼開始3週後（鍉鍼3回後），潰瘍面の瘢痕収縮，乾燥化．耳介に触れても痛がらない．患者の妻によると，鍉鍼を始めた頃から精神症状が安定してきて，幻視がほとんど起こらなくなり，ベッド柵を乗り越えなくなったそうだ．このとき，初めて写真撮影の機会を得た（**図4-24～26**）．鍉鍼開始前に写真を撮れていないので，実際の変化の様子が十分に伝わらないのは残念である．左耳朶部の潰瘍・欠損およびそれと連続性の耳珠前下

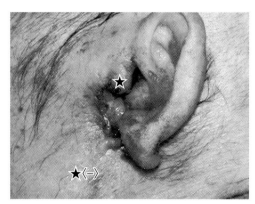
図 4-24　鍉鍼3回後（1）．熱

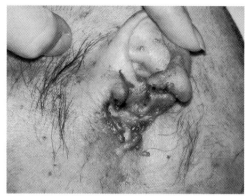
図 4-25　鍉鍼3回後（2）．熱

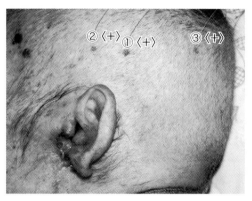
図 4-26　鍉鍼4回直後．熱

部の潰瘍が確認できると思う．これでも，鍉鍼開始前に比べ，だいぶ改善している所見である．創面は比較的きれいで，赤味を帯びている．**図 4-24** は，鍉鍼開始3週後のものだが，筆者は望診で，鍉鍼開始前の 11/12 には写真★印部に陰点を感じていた．後日，有川にこの症例の報告をすると，話を聞くなり，「寒だねえ」と言った．局所の慢性の感染症の場合，ほとんど寒であるらしい．それから後，★印をつける前のこの写真を診て，まったく同じ場所を指示し，「ここがマイナスだねえ」と答えた．そして，今後，熱から寒に治療が変化する時期がくるので，その時期を間違わないようにと語っていた．この時期は，寒（循環不全）と熱（炎症）の領域を伴う錯雑とした状態であったという（文末有川のコメント参照）．

図 4-26 は，当日4回目の鍉鍼施行直後の写真である．写真の①②③の順に，前述の"処置"の要領で鍉鍼を施行した．写真では，〈＋〉の反応点だけが写っている．〈−〉の反応点は写真には写っていないが，左下顎部周辺に〈＋〉の反応点の①②③に呼応するように選んだ．この日は，写真の3鍼のみで，鍉鍼の際の望診による気滞を印知しなくなったし，切診による反応点を印知しなくなり，鍼をあてがっても鍼先が患者の身体から離れていったので，治療行為の完結と判断した．

印知所見：耳珠周囲，脳深部の陰気滞；熱．

12月10日：鍉鍼開始4週後，潰瘍面の瘢痕収縮，乾燥化が進む．
　5回目の鍉鍼施行．

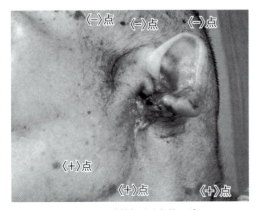

図 4-27 鍉鍼6回直後．寒

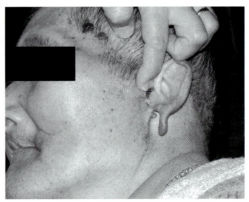

図 4-28 鍉鍼開始1年後

印知所見：陽気滞；"寒"に変わっていた．

有川からの教え通り，慎重に陽気滞を確認しながら鍉鍼した．

12月17日：鍉鍼開始5週後，潰瘍面の瘢痕収縮，乾燥化がさらに進む．

6回目の鍉鍼施行（図4-27）．

印知所見：陽気滞；"寒"で，〈+〉〈-〉の反応点の位置関係が"熱"のとき（図4-26）と逆になっているのが理解できると思う．

その後，湿潤化して治癒が遅れがちな耳朶潰瘍部に気滞を印知し，"印気の流れ"が同部位に至るように鍉鍼の位置及び方向を変えると，次週には，同部位が乾燥，収縮し，改善していた．さらに，健忘，幻視，夜間不穏，失見当識等の認知症症状が軽減し，表情もしっかりとなってきた．

2002月11月12日：鍉鍼開始1年後，潰瘍面の創傷治癒完了状態を保持（図4-28）．外科勤務の経験のある看護師長が，「外科的に縫合したら，こんなにきれいな自然な形の治り方ではなく，何かもう少し歪になるものですけど，ほんとに自然な形で不思議な治り方ですね」と他の看護師にも説明していた．さらに，精神症状，認知症症状および，四肢体幹の運動障害が軽減し，夜間のトイレも自分ですませられ，普段は居間に座位し過ごすようになった．歩行可能になったために，パーキンソン病に特徴的な小刻み歩行とすくみ足歩行を初めて観察し得た．

経過中，鍉鍼以外の新たな医療行為は行われず，結果として医療行為が軽減された．また，精神症状に影響を与えそうな抗パーキンソン薬等の投与量も経過中変化はないため，これらの精神・運動機能の変化への薬剤の影響は考えにくい．

◆2）五感による事実と印知による所見および解釈

A．五感による事実

(1) 難治性進行性化膿性耳朶潰瘍欠損が，鍉鍼直後，一見，症状の悪化を疑うような変化がみられたが，その後，急激に改善し始めた．

(2) 鍉鍼を始めた頃から，幻視，異常行動等の精神症状および，認知症症状が軽減し始め

た．

⑶　その後，四肢体幹部の運動障害が軽減し，ほぼ寝たきり状態から独歩可能になった．

⑷　他の医療行為は，軽減された．

B．印知による所見

⑴　化膿性耳朶潰瘍欠損が，治療前切診で熱と印知された．

⑵　鍉鍼での治療は，まず熱に対してであり，後日，寒に対する治療に変化した．

⑶　脳深部にも気滞を印知した．

⑷　鍼先の印気の流れが，耳珠奥，耳介部に加え，脳深部にも及んだ．

C．解　釈

⑴　鍉鍼開始前，耳朶周囲潰瘍は，寒（循環不全）と熱（炎症）の領域を伴う錯雑とした状態であった．

⑵　耳朶周囲潰瘍に対し，鍉鍼施行直前の切診にしたがい，より強い熱の気滞の消去を計った．

⑶　それは，身体の示すところにしたがった治療の結果であった．

⑷　耳朶周囲潰瘍は，まず炎症を消し去り，瞑眩を起こし，続いて循環不全を改善することにより軽減した．

⑸　これも，身体の示すところにしたがった治療の結果であった．

⑹　鍉鍼により，耳朶周囲及び，脳の印気の流れが改善した．

⑺　脳の炎症の関与が示唆された．

◆3）有川のコメント

今回，熱を取る治療から始めたのは，切診で，プラス点を病巣部の上方に捉えたからである．『潜象界からの診療』にも記載してあるが，治療の目標は，気滞を消去することである．治療するときには，患者の身体の示すところに従う方法が正しい．そして，そのことにより，より高い治療効果が得られる．望診や印徴（印知の一種，詳細は自著参照）のレベルが向上していくと，今回の症例でも深く先を見越した考えができるようになる．患者の病巣部は耳の中（奥）の寒（循環不全）で，その周りが熱（炎症）反応であった．つまり，熱の治療からしていくと，中にある寒の反応が出てくるので，そこで今度は寒の治療に移った．望診，印徴が熟練していると，この場合，熱から寒に変わるであろうということを予測し気をつけながら治療に取り組む．そこで，寒に変わった後は，寒の治療をしないと，また熱に戻ることがあり，治りにくくなる．一般に，生体の循環不全（寒）の部分には抵抗減弱点が生じ，細菌が増殖し，その周囲に炎症（熱）が発生する．フルンケル（毛嚢炎）も同様に真ん中が寒，周囲が熱になる．さらに，フルンケルの密生したカルブンケル（癰）では，中央にフルンケルが多数密集し，それぞれのフルンケルは局所的には中央が寒，周囲が熱をなしているため，カルブンケルそのものは寒熱錯雑とした状態になる．しかし，全体的に捉えてみると，カルブンケルの中央部に寒がより強く，その周囲に熱がより強い状態で印知される．いずれにしても，治療は，患者の身体の反応に従う方法が正しい．

◆4）印気による医療を新しい学問として捉えることの意義

　有川貞清の功績は，捉えどころのない印気なるものを利用した前衛医療を，その神業的技能としての側面だけではなく，新しい学問として捉えたところにある．すなわち，その現象背後に潜む規則性と再現性を過酷なまでに追求し，新しい数々の理論を提唱した．そしてその事実を経験した科学者は，おのずと，現代の科学の限界と可能性を再検討せずにはいられない．将来の科学への脱皮を促す一つのきっかけになり得るのではないかと思う．なぜならば，この学問はすべて否定しがたい事実に基づいた学問だからである．かつて哲学から分離されて久しい科学が，再びその世界観としての立場に戻る契機にもなり得る可能性を秘めている．

（山野　隆）

参考文献

1）有川貞清：潜象界からの診療（新改訂増補版）．pp45-46，高城書房，2003.

第5章
新しい鍼灸診療

はじめに

　鍼灸医術は本来「気の医術」だと言われている．しかし，**気**はたった一語でも非常に範囲が広く，各人の捉え方は千差万別であり，さまざまな説が混在している．気という言葉，文字は非常に多様に用いられているが，その共通点は，老子のいうように，直接「目にみえず，耳に聞けず，手に触れず」という厄介で掴まえどころのない代物なことである．しかし，じつは何らかの本質がその背後にあり，その作用，働きを何らかの形で感知できるもの[1]と間中は意義づけている．本章で解説されている5つの治療法は，新しい鍼灸として現に「気」を生かした鍼灸診療を実践されている診療システムである．つまり，現時点における気の医療に光をあて概説しようとするものである．

気の研究は自由なブレーンストーミングから始まった

　1978年「針灸トポロジー学武会」（事務局；直本茂司）が間中喜雄（1911-1989）を会長として立ち上げられた．トポロジーとは位相数学の用語で，点から線へ，線から面へ，さらに静力学面から動力学面へという意味である[2]という．

　講師も参加者も協同してアイデアを出し合って，新しい発想による治療パターンを案出することを間中（北里研究所附属東洋医学総合研究所客員部長）は会の目標に掲げた．2カ月ごとに京都を会場として，150名を下らない参加者（鍼灸師，医師）が参集して，間中が他界するまで続いた．常任講師陣には入江正（フィンガーテスト），小田一（Oda test），井上末男（井上式気診法），川村昇山，河野忠男（筋診断），末原征朗（音素診断），柳泰祐（韓国高麗手指鍼法）らがいた．

---

*大村恵昭：(Yoshiaki OMURA, M. D., Sc. D., FACA, FICAE, FAAIM, FRSM.)：1934年富山県朝日町泊に生まれる．早稲田大学理工学部応用物理学科卒，横浜市立大学医学部卒(1958)，東京大学医学部付属病院でインターン修了，コロンビア大学胸部外科でリサーチフェロー，コロンビア大学癌研レジデント，コロンビア大学物理学大学院で実験物理を3年間研修，コロンビア大学医学部薬理学科大学院で博士号(1個の心臓の細胞の薬理電気生理学；Doctor of Science)を授与される(1965)．現職：ニューヨーク心臓病研究ファウンデーション所長国際鍼・電気治療大学学長，ニューヨーク医科大学予防医学教授，Ukrainian National Kiev Medical University の Non-Orthodox Medicine Dept. 教授．前職：シカゴ医科大学薬理学教授，マンハッタン大学電気工学科；フランス・パリ大学 Psycho-physiology Dept.・Anesthesiology Dept.；イタリア・パデュア大学麻酔科などにて客員教授を歴任．1974年から『Acupuncture & Electro-Therapeutics Research, The International Journal』(鍼電気治療国際学術雑誌)編集責任者，バイ・ディジタル・O-リングテスト(BDORT)創始者，米国BDORTパテント保有者および日本BDORT医学会会長として活躍中．鍼，電気治療，心臓病，癌，アルツハイマー，BDORTとNutritionに関する出版物として著書5冊，原著論文約220．ニューヨーク在住．

1983 年にこの会で，大村恵昭*が 1977 年に考案したバイ・ディジタル・O-リング・テスト（BDORT）を間中が紹介した．BDORT が気の臨床に役立つことが分かり，これまで目に見えなかった気を把握することができるようになり，気の診断が飛躍的に進歩することになり，気の研究に大きな貢献を果たした．その頃から，小田一を始め気の診断という意味で「気診」という言葉を広く使用するようになった．

1989 年「生体気学研究会」（事務局；森高好）が井上末男を会長として山口県でスタートした．その後，新たに「生体気診研究会」（会長；古江嘉明）として広島・京都で再出発し 1998 年まで続く．

1990 年，胸鎖乳突筋検査法を発案した小田一が学武会常任講師（井上ら）と相談のうえ「針灸気診研究会」（事務局；直本茂晴）を発足させた．また，同年，「入江 FT 塾」（事務局；田中寿雄）が発会した．

見えないものを見えるようにするツールとしての気診

気診という言葉は時を同じくして人々の口にのぼるようになった．脈診，腹診，舌診という東洋医学用語があるように，短くて，響きのよい用語である気診が生まれたと思う．中医学辞典には見あたらない．気の有無，強弱，性質，生体への適合性などを知ることができる．気診は，現時点で Oda test，BDORT，井上式気診法，入江フィンガーテストなどがあるが，それぞれ独自の手技を応用することで気の把握が訓練しだいで誰にでもできるようになる．

テスターとセンサー

気診を行う際に，気の有無，または適，不適を判定する側の手（Oda test の場合，胸鎖乳突筋を掌握する検者の手）をテスターという．一方，術者（検者）の他方の手掌や手背を，判定しようとする対象物に向けてその反応により気の判断をする．この対象物に向ける手を（気診）センサー（センサー手）という．

音　素

小田，古江，吉本は第 5 章において音素（ある 1 つの言語で用いる音を弁別機能の見地から分析・規定した最小単位；広辞苑），音素コード，音素診断（音素診）の用語を使用している．この創案は末原征朗[3]であるが，3 者は同一でなく独自の音素コードを使っている．末原によれば音素診断とは，言語としては意味を持たない日本語の濁音を含むアイウエオの五十音を用いて作られた音素を用いて，患者の全身の筋力が変化（低下）することを利用し身体の各部位の異常を診る方法である．物質の気もみることができる．なお，音素診断は現代医学の範囲に入っていないので十分に注意されたい．

経筋治療の入江 FT 法と篠原の臨床研究との異同

経筋について篠原は第 2，3，4 章のなかで解説をしている．入江 FT 法については吉本が第 5 章のなかで記述をしている．両者の考え方について対比してみる．入江 FT 法においても「経筋」の臨床応用は重視されている．篠原は経筋治療に関する基礎的・臨床的研究を通して，興味深い情報を提供している．診断面においては，入江は FT による音素診断を

用いて異常経筋を診る．篠原は動作時のつっぱり，引きつり，痙攣，痛み，麻痺がいずれの経筋の流注と一致しているかを，経筋流注から判断する．また，異常と思われる経筋上の榮穴や兪穴に指頭を軽く接触した状態で運動を行わせることによって，症状の変化があれば異常経筋であることを知ることができる，いわゆる指頭接触負荷試験も興味深い．治療面では，入江ＦＴは局所周囲の経筋穴に専用の焼き鍼で軽く触れるものである．篠原は異常を有する末梢の経筋上の榮穴，兪穴をとくに重視しつつも，局所を含む圧痛の反応点であれば，どの経穴であっても効果を期待しうる可能性があることを指摘している．また，治療は皮内鍼を用いて0.5mm程度の横刺といった極軽微な刺激でよい．経筋の流注については，入江はとくに触れていないが，篠原は『霊枢』経筋篇を元にして，新たな流注図の作成も行っている．その他，経筋病とそれ以外の病証との鑑別の必要性を説き，経筋治療のみでは十分ではないことなど，多くの共通点がある．

原始信号系

本章の「原始信号系による診療」は有川の湯液・鍼灸作用同一論から導き出されたものであり，間中の『体の中の原始信号−中国医学とX信号系−』(地湧社)を参考にされた．

なお，小田，古江，吉本は，共に湯液と鍼灸は同じ理論で診断，治療できることを明らかにしている．同じく金成彦一[4]は柴﨑保三による『黄帝内経』の語訳解説をもとにして，BDORTの応用で鍼灸という漢方の治療法を構築させたという．

気の診断法に優劣はあるか

東洋医学の学習法は，頭で理論を理解して進むのもよいが，臨床・実践を実施しながら学ぶことが肝要である．本章で各々の筆者は気診などの技法を重視することで，今までにない東洋医学的診断を明瞭にしっかり掴むように，繰り返し強調していることに気づかれることを期待する．

吉本はFT，BDORT，Oda test，井上式気診法など各種の技法を試みたところ，得られる情報はいずれも同じ結果であった．「自分にはFTが最も馴染んだ」という経験から読者に対しても自分で体験し，使いやすいものを利用するのがよいと助言している．筆者も同感である．ただし，各技法に関連して，診療（診断と治療）システムが独自なセオリーであることと，現時点における理論であることを承知されたい．古典は長い年月をかけ，研ぎ澄まされてきたと思われるが，気の臨床は日進月歩で進展している．古典・伝統医術を吟味することなく歴史的遺物と軽々に断定してはならない．玉石を見出し現代医療として生かしたい．

（北出　利勝）

参考文献

1）間中喜雄：信号系のMEDIAとしての気の考察．第18回日本針灸トポロジー学術大会，研修資料，旭物療器研究所，1988，pp6-21.
2）間中喜雄：トポロジー思考．針灸トポロジー論文集，旭物療器研究所，1984，pp1-7.
3）末原征朗：音素診断学．音素診断学研究所，1984，pp1-41.
4）金成彦一：経絡方向刺激方法─鍼灸と漢方─．和敬堂薬局鍼灸部発行，1994，pp1-182.

I　Bi-Digital O-Ring Test（BDORT）による診療システム

◆1. Bi-Digital O-Ring Test と経絡現象

◆1）BDORT による経絡学研究の可能性

BDORT[1)]は体表をある物で押圧したり，手掌のなかに物質を持つなど，わずかな刺激を体に与えると，それに反応して脳が筋肉の緊張に影響を及ぼす．その反応を2本の指で作った輪（O-リング）の筋力の変化（強弱）で判定する方法である．この大村の方法を新しい診断システムとして支持したのは間中喜雄[2)]であった．ヒントになったのは応用運動機能学（applied kinesiology）であった．経絡現象についてこのBDORTを応用して検討した．

(1) BDORT を用いた経脈・経穴の描画

体表面を順次，圧刺激しながら筋力の変化が起こる境界をプロットする．その記された点を結ぶことによって，調べようとする物質の存在範囲を体表面上に描画することをイメージング法（造影法）といっている．

これまでの大村の研究成果によると，古典の経絡を皮膚上に描画することができることを見出した．この方法とその成果は，経絡と経穴を目で見られる唯一の方法として注目される．黒川勝治，北出[3-6)]はこの方法を用いて，心経，大腸経，肺経などの経脈のルートを検討した．その結果，BDORTによって古典医書文献にある各経脈の**体表循行路**とほぼ類似した線を描画することができた．

(2) BDORT の臨床的応用

BDORTでは次のことがわかる．全臓器の器質的異常や機能的異常を判定することができる（**臓器異常診断**という）．薬剤，薬草，飲食物などが，身体にとって良いか害があるか，また薬物を服用するとき，その最適量がどの位であるのかを，口の中に入れないであらかじめ知ることができる（**薬物適合性判断**という）．物質や細菌や組織などのサンプルを使うことによって，それと同じものが体内に存在するかしないかを知ることができる．また，それがどの部位に存在しているかを知ることができる（**存在診断**という）．

(3) BDORT の仕組み

経脈を描画する場合には共鳴現象による存在診断の方法を利用する．薬物や物質からは電磁場（electro-magnetic field）が出ている．体内に存在する物と同じ性質の電磁場であれば生体が感受することにより共鳴現象が起き，脳を通じ筋力が減弱すると考えられている．

武重千冬[7)]によると，共鳴現象を把握する受容器は**松果体**に存在する．松果体のところでセロトニンをN-アセチルセロトニンに変換するNAT酵素（N-acetyltransferase）がこのセンサーの活性化によって阻害される．その結果，セロトニン量の増大が起こる．そのこと

により下降性運動調節系を活動させ屈筋の働きを抑制し，O-リングが開くのではないかと記述している．

◆2) 経絡現象

⑴ 鍼の響き・鍼響と経絡現象

鍼を身体に刺入して慎重に進めると，ある深さのところで，鍼を受けた側が**鍼の響き（鍼響，鍼感）**感覚を得ることがある．時には，それがある決まった方向に，刺鍼部から離れた部位で出現する．単なる痛みではなく，しびれるような特別な感覚である．このような現象を「鍼の響き」または「鍼響」という．鍼響を増強させるには回旋術，雀啄術や振顫術を加える鍼術方法がある．臨床的には鍼響を得た場合，治療効果がよいとされている．

鍼響が経絡を示唆していることは多くの臨床家が経験していることである．しかし，こういう感覚は長く広い範囲に現れることはまれであって，たいてい消失してしまう．ただ，経絡現象が著明に出現する人がまれに存在したために，経絡の研究を行うことができ，その進歩につながった[8-14]．本項では**経絡敏感者**という名で呼ぶことにした．

古典医書の記載にあるような経絡（経脈）に沿って鍼の響きが出現すること，または皮膚の色が異常（皮疹など）になったりすることを**経絡現象**といわれている．

⑵ 鍼響の速さと持続時間

i 鍼響の速さ

長濱善夫の研究によると鍼響の速さは一様でなく，徐々に放散していく．被検者は第三者に説明できる．鍼響の意味で間違ってはならないことは，神経に鍼があたった場合でもなく，筋の収縮を引き起こす場合でもないということである．

経絡現象の速さを記録に残しているのは藤田六朗，長濱善夫などの研究である．藤田六朗[12,15,16]，南義成，岸勤によると，経絡現象の速さは健常者の場合，三焦経の原穴から前腕部までが 1.0–2.5 cm/sec，同経の前腕から上腕に向って，0.13–1.3 cm/sec である．

兵頭正義ら[17]が行った結果は経絡敏感者（60歳，女性）を対象にして，12 正経の井穴に鍉鍼（鍼先は丸く，刺入しない）によって押圧刺激を与えた．伝導感覚が出現した部位を被検者に指示させた．その結果，速度は心経が 1.0 cm/sec，肺経が 5.7 cm/sec，胆経が 25.4 cm/sec であり，多くは 6.0 cm/sec であった．もっとも速い経脈は肝経と脾経で 78.0 cm/sec であった．小腸経，肝経，胃経，脾経の4経は刺激点から到達点までの速さは瞬時であった（**表 5-1**）．

虚実の気の流れについて，本山博[18]は「**経絡―臓器機能測定器**」（AMI）を用いて，次のような実験結果を得た．「実」は分極前（BP値）が高く，気の流れが早く 50 cm/sec である．「虚」は BP値が低く，気の流れが遅く 4〜5 cm/sec である．

表 5-1 鍼響と循経感伝現象の速さ

対　　象	経絡名	速さ(cm/sec)	距離(cm)	時間(sec)	研究者
特殊過敏者	十二経	15.2–48.1			
51歳，男性	三焦経	26.9–32.5			＊
経絡過敏者	肺　経	5.7	57.0	10	
60歳，女性	心包経	3.3	50.0	15	＊＊
病名：外傷性頸部症候群	心　経	1.0	54.0	55	
通院患者：大阪医科大学					
麻酔科外来	大腸経	1.5	80.0	53	
	三焦経	3.2	123.0	38	
	小腸経	59.5	59.5	瞬時	
	肝　経	78.0	78.0	瞬時	
	腎　経	71.0	71.0	瞬時	
	脾　経	78.0	78.0	瞬時	
	膀胱経	4.3	120.0	28	
	胆　経	25.4	127.0	5	
	胃　経	3.7	192.0	52	

＊：長濱善男，丸山昌朗，＊＊：兵頭正義，北出利勝

ii　鍼響の持続時間

　鍼響の持続時間はだいたいにおいて瞬間的に出現して，短時間のうちに消失する．ときに置鍼すると持続することがある．まれに抜鍼後も半日，残存していることがあったと長濱善夫は記述している．

⑶　肺経における経絡現象の結果比較

　鍼響や経絡現象を一層，理解するために，とくに著明な経絡現象を呈した症例を紹介する．これまでの研究のなかから手太陰肺経に絞って，比較できるように記述する．それらは鋭い観察によるものであった．経絡現象を捉えるために経絡敏感者に対してほとんどの研究者は肺経の場合，原穴（太淵穴）に刺鍼をして被検者の感覚による鍼響を観察している．

i　長濱善夫の研究結果

　珍しい患者に遭遇した長濱[15]は，自らの工夫によって適切な臨床試験の条件下で，経絡現象というべき症例の記録を残した．それは『經絡の研究』という名著にある．

症例：51歳，男性，履物商，診断；視神経萎縮

　既往歴：7歳時，落雷で感電し衣服を焼く．24歳時，兵役中性病に罹患し，35歳時，再度罹患，当時ワッセルマン反応（陽性）．51歳時，顔面皮膚に虫の走るような掻痒感とともに視力障害がおこり，治療を受けたが視力は次第に低下した．

　現症：やや肥満，身長158 cm，体重62 kg，胸囲88.2 cm，座高86.5 cm，千葉医大病院眼科入院患者．長濱は患者が幼少時，落雷で感電したことに一つの体質的素因があるかも

しれないと考察している.

刺鍼：手足の原穴（12 部位）に管鍼法により銀鍼（直径 0.20 mm, 鍼体長 40 mm, 旧：1寸3分）をごく浅く 1〜3 mm 刺入, 鍼響を確かめた後, そのまま置鍼して検査をした. 鍼響の明瞭な部位を皮膚の上からたどって調べた. それをいちいち描画し, 当時にしては珍しい写真撮影を行った.

刺鍼部位：各経絡の原穴を選穴した.

鍼治療に際して鍼響を極めて敏感に感知した患者であった. また, 刺鍼中は絶え間なく鍼響は出現していたという.

体位：検査ごとに座位, 立位, 仰臥位のもっとも顕著にかつ広汎に鍼響を表す姿勢をとらせ, しかも手足は置鍼中といえども適宜, 上下に移動せしめつつ長濱は検査をした.

結果：経絡（十二経）と八奇経にわたって 1 症例の経絡敏感者を対象に鍼響を検証した（その他に新しい経絡 2 脈を発見したが, ここでは省略する）.

ここで長濱の文献[15]から引用紹介するのは手太陰肺経と相似した結果である.

強感覚は古典の肺経に類似して実線状に出現した. 弱感覚は肩⇒鎖骨上窩⇒側頸部⇒頬部へ. また, 鎖骨上窩から分かれて⇒前胸部⇒乳頭⇒季肋部へ帯状に出現した（**図 5-1**）. **調査日**：1949 年 3 月

図 5-1 と肺経の経絡, 流注図とを対比されたい.

ii　李 定忠（RI Dingzhong）の研究結果

症例：13 歳, 女性. 診断；扁平紅色苔癬

循経皮膚病とは経絡循行路線に沿って現れてくる皮膚病である. 李[19]は 1954 年から 1983 年までに合計 232 症例に現れた 305 本の循経皮膚病を観察した. 肺経の出現率は総数の 9.18%である. 腎経は最多で 20.65%を占めたという. それらの病理変化は表皮または表皮と真皮ともに現れるという. あるいはコロイド線維変性, 汗腺, 皮脂腺の場合もある.

結果：皮疹が前胸部（中府穴）⇔上肢前面（橈側）⇔腕関節（太淵穴）に発症した.

調査日：1949 年 3 月

◆3）BDORT からみた経絡現象

⑴　黒川・北出の BDORT 研究結果

近年, 黒川勝治[20]らは Bi-Digital O-Ring Test（BDORT）の手法を用いて経脈のルートを皮膚上に描画して視覚的に成果を明らかにした. その結果は次のとおりである.

症例：22 歳, 男性, 健常者

既往歴：アレルギー性鼻炎

現症：身長 177 cm, 体重 68 kg, 大学生

BDORT：BDORT は Y.Omura,B.Sc.,M.D.,Sc.D.[21,22]が創案したものである. 標本は細気管支（bronchiolus）プレパラートを使用した.

結果：古典の肺経にほとんど類似して描画された. 経絡, 経穴が線状に描画された. 経穴

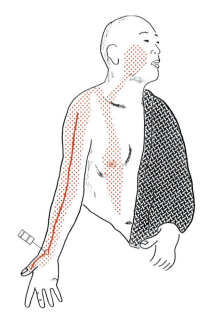 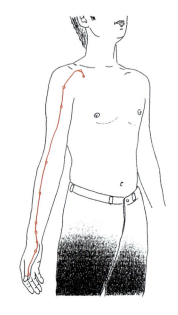

図 5-1 経絡敏感者に対する手太陰肺経
長濱善夫の研究結果，実線は鍼響の強感覚を示す．▦は弱感覚を表す．

図 5-2 手太陰肺経に対する経絡現象
黒川，北出の BDORT 研究

は円環の形状を呈した（**図 5-2**）．

調査日：2001 年 7 月 22 日

(2) 経絡現象・研究の要約

"古人をして経絡を実在すると信じさせたような一連の現象"を**経絡現象**と呼ぶことを間中喜雄[8]は提唱した．その後，藤田六朗，長濱善夫らの文献にもこの用語がみられるようになった．

経絡敏感者の場合，次のように経絡現象をまとめることができよう．古代医書の手太陰肺経の体表の循行路（胸-上腕-肘-前腕-橈骨茎状突起-手関節-拇指）に類似して経絡現象が出現した．中には体内の循行路（胃-大腸-肺-喉頭）に出現した症例がみられた．原穴刺鍼は他経には及ばず，自経（肺経）に沿って鍼響が出現した．原穴刺鍼により鍼響は刺激の同側に出現し，反対側に及ばなかった．

筆者らが研究したBDORTの手法による描画像には次のような特色があった．細気管支プレパラートにより肺経の体表循行路が肺経の経脈ルートに類似して描画できたが，体内循行路は描画できなかった．BDORTは再現性があり，経絡・経穴の臨床研究におおいに役立つ方法である．

以上のほかに経絡現象について丸山昌朗[23]，藤田六朗[24]，天野黄陽[25]，丸山源司[26]，冨田明義[26]，兵頭正義[27]，鈴木武徳[28]，高岡松雄[28]，張玉明[29]らの報告がある．

得気の用語がわが国に流布されたのは鍼麻酔のときであった．**鍼麻酔**の刺鍼のときは非常に強い得気を必要とする．

（北出　利勝）

参考文献

1）大村恵昭：図説バイ・ディジタル O-リング テストの実習．医道の日本社，1986．

2）間中喜雄，板谷和子：体の中の原始信号—中国医学と X-信号系—．地湧社，1990，pp52-57．

3）黒川勝治，北出利勝：Bi-Digital O-Ring Test による手少陰心経の検討（その1-3）．東洋医学とペインクリニック，27（1）：31-52，1997．

4）北出利勝，黒川勝治：経絡と経穴の位置に関する Bi-Digital O-Ring Test を用いた臨床的研究—手少陰心経（その1）—．東方医学，15（3）：1-11,1999.

5）北出利勝，黒川勝治：Bi-Digital O-Ring Test による経脈と経穴の位置に関する臨床的研究（Part 2）：手陽明大腸経（1）．*Journal of International Society of Life Information Science（ISLIS）*，l8（1）：242-245，2000．

6）北出利勝，和辻　直，篠原昭二，黒川勝治：Bi-Digital O-Ring Test による経脈と経穴の位置に関する臨床的研究（Part Ⅲ）：手太陰肺経（2）．第19回日本東方医学会学術大会抄録集，2001，pp53-54．

7）Chifuyu Takeshige, Hiroaki Nakajima, Takanobu Iwata, Tatsutaka Yamamoto, Mitsuyoshi Yamamoto：Involvement of the Pineal Body in the Bi-Digital O-Ring Test. *Acupuncture & Electro-Therapeutics Research, The International Journal,* 19：215-225, 1994.

8）間中喜雄：医家のための鍼術入門講座．経絡，経絡現象，医道の日本社，1954，pp248-278．

9）芹澤勝助：鍼灸の科学（理論篇）．経絡現象の本態について，医歯薬出版，1959，pp173-176．

10）長濱善夫：東洋医学概説．経絡の本態，創元社，1961，pp208-210．

11）木下晴都：鍼灸学原論．経絡経穴の研究，医道の日本社，1976，pp72-82．

12）藤田六朗：経絡学入門（基礎篇）．創元社，1980，経穴の歴史，pp3-5，鍼響の吟味，pp7-8，経絡論争，pp11-33，経絡の実証，pp133-161．

13）藤田六朗：経絡学入門（臨床応用篇）．創元社，1986，pp1-317．

14）李鼎・原著主編，淺野周・訳：全訳経絡学．第7章，経絡現象と現代研究，たにぐち書店，2000，pp251-273．

15）長濱善夫，丸山昌朗：經絡の研究—東洋醫学の基本的課題—．杏林書店，91，附図5．1950，p22．

16）長濱善夫：針灸の医学．経絡現象，経絡の解明，創元医学新書，創元社，1956，pp155-165．

17）神野英明，北出利勝，豊田住江，河内　明，王　財源，兵頭正義：明瞭な経絡現象を呈する一症例について（第4報），—刺激方法の違いによる PSM の変化，PSM の感伝速度，PSM の機械的圧迫による遮断効果について—．全日本鍼灸学会雑誌，41（3）：353-357，1991．

18）本山　博：AMI による神経と経絡の研究．宗教心理出版社，東京，1988，pp26-28．

19）李定忠：経絡現象Ⅰ—経絡上の現れた皮膚病変—．肺経，人民衛生出版社・雄渾社，1984，pp26-27．

20）北出利勝，和辻　直，篠原昭二，黒川勝治：Bi-Digital O-Ring Test による経脈と経穴の位置に関する臨床的研究（Part Ⅲ）：手太陰肺経（2）．第19回 日本東方医学会抄録集，2001，pp53-54．

21）Y.Omura（Editorial）: New simple early diagnostic methods using Omura's "Bi-Digital O-Ring Dysfunction Localization Method" and acupuncture organ representation points, and their applications to the "Drug & Food Compatibility Test" for individual organs and to auricular diagnosis of internal organs - Part 1. *Acupuncture & Electro-Therapeutics Research, The International Journal*, 6：239-254, 1981.

22）Y.Omura：Meridian-like networks of internal organs, corresponding to traditional Chinese 12 main meridians and their acupuncture points as detected by the "Bi-Digital O-Ring Test imaging method": Search for the corresponding internal organ of western medicine for each meridian - Part I, *Acupuncture & Electro-Therapeutics Research, The*

International Journal, 12：53-70, 1987.

23) 丸山昌朗：経絡の走行と其の異同（第1報）—個人差の問題—. 日本東洋医学会誌, 2 (1-2): 4-6, 1951.

24) 藤田六朗：経絡現象（筋因性流動通路膜系）. 医道の日本社, 1964, pp88, 95-98.

25) 天野黄陽：良導絡治療（第3報）—経絡の確認—. 日本鍼灸治療学会誌, 19 (3): 33-44, 1970.

26) 丸山源司, 冨田明義：経絡敏感者の一例報告, —長浜, 丸山業績の追試—. 医道の日本, 443：18-29, 1981.

27) 北出利勝, 山元茂由, 田中淳子, 森川和宥, 兵頭正義：明瞭な経絡現象を呈する一症例について（第1報）. 全日本鍼灸学会雑誌, 33 (1): 33-41, 1983.

28) 鈴木武徳, 高岡松雄：経絡現象を呈せる一症例. 医道の日本：19-20, 1957.

29) 張玉明：背兪穴の感伝現象. （遼寧中医雑誌1990年第4期）東洋医学, 20 (1): 125-129, 1992.

◆2. 気の重要性と Bi-Digital O-Ring Test

　気を基調とした東洋医学的対応は，歯科臨床に際して極めて効果的な手段である．患者によい気を送ると治りが早い，痛みが消える，抜歯などの観血手術時に痛まない，腫れない，早く治るというように，気は医療にとってなくてはならないものである．他人の痛みを自分の痛みとして思いやり，あるいは**「何とかしてあげたい」と意識する心**とでもいえよう．

　気は言葉や物の形や風景にも含まれているが，優しい言葉に勇気づけられたり，素晴らしい絵や音楽，風景に慰められたり，英気を養うことができるのもそのためである．

　患者と話し合うときは温かい笑顔を忘れず，できれば対面で，目線を同一線上にして並ぶように腰掛けることを心がける．目線を合わせることは患者さんのすべてを受け入れてあげますよという，温かいサインである．かつての名横綱・千代の富士関が弟子に稽古をつけるときに，相手の目線からその気力を見て取ったというが，同じように患者の気を知ることもできるのである．このような，ちょっとした気配りが患者との気の交流を促し，ラポールの形成に役立っている．ある種の患者では，トランキライザーの内服よりも，術者の一言やしぐさの方がいっそう効果的であることからも，常にプラスの言葉を使い，決してマイナスの暗示を与えないよう心がけるべきである．

◆1）気の究明は情報科学

　長年の研究から，緊張不安感を与える歯科臨床にこそ気の導入が必須のものだと筆者は信じている．人に「こうしてあげよう」「こうしてみよう」と思う気持ちこそが気で，施術者にとって「治してあげよう」という意識から気は生まれる．つまり愛がないと気は入らないし，心がないと病気は治らない．愛こそがまさに気なのである．**愛と気は同じオリジン（基）であり，愛も気も情報である.**

　愛や気が今まで科学の対象にもならなかったのは，西洋医学に情報というものの正しい捉え方ができていなかったからである．愛も気も瞬間的なものではなく，持続するもので，あればいいというものではなく，ないと生きられないのである．まさに気の究明は情報科学で

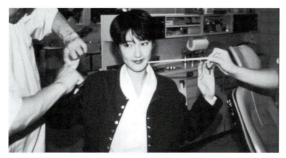

図 5-3 BDORT の基本的な方法
　患者（中央）の片手の第 1 指と第 2 〜 5 指のうちの条件を満たした 1 本の指でしっかり力を入れて輪（O-リング）を作らせる．検者（左）がこの O-リングを自分の指の O-リングで開こうとするのに対し，そのまま維持しようとする患者の指の力の強弱を判定する．

ある．
　このように日常経験する生体情報作用を気と捉えて，それを客観化する方法として BDORT が注目されている（**図 5-3**）．

◆ 2）BDORT で何がわかるのか

　近年，巷間にてサプリメントの使用が多くなってきたが，果たしてそのサプリメントが現在の自分の体に適合するのか，また，数種類のサプリメントを同時に服用しても良いのか，見分ける手段が今はないという．BDORT は，そうしたサプリメントや薬剤や食物の**適合性や適量を判断できる**唯一の方法である．調べたい薬剤やサプリメントを手に持ったり，またある臓器代表点をポイントし BDORT を行った場合，指の筋肉が弱まっていれば O-リング（オー）は開き，現在の被検者の健康状態にはその薬剤やサプリメントは不適合であり，またその臓器が異常であることを意味するが，逆に強くて開かないときはその薬剤の適合性があり，臓器は正常と考える．しかし，胸腺の場合のみは逆を意味する．これで**身体の異常部の検出**ができるのである．
　また，癌組織やウイルス・細菌・重金属などの存在，蓄積を，BDORT で**体表にイメージング（描画）**する方法によって，治療による疾病の改善とともに異常部位の縮小していく経過を患者自身に確認させることにより，闘病意欲を増進させ，患者の気を賦活させ，セルフコントロールを助長して治癒促進を図ることができるのである．

◆ 3）BDORT にて生体情報を知る

(1) BDORT における情報的相互作用

　矢野ら[8]は母系の親子 3 世代にわたって頭部に同じ病的反応を呈し，また，ひとたび改善した娘の頭部の異常反応が未治療の母親が近づくだけで再び出現する現象をみて，何らかの生体情報が母子間に共有されている可能性を考察した．生体をセンサーとして利用する BDORT においても，患者−介在者−検者の間で同様の現象が生じている可能性がある．矢

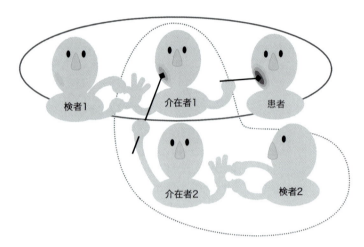

図 5-4 BDORT 施行時の患者-介在者-検者間の相互作用

野らは BDORT の間接法施行中の介在者および検者の状態について検討したところ，BDORT 施行時の介在者および検者には，患者とほぼ同様の反応が生じる現象を観察した．この現象は，検査を行う介在者および検者は中立ではなく，患者-介在者-検者との間に何らかの情報的な相互作用が存在している可能性を示唆するものと考えた．

このことを示したものが **図 5-4** である．介在者が患者の病巣をポイントすると，介在者と検者の同じ部位に同様の異常反応と共鳴反応が出現する．このような知見はこの 2 番目の介在者-検者のセットで評価して得られたのであるが，点線で囲んだように，観測者であるこのセット自体と**観測対象であるこの 3 人との間に何らかの情報的な相互作用（気といってよいか）が生じている可能性が高い**としている．

⑵ BDORT によるイメージング法と薬剤の適合・適量

症例は，脳神経外科医にて MRI，CT スキャンなどの検査を行い，ヘルペスの感染を疑う右側末梢性顔面神経麻痺と診断され，治癒が遅いため来院．図 5-5 左図は初診日，BDORT の共鳴検査で麻疹ウイルス（MSV）は実線域，thromboxane B_2（TXB_2）循環障害物質の 70 ng は点線内に共鳴している．BDORT の適合検査にて選択した桂枝茯苓丸（2.5 g×3），アマンダジン（50 mg×3）をそれぞれ適量として投与，その他鍼灸マッサージなどの手技療法を行ったところ，20 日目には著しく共鳴エリアは減少し，閉眼も可能となり，口角はほとんど正常に戻っている（中央図）．

さらに 38 日目には，TXB_2 は 4 ng の reference control substance（量別試験用のサンプル）にも非共鳴で，MSV のみわずかのエリアで残っているが，顔面の表情は正常に戻っている（右図）．**BDORT による情報的相互作用（気）による治療法**といってよい．

⑶ 歯科治療における鍼灸医学と BDORT

小林ら[6]は左下第 1 大臼歯の歯肉頬移行部に微量局所麻酔剤のキシロカインを注入したときの，キシロカインの共鳴線を BDORT にてイメージングしている．注入点より下唇小帯を経由して下唇上を口角部まで走り，下顎部，耳介，肩部，上肢に線状ルートが描かれ，し

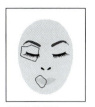

2003/2/18
MSV（実線内），TXB$_2$
70ngに共鳴（点線内）
桂枝茯苓丸　2.5g×3
／1日，アマンダジン
50mg×3／1日

2003/3/10
閉眼可能，口角ほとんど
正常に戻る。共鳴エリア
は著しく減少
桂枝茯苓丸　2.5g×3
／1日，アマンダジン
50mg×3／1日

2003/3/17
閉眼可能，多少の違和感，
TXB$_2$ 70,30,4ngにも
非共鳴，MSVのみ共鳴
◎ 3月28日（初診日より
38日目）快癒

図 5-5　BDORTの共鳴検査
TI，52歳，男；3日前より起床時に右側顔面に違和感→脳神経外科
受診．CT，MRIにて末梢性顔面神経麻痺（ヘルペス感染の疑い）と
診断される．
軽度の言語障害，摂食不自由，右閉眼不能を主訴として来院

かも効果はキシロカインの薬効時間とほぼ一致する3時間にわたって持続したという．これらのルートは鍼灸医学でいう胃経・大腸経・三焦経と呼ばれる経脈のルートにほぼ一致し，耳介部と連絡しあって大腸経の商陽穴で終わっていた．このキシロカイン注入試験により，「歯が痛くて，肩・首が痛む」などと昔からいわれていることが理解できる．

(4)　免疫，ストレス度のチェックおよび心理状態を把握

歯科治療は外科的侵襲を伴う処置が多く，忙しい日常診療のなかで生活習慣病をもつ患者あるいは高齢者が増加している現在，患者の全身状態の把握は当然のことである．まず，各経絡の原穴をポイントしてBDORTを行い，経絡の気の流れを推定し，大村による各臓器の代表点（域）の結果と比較対応する．特に免疫能やストレス度を知っておくことは，大切である．抜歯などの観血手術時には，特にBDORTで**胸腺の代表域**をチェックし**免疫能**の状態を把握しておくことは，未必の事故や不快症状の防止につながる（**図5-6**）．

また，脳下垂体様部位とされている眉間の印堂穴を使うことで，**ストレス度**を推定することができ，心包経の大陵穴では心理的な要因を推し量ることができ，また三焦経の陽池穴でもホルモン系のアンバランスや疲労度の推定もできるので，同穴を刺激してマイナス反応が出た場合には，筆者らの経験では神経症，心身症，仮面うつ病などの心因的疾患の可能性を考慮したほうがよい．

(5)　BDORTによる気の虚実証

気の虚実証についてBDORTを用いて簡単にできる方法として森下[8]は約70ガウス（これ以下でもよい）の棒磁石を用いて，N極およびS極に当て**内関穴**を刺激することにより，虚か実かを判定（診断）することができると発表している．『霊枢』に気は心包経が関与するとしているため，内関穴を取穴したという．すなわち，両手の内関穴に1〜2秒，棒磁石を当ててみて，S極を当てたとき，BDORTがしっかりと閉じれば**実証**，N極を当てたとき閉じれば**虚証**と，簡便な診断法として発表している．

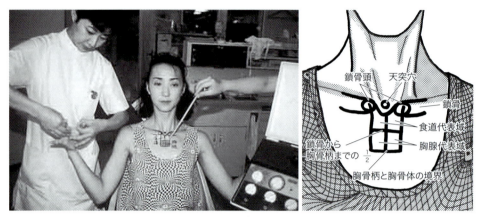

図 5-6 胸腺代表域の BDORT
胸腺域を棒で押さえて BDORT を行う．被検者の O-リング（輪）
が開くことが，この場合，正常な免疫能があると判断する．

　さて，身体の外側すなわち陽経は上から下に，内側の陰経は下から上に気が流れるといわれている．そこで BDORT による面白い実験を紹介する．1 枚の葉の先端を気の陰陽方向に合わせて貼ると O-リングは強くクローズする．また，陰陽に逆らった方向に葉の先端を向けて貼ると大きく O-リングは開く．また，BDORT は電磁場的共鳴かあるいはフラクタル現象か否かその科学的根拠はいまだ明確ではないが，**何らかの情報によって生体が反応している**ことから，気を推測する指標になるのではないかと思う．

◆4）歯科治療を効果的にする気の導入

　日常歯科臨床では，頸肩部の指圧マッサージや足の反射療法（リフレクソロジー）をすることで，患者の緊張不安感を軽減できるばかりでなく，観血手術の不快症状の発現を予防することができるのである．頸肩部に凝りや筋緊張があるときは，どんな治療や経穴療法も効果は薄いので，術前に必ず患者の頸肩部に手を当て，凝りや筋緊張の有無を調べなくてはならない．そして，温かい気持ちで治してあげようという意識を持った指圧マッサージ，すなわち**気を入れてあげる**ことが大切である．これこそ施術にあたっての前提条件である．単に機械論的に指圧マッサージを行ってもかえって凝りや筋緊張は強くなる．

　北欧には，認知症のコミュニケーションツールとして確立されている緩和ケア療法「タクティールケア」がある．「タクティールケア」は「触れる」という意味のラテン語「タクティリス」に由来し，両手のひらで背中や手足をゆったりとさすることで信頼の絆を深め，不安やストレスをなだめる療法である．

　歯科治療の好きな人は少ないと思う．何より恐怖心を抱く人が多い．そこで歯科診療に入る前のひととき，歯科衛生士が患者さんの手の平を軽く揉んだり，首や肩のコリをとって差し上げる．すると患者さんは，愛情に満たされて不安が和らぎ，痛みなどの症状が消えることもある．これは "**愛情を込めて手を当てる**" という最もシンプルで，何ものにもかえがたい癒やしの原点なのだ．もちろん，BDORT は施術前後に行い，効果の判定に役立たせている．

◆5）気の導入効果の客観的臨床的観察

　筆者らは，**気の導入について客観的観察**を行った．患者ボランティア30名について，頸肩部の指圧マッサージを施術したときの被験者の内省報告では，気を入れた指圧マッサージでは80％以上の「ゆったり感」「肩こり，筋緊張軽減」効果を示したが，気を入れないときはかえって嫌悪感を訴えている．

　指尖容積脈波（PTG）による観察では，頸肩部に10分間の気を入れたマッサージをしただけでPTGは対照値の3倍に増加，マイクロバイブレーション（MV）の波高は減少して，循環の改善とリラクゼーション誘導がうかがえる．

　皮膚温度分布に及ぼす効果についての**赤外線サーモグラム**では，気を入れた指圧マッサージで，一所懸命治してあげようと気持ちがこもっていると，温度の上昇を認め，末梢循環の改善を示唆しているが，気持ちがこもっていないときは，ほとんど上昇は認められなかった．

　次に指圧マッサージが皮膚の硬さに及ぼす効果について，**圧弾性率**測定装置によって観察してみたが，その1例を**図5-7**に示す．頸肩部指圧マッサージを施術し，組織抵抗（生体圧弾性）を測定したが，意識下すなわち気を入れたときには術前に比して減少している．すなわち，凝りや硬結の解消を意味する．特に直接施術していない咬筋の圧弾性率の減少は興味深く，自律神経機能の安定を示唆している．

　脳波トポグラムにての観察でも，気の入った指圧マッサージと足の反射療法（足からの気の導入）を併用すると，対照群に比べてFmθ波様のパワーの出現とα波帯域のパワーの増大をみている．Fmθ波様パワーの出現は，緊張不安感の解消とともに心身のリラクゼーションを誘導したことを示唆している．

　また，歯肉の末梢循環血流量の変化を**ドップラー血流計**にて観察しても，頸肩部の気を

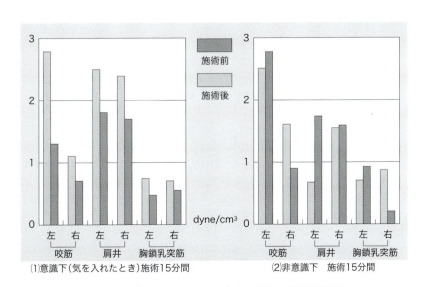

図5-7　指圧マッサージが皮膚の硬さに及ぼす効果
（RY，23歳，男，圧弾性率皮下2〜4mm）

入れたマッサージにて歯肉の血液循環の改善をみていることから，観血手術はもちろん，歯周病の治療にも大いに期待できるものと思われる．

また，われわれは難しい抜歯の症例 1,260 例について，経皮的低周波ツボ通電法（TEAS）および頸肩部に気を入れた指圧マッサージを，観血手術後の**不快症状（疼痛，腫脹，開口障害）の発現状況**で比較観察してみた．TEAS，頸肩部に気の入った指圧マッサージと足の反射療法を併用した場合は，これらを併用しないときに比べて効果の大きいことがわかった．

歯科臨床に気の導入こそ必須のものと信じてやまない．

以上，簡単に気と BDORT の関連性について述べてみた．人の気の形には，体の状況だけでなく，人生すべての情報が詰まっているといわれている．だからこそ，気を正しく見ることが重要なのである．

昔の名医は，患者が治療室に入ってから椅子に座るまでの歩き方や顔つき，もののいい方などから，ある程度の診断をしたといわれているが，東洋医学の証を立てることも同じであると教えている．すなわち，**漢方でいう四診**のうち，望診，問診，聞診などは面接といってもよい．これには受容，支持，保証の 3 原則をきちんと守ることこそ，患者の尊敬と信頼を得る第一歩である．病気の原因を探り原因除去を目的とする西洋医学に対して，東洋医学は "病気" という異物ではなく心身一如の病人が対象となることから，「**良好な術者と患者関係**」という "場" が，治癒機能を促進する重要な要因であるとして，数千年の経験を通して，"場" の上に独自の医療体系を築いてきた．この "場" の理解こそ気を学ぶ者にとって必須のものであろう．**BDORT は気の客観化の大きな一手段**である．

（福岡　明）

参考文献

1）福岡明：歯科臨床における気の活用．日本歯科医師会雑誌，44（12）: 15-23，1992．
2）大村恵昭：図説バイディジタル O-リングテストの実習．医道の日本社，1986．
3）児玉浩憲，大村恵昭：未来医療　O-リングテスト．医道の日本社，1997．
4）福岡明：心と体のうつは「気」で治せる．主婦の友社，2003，pp141-149．
5）小山悠子，福岡明：歯科臨床における心因性口腔疾患に対する心理療法の一便法としての Bi-Digital O-Ring Test の応用．催眠と科学，19（1）: 63-68，2004．
6）福岡明：続 Bi-Digital O-Ring Test（簡単な，患者の身体状況把握法）の歯科臨床的応用．日本歯科評論，591：167-178，593：181-189，595：191-201，597：175-186，599：175-187，601：171-181，1992．
7）福岡明：Bi-Digital O-Ring Test は日常歯科臨床でこんなに活かされている．日本歯科評論，638：173-183，639：163-177，644：175-186，1996．
8）矢野平一，鮎澤聡，大久保純子：間接法試行時の介在者及び検者に認められる反応に関する予備的研究．Bi-Digital O-Ring Test 医学会抄録集，8：17，1998．
9）森下宗司：Bi-Digital O-Ring Test に磁石刺激を応用した東洋医学の気の虚実の診断の試み．Bi-Digital O-Ring Test 医学会抄録集，4：42，1994．
10）福岡博史，竹下義仁，北原信也，小山悠子，福岡明：東洋医学的対応による心身のリラクセーション誘導効果の歯科臨床における有用性について—特に頸肩部の気の入った指圧法（気圧療法）の臨床的客観的観察を中心として．日本歯科医療管理学会雑誌，26（2）: 196-263，1992．
11）福岡明：歯科臨床に，代替医療はこんなに活用されている．THE NIPPON Dental Review（日

本歯科評論別冊), 683：177-188, 684：169-180, 686：173-184, 1999.
12) 福岡明：Bi-Digital O-Ring Test とセルフコントロール. 催眠と科学, 10：9-16, 1995.
13) 福岡明, 福岡博史, 小山悠子, 砂川正隆, 大村恵昭：Bi-Digital O-Ring Test の歯科臨床への応用. HYORON, 2008.

II　鍼灸気診による診療システム

　鍼灸気診により身体を様々な見方で捉えることができる．本稿では治標法・治本法・局所法の孔穴と漢方薬と鍼灸の孔穴について述べる．

◆1．身体に出現する治標法・治本法・局所法の孔穴 [1)]

◆1) 治標法・局所法

　治本法と同様に**治標法**や**局所法**も経絡の変動とみなし証をたてて治療したいのであるが，その方法が未だ確立していない．仕方なしに経験的な方法で治標法や局所法を行っている．治本法以外の治療法も随証治療であるべきである．
　そこで随証治療としての治本法，治標法，局所法を検討してみたい．
　局所法（局所治療）の**補助診断孔穴群**は手掌部にあり，その部位は手掌部の近位半分にある．また手掌の遠位半分には治標法の補助診断孔穴群がある．
　局所治療適応の場合には治療する局所に特別な孔穴反応を認める．この経気を局所法における局所経気と呼ぶ．この特別な孔穴反応と治療孔穴との関係は**音素コード**「にょ．ひょ．みょ」で判る．この音素コードは単独で用いて治標法．治本法．局所法の鑑別診断にも役立つ．しかしこの音素コードは局所法や治標法では取穴形式を表し，各々「治標的取穴．治本的取穴．局所的取穴」を示している．円環内斜線の部分が特殊な孔穴である（**図5-8**）．

　局所法における**局所経気**は孔穴の円環の内部を底面とした円柱状の経気である．この経気は検者の手をセンサーとして胸鎖乳突筋検査法で調べると簡単に判る．胸鎖乳突筋が緊張す

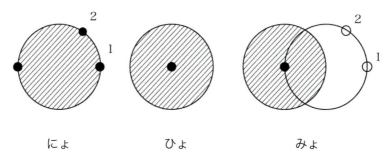

図5-8　円環内斜線の部分は局所治療における特殊な孔穴である．円環上に最も単純な場合の鍼治療の治療孔穴があり，それらの配列は治療形式により異なる．孔穴1及び孔穴2の取穴は優位診断して決める．

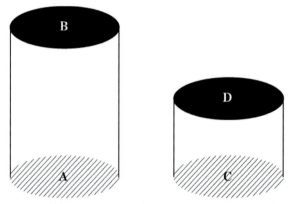

図 5-9 局所治療の部位に出現する特殊な孔穴に関する経気の異常は円柱状に認められる．AとCは皮膚に接する面である．BとDは異常経気の上の境界である．異常経気の円柱の高さは異なる治療手段をイメージすることで変化する．最適応の治療手段をイメージした時に異常経気の高さが最低になる．

る．経気の円柱の高さはさまざまな治療手段をイメージすることで変わる．鍼と灸をイメージすることでも高さは変化する．円柱の高さが最低となる治療手段が最適応である．これに対して，治標法でも同様の円柱状の経気が現れる．しかし治標法では治療部位と円柱状の経気の出現部位は別になる．治標法の際の円柱状の経気を治標法の**治標経気**と呼ぶ．局所治療と同様に治標法でも異なった治療手段をイメージすることで円柱状の異常経気の高さが異なり，高さが最低となる治療手段が最適応の治療手段である（**図 5-9**）．

　円柱状の経気は局所法でも治標法でも現れるが，局所法では局所経気の出現部位が治療部位である．治標法では治療部位と治標経気の出現部位は異なる．比喩的に言えば，治標法は離れた的（目標）に向かって弓矢で的を射るような治療法であり，局所治療は至近距離で的を射るような治療法とも言える．共通する特徴は病的状態を経絡の変動とみなし六部定位の脈診等で診断できること，補助診断孔穴でさらに詳細な診断が可能なことである．特に音素コード「にょ，ひょ，みょ」で判定し取穴する取穴形式は治標法も局所治療も共通である．ただし，局所経気や治標経気が出現する部位は自覚症状の部位と一致する場合もあるが、必ずしも自覚症状の部位と一致しない場合も多い．

◆2）治標法・局所法における標識経気

　局所法における局所経気と治標法における治標経気の他に，同様の円柱状の経気が兪募穴とか四肢の関節において認められる．これらの円柱状経気はさまざまな情報を担っている．

① 六海
② 十二正経
③ 関連筋肉
④ 八卦（奇経）および陰陽，四象（六海）

等である．局所法における局所経気とか治標法における治標経気は各治法に固有の円柱状経

気であり，これらを**治法経気**と呼ぶ．これに対して兪募穴や四肢関節に現れる経気は如何なる治法にも現れ，治療法に関する豊富な情報を提供するため，それらを**標識経気**と名付ける．標識経気をさらに標識（経気）の兪穴経気あるいは募穴経気と標識（経気）の関節経気と呼んで区別することもある。

　　治法経気：局所法の局所経気
　　　　　　　治標法の治標経気
　　標識経気：標識（経気）の兪穴経気
　　　　　　　標識（経気）の募穴経気
　　　　　　　標識（経気）の関節経気

　標識経気の内で兪募穴経気は陽と陰を表す．兪穴が陽であり，募穴が陰である．さらに治療法にも陰陽がある．12正経では臓腑経絡に分かれ，臓が陰で腑が陽である．奇経も六海も陰陽に分かれる．標識経気の陰陽と治療法の陰陽とが一致する時と不一致の時とでは取穴方法が異なる．

　標識経気の内で関節経気は四肢の関節等に現れる．

◆3）治本法と3つの治法経気

　治本法でも円柱状の経気は現れる．治法経気と標識経気がある．治法経気では音素コード「にょ．ひょ．みょ」のどれが適応かによって円柱状経気の出現部位が異なる．

　「にょ」が適応の場合は，治標法の場合と同様に，治療部位と円柱状経気の出現部位は異なる．

　「ひょ」が適応の場合は，治療部位と円柱状経気の部位は通常異なる．円柱状経気の出現部位は兪穴あるいは募穴であり，治療対象となる経絡によって決まる．

「みょ」が適応の場合には，局所治療の場合と同様に，治療部位に円柱状経気が出現する．

　局所治療や治標法では、取穴形式の診断音素であった「にょ．ひょ．みょ」であるが，治本法では治法経気の出現部位の診断音素となる．それらの治法経気は，

　「にょ」の場合：治本法の治標経気
　「ひょ」の場合：治本法の治本経気
　「みょ」の場合：治本法の局所経気
と呼ぶことができる．

　さらに治本法にも標識経気として兪募穴経気や関節経気が出現する．

　治本法の治法経気の内で局所経気と治本経気は条件によって一定の部位に出現する．局所経気は取穴部位に出現する．治本法の治本経気は適応経絡によって決まる．

　次に治本法の治本経気の出現部位についてまとめてみたい．

　五行穴取穴を行う狭義の経絡治療を含む12正経の病証では関連経脈の募穴（両側）あるいは兪穴（両側）に治本経気が現れる．鍼灸気診は奇経反応の陰陽で取穴側の陰陽を決め，陰陽の奇経適応症を区別する．治本法の治本経気は，陰系奇経適応の場合には募穴に現れる．陽系奇経適応の場合には兪穴に現れる．兪募穴の陰陽と適応経脈の陰陽との一致あるい

は不一致で取穴様式が異なる．

六海や奇経が治療適応でも，治本法の治本経気として兪募穴反応が出現する．六海や奇経には各々関連臓腑がある（表 5-2, 3）．関連臓腑の兪募穴反応が出る．

表 5-2　六海の治本経気に関連した臓腑の一例

六海	音素	陰陽四象	関連臓腑
陽脈海	て	陽	心
血　海	す	少陽	肝
髄　海	ね	老陰	心包
気　海	な	老陽	肺
水穀海	ろ	少陰	脾
陰脈海	と	陰	腎

表 5-3　奇経の治本経気に関連した臓腑の一例

奇　経	音素	八　卦	関連臓腑
督　脈	の	天乾 ☰	膀胱
陽蹻脈	し	澤兌 ☱	胃
陽維脈	へ	火離 ☲	胆
帯　脈	ぬ	雷震 ☳	胆
任　脈	ゆ	風巽 ☴	大腸
陰蹻脈	も	水坎 ☵	小腸
陰維脈	け	山艮 ☶	三焦
衝　脈	る	地坤 ☷	三焦

◆ 4）円柱状経気の中の情報

円柱状経気には六海，12 正経，関連筋肉，陰陽八卦等の情報を含んでいる．陰陽，四象，八卦は棒磁石で診断できる．棒磁石を左から右に NS とおくと━を示し，SN とおくと━━を示す．さらに音素診断もできるが，音素と奇経六角板のイメージとを併用して調べる方法もある（図 5-10, 11）．

これらの情報に番号をつけ、①六海，② 12 正経，③関連筋肉，④八卦とする．円柱状経気をイメージして，胸鎖乳突筋検査法で反応のあるものを調べる．あるいは番号とともにその内容をイメージすることで条件付けをし，条件付けした項目に関して関連反応を調べることもできる．これら 4 つの項目に関しては治法経気でも標識経気でも同様に調べられる．従って初期の情報を得るためには標識経気の関節経気を調べても十分に役立つ．関連関節経気の所在は胸鎖乳突筋検査法で容易に把握できる．

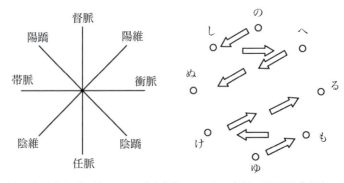

図 5-10　奇経六角板（あるいは八角板）における奇経の配当異常経気の底辺で矢印の順序で音素診断する．

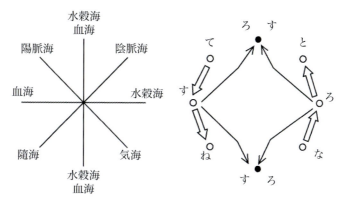

図 5-11 奇経六海板をイメージして音素診断することで六海の診断が容易になる．

治療手段をイメージすることで円柱の高さが変化する．経気の高さが最低の治療手段が最適応である．

◆5）手指関節の反応の優位診断

　鍼灸や漢方の診断に標識経気が役立つ．しかし1つの標識経気の情報で導き出した診断は，他の標識経気より導き出した診断と異なる場合がある．従って診断に最も適切な標識経気が何処にあるかを知る必要がある．その最適標識経気が何処であるか調べるために，手指の関節の反応を調べる．中指は頭部および躯幹に対応する．中指を除く手指の関節が四肢の関節に対応している（**表 5-4**）．手指の関節の反応の優位診断で，四肢のどの関節に出現している標識経気を用いればよいかが判る．中指に反応があれば高位診断で部位を調べる．屈側か伸展側かの区別も重要である．

表 5-4 手指および手根部の関節と対応する四肢の関節

	CM	MP	PIP	DIP
拇指	右股関節	右膝関節	右足関節	
示指		右肩関節	右肘関節	右腕関節
環指		左肩関節	左肘関節	左腕関節
小指		左股関節	左膝関節	左足関節

◆6）鍼灸診断と漢方診断

⑴　鍼灸診断のための標識経気の診断

　鍼灸診断は音素コード「ね」で条件付けして最適診断部位を調べると意識し，左右の手指の関節の何処に反応があるか胸鎖乳突筋検査法で調べ，対応する部位で円柱状経気を診断する．

⑵　漢方診断のための標識経気の診断

　漢方薬と鍼灸は同じ東洋医学でありながら共通の基盤を持たないと言われてきたが，われ
われは漢方薬に，①六海，②12正経，③関連筋肉を音素として診断用および気功治療用の
音素コードを作り活用している．健保適用の漢方処方の大部分の音素コードと一部の生薬の
音素コードは既に発表されている[2]．

　漢方診断は音素コード「へ」で条件付けして最適診断部位を調べると意識し，左右の手指
の関節の何処に反応があるか胸鎖乳突筋検査法で調べ，対応する部位で円柱状経気を診断す
る．

まとめ

　鍼灸気診の治標法，治本法，局所法の孔穴の所見，鍼灸と漢方薬の孔穴の所見を示した．
上記したように鍼灸気診は漢方薬と鍼灸を共通の基盤で運用できる．これが実際の臨床に非
常に役立つ．本稿では基礎的な孔穴の所見を示したが，1つ1つの所見を積み重ねることに
よりさまざまな症例に対応できる．筆者も気診により興味深い症例を経験してきた[3,4,5]．
胸鎖乳突筋に触れる度，自分でない何か大きな力を感じた．自分一人で気診ができた訳では
ない．今後も気診により御縁ある方々に貢献できれば，これほど嬉しいことはない．

　鍼灸気診の紹介の機会を与えて頂いた北出利勝先生はじめ医歯薬出版株式会社の皆さまに
深く感謝いたします．

キーワードと簡単な説明[6]

随証治療：証をたてるという診断手続きを経て治療すること．症状に対して診断手続きを経
ずに経験的無定見的に治療する方法に対して言う．随証治療により未病も治療の対象とな
る．

補助診断孔穴：前腕や手掌部には鍼灸や漢方に必要な補助診断孔穴が数多く存在する．基準
肢（男性は左，女性は右）の前腕には鍼灸の治本法の，手掌には治標法と局所治療に関する
補助診断孔穴を認める．

陰陽五行の診療：12正経に関する診療．12正経に関する診療は陰陽五行の概念で考案され
る場合が多い．陰陽八卦の診療に対して言う．

六海：黄帝内経『霊枢』の経水篇では十二経脈を十二の河川にたとえているが，河川は海に
注ぐ訳で身体にも海に匹敵するものがなければならず，同じ黄帝内経『霊枢』の海論篇では
身体の海を東西南北の四海にたとえて述べている．それらは髄の集まる髄海，血の集まる血
海，気の集まる気海，水穀の集まる水穀海である．古典に記載の海部は以上の4つである
が，さらに2つの海部の存在が判明したので，古典の4海部と新たな2海部を合わせて六
海と呼んでいる．新しい海部を陰脈海と陽脈海と名付けた．

陰陽八卦の診療：太極，六海，奇経に関する診療．太極，両儀，四象，八卦，六十四卦と展
開される陰陽の系列がある．両儀と四象に六海が対応し，八卦および六十四卦に奇経が対応
する．磁気診断による陽と陰の判定およびその組み合わせで診断できる．陰陽八卦に関する
陰陽の概念も東洋の思想を貫く大きな柱である．この陰陽の概念を単に易学（医易）のみに

凍結すべきでない.

難経の2大治療原則：難経69難と75難の内容である.

五行穴治療：難経69難の前半では「虚すればその母を補い，実すればその子を瀉す」と記されている．母と子は五行の母子関係である.

　例えば，五行の金経が虚すれば

　　① 母経である土経の金穴を補う.

　　② 金経の土穴（母穴）を補う.

　また，金経が実すれば

　　① 子経である水経の金穴を瀉す.

　　② 金経の子穴である水穴（子穴）を瀉す.

　このように経脈や五行穴の母子関係により，難経69難の形式通りに取穴する方法を五行穴治療という.

音素コードと音素診断：音素診断とは，末原氏の考案により生まれた診断法である．言葉の音素を聞かせることで筋肉の緊張に変化が生ずる現象を応用した診断法である．さまざまな現象の診断に使うべく工夫され整理された言葉の要素を音素コードという．小田は音素診断と胸鎖乳突筋検査法とを結合して活用している.

六部定位の脈診：左右の橈骨動脈の1小部分で12正経の経気の変動（虚実）をうかがう脈診法である．触診による脈診の修練が基本となる．しかしわれわれは気の診断として六部定位の脈診を行っている．その方法は脈診部の孔穴反応の望触診による場合もあれば，音素診断の場合もあり，脈診部をイメージして気の診断を行う場合もある．胸鎖乳突筋検査法を活用する．六部定位の脈診は本質的に気の診断であり，物理的流体力学的な変動の診断ではない.

診断道具としての検者の指：指を磁気診断に用いると便利である．小指と拇指は棒磁石，環指と示指は1ダイオード磁石，中指は2ダイオード磁石に対応する．小指では指先がN極に，拇指ではS極に対応する．中指の先端はNS極の性質を持つ.

気の診断：気の診断の習熟の第一歩は胸鎖乳突筋検査法の修得である．あるいはそれに代わる他の方法でもよい.

胸鎖乳突筋検査法：ある条件を与えて胸鎖乳突筋が緊張するかしないかを判定する検査法である.

音素コード「にょ．ひょ．みょ」：治標，治本，局所の性質を判定する音素コードである．漢方診断では生薬の加法や減法の判定にも利用できる.

（小田　伸悟）

参考文献

1）小田一：小田気診の歩み2．針灸気診研究会，2004, pp.231-242.

2）小田一：小田気診の歩み2．針灸気診研究会，2004, pp.41-42.

3）小田伸悟：「気診」治療により症状が軽快した片側顔面痙攣の1症例 – 治療前後の症状のビデオ供覧 -．Facial Nerve Research pp.123-125, 2011.

4）小田伸悟：腰痛をみとめ「気診」診断により温清飲（黄連解毒湯＋四物湯）処方し症状が軽快した1症例．第32回和漢医薬学会学術大会．p.68, 2015.

5）小田伸悟：「気診」による漢方治療により症状が軽快した変形性膝関節症の8症例，漢方研究，

pp.6-12, 2017.
6) 小田一：小田気診の歩み2. 針灸気診研究会, 2004, pp.276-279.

III 生体気診による診療システム

1. 生体気診による統合医療

　昭和58年5月，針灸トポロジー学武会で，故間中喜雄の指示で，板谷和子により，大村恵昭のBi-Digital O-ring Test[1]（BDORT）が紹介された．このテストは，気とのかかわりが深い．また，針灸トポロジー学武会の講師の故井上末男（山口県玖珂町）が，生体気診研究会の研究所長として気の研究に情熱を傾け，その解明に偉大なる業績を残した．われわれ会員はその開発された種々のノウハウを用いてさらなる発展を試みた．漢方の一番古い古典の『素問』[2]に「病は気に生ず，この気には陰の気と陽の気があり，陰陽の気の不調和が，病である．この不調和の状態を診るのが診断である．この不調和を調和することが治療である」と記載している．

　このことが東洋医学のみならず，現代医学においても求められている課題だと思い，気を用いて医療の現場への適応を検討してきた．気は，見ることも，触ることもできないものであり，科学的な方法によっても検出できない不思議なものである．それでいて何らかの働きをしていると感じられる．科学的な方法や，従来の診断法で解明されていないからといって，この東洋医学の基本的な考え方である気を無視して東洋医学の研究が進むとは思われない．まず，この気を確実に把握し肯定することから始めるべきである．自親会の生物研究所所長の勝又保正[3]（元東京都水道局の技師で物理化学の専門家）は，科学的な立場から気の正体を「作用子」と名づけ，その気の働きを解説している．やがては科学的証明がなされることと想定されるが，現段階ではわれわれが行っている，「井上式気診法」（以下，本項では気診と称す）が一つの方法ではないかと考える．

1) 気を診断する

　カイロプラクティックやアプライドキネシオロジーなどの世界では，筋力テストを用いて病気の診断に応用しているが，これが気に関係しているようで，大村は「アプライドキネシオロジー」と「臓器代表点」との関係を研究して「Bi-Digital O-Ring Test（または大村テスト）」を確立した．このO-リングテスト（BDORT）は気の診断に，そのまま用いることができる．しかし被検者の「身体」「手指」などを用いての筋力テストは，診断から治療まで，数多く行い，また被検者のテストに対する理解力やテスト肢の機能障害などが問題となることもあり，被検者の理解と協力が必要である．気の診断には，被検者の協力を必要としない術者自身による診断法が臨床の場で有力なる選択肢の一つだと考える．

　生体気診研究会の研究所長であった故井上末男（鍼灸師）は気の診断法の井上式気診法[4]を開発し，気に関する研究の発展の基礎を築いた．

◆2）気の井上式把握技法

⑴ 井上式気診法の姿勢 （図 5-12）

　術者が直立して気診を行う場合は両足を若干離して（30 cm 位）立つ．両上肢は肩の力を抜いて側方に下げ，体幹より少し離す（20〜30 cm 位）．この体幹よりの距離は極めて重要であり，自分の気の影響を受けない距離が必要である．しかし各人によってそれぞれ異なる．

　正座して診断する場合には両膝と両足趾の先端が接触しないように座る．足趾の先端が接触していると，診断が逆転する．両上肢は直立のときと同じく側方に下げ，体幹の気の影響を受けない距離を保つ（30 cm 位）．

⑵ テスターとセンサー

　術者の側方に下げた手のどちらかをテスターと呼び，気の有無を判定するメーターとする（以後，テスター側と呼ぶ．術者がテスターとして用いる手の反対側の手はセンサーとして用いる．この手をセンサー側と呼ぶ）．

⑶ 気診の実施要領

　術者は側方に下げたテスター側の腕関節の力を完全に抜いてブラブラの状態にする．続いてテスターの拇指腹と示指腹の先端を軽く合わせる．他の3本の指は先端を少し離して伸ばしておく（図 5-13）．

　テスター側は腕関節の力を抜いてダラリと垂らして，拇指と示指の先端が合っている状態である．この手指にわずかの力を入れて腕関節を屈曲するように手指を持ち上がる所まで持ち上げてみる．一定の角度まで上がるはずである．さらに力を加えると直角位まで上がるであろうが，途中，力を追加してはならない．最初に入れたわずかの力（2 割程度の力）で一定角度まで上げ，この一定の角度を覚える．何度も繰り返し練習して力の入れ具合を常に一定にして行えるよう訓練する．

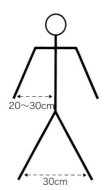

図 5-12　術者が気を診断するときの姿勢

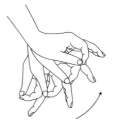

図 5-13　井上式気診法の手指
　手関節の力を一定に加え，軽くゆっくりと図のように持ち上げる．この手首の持ち上がり方で気のあるなし，または適・不適を判断する．

⑷ 判定方法

　テスターの力の入れ具合を一定に保てるようになったら，センサーとなる手の掌面，労宮穴の辺りに判定物をのせる．テスター側の腕関節を軸として訓練通り手指を一定の力で持ち上げてみる．判定物の気が術者の身体に適応していれば訓練時に手指を持ち上げた腕関節の角度は，訓練時と同じ力で持ち上げているのに大きく軽く持ち上がる．これに反して判定物の気が術者の体に合わなければ術者の気を減殺して訓練時と同じ力を入れているのに，重たく感じて腕関節は訓練時の角度まで屈曲しない．このようにテスターの腕関節の屈曲角度によって，または重い軽いによって判断物の気が術者に適応しているか不適応であるかを診断することができる．

⑸ 陰：陽の診断（図 5-14）

　人間の体には陰と陽の部分がある．気診を行う場合に，男性では左の手掌側は陰を，手背側は陽を表示している．右手手掌側は陽を，手背側は陰を表す．女性はその反対である．それゆえ，手指を用いて気診する場合にはこの点を考慮しなければならない．陰陽を気診することは大変重要なことである．東洋医学の陰陽論の現実の姿を把握する技術であり，今までの観念論と異なり，このことがすべての気の診断に役立っている．

⑹ 望視法

　術者の体の適・不適に関係なく，判定物に気があるかないかを検査するには井上が考えた望視法を用いる．術者は判定物に手を触れず，両目をもって判定物全体を望視する．2，3秒間じっと望視して，テスターとなる腕関節を屈曲させ気診・診断する．腕関節が大きく軽く屈曲すると〈＋〉反応という．一定角度より下回る角度の屈曲の場合を〈−〉反応と呼んでいる．

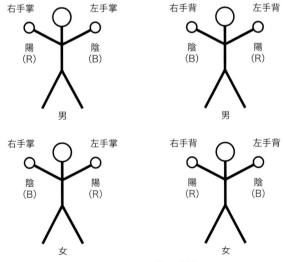

図 5-14 人体の陰陽

第5章　新しい鍼灸診療　*247*

◆3）気診における注意すべき事項

　気診をする際に，テスターとなる腕関節の角度を術者自身の目で確認しようと腕関節を見てはならない．顔はあくまでも正面を向いて手指の持ち上がり具合を運動感覚のみで判定する．

　意識を腕関節の動き方にのみ集中させてはならない．集中しすぎると次第に力が加わり正しい判定はできない．心の8割は正面に向け，2割程度のわずかな意識をテスターに向けることが大切である．

◆4）気診の練習法

　防虫剤のパラゾールと樟脳を持って練習すると良い．パラゾールはほとんどの人に不適当であり，樟脳はほとんどの人に適応する．

　また，白紙に直径5 cm位の円を2つ書いて，1つの円に術者の息をかけ，他の1つの円には何も加えない．この2つの円を別々に望視すると，息のかかった円では〈＋〉反応を得，何も加えない円では〈−〉反応となる．この程度の差がわかるようになれば実用に役立つ．被検者の体表に気があれば望視して〈＋〉反応となり，気がなければ〈−〉反応となる．

◆5）練習上の注意

　手指を持ち上げる速度は，はじめの間はゆっくりにするのがコツで，この持ち上げる力と速度を常に一定に保てるように練習する．

　判定物を望視したり手に持ったりした場合に，判定物の気が術者の身体を通してテスターの手に反応するには2〜3秒位かかる．

　練習は習熟した人の前でやる方が良い．習熟した人の気を受けて術者の気が高まり，上達が早い．

◆2．気による診断の応用法

　東洋医学は診断即治療に繋がることが多く見られる．

◆1）薬物の適応診断

　図5-15に見られるように矩形の各部分のそれぞれに薬物の気を転写しておき，最上段の丸印に息をかけると適応する薬剤のみに気が残り，そのほかの薬剤の気は消失する．

◆2）鍼灸の気診による診断法

　鍼灸の気診による診断的応用は多種あるが，その一部を紹介する．これができればその応用範囲は大変広くなり，鍼灸治療に素晴らしい効果が得られる．十四経絡診断図表を用いての診断方法では，まず図 5-16 の上部の丸の中に息をかけ，どの経絡に気が入るかを気診する．次にその気の入った経絡，たとえば小腸経の経絡図を気診，次に三焦経に気が入った経穴を認めたならばそれぞれの経穴の補・瀉を音素診断[5]で確定して取穴する．以上が診断の原則である．

◆3. 症　例

症例１：変形性膝関節症，65歳，女性

　気診により図 5-16 図上部の丸の中に息をかけ，気の入った経絡を診断する．もし胃経・肝経・膀胱経に気があることを認めたならば，この3経絡の治療順位を決める．これには1，2，3と音素[5]を唱え，気診して決める．まず胃経・肝経に取穴する．

　胃経は伏兎・梁丘・三里・解渓，肝経は曲泉・陰包に取穴する．このさい，胃経・肝経の全体を気診してその経絡の気の流れに滞りがなければ正しい取穴と認める．次に左側は伏兎より⊕・⊖と交互に低周波の端子を付ける．右側は解渓穴より⊕・⊖と交互に端子を付ける．さらに任脈の気海穴に下方へ向けて刺鍼，置鍼する．以上の準備をして低周波を10分間通電する．次に膀胱経には腎兪・大腸兪・志室・委中の順に取穴し，これも左側は腎兪より⊕・⊖と交互に端子を付け，右側は逆に委中より⊕・⊖と端子を付ける．さらに督脈の百会に上方へ向けて刺鍼，置鍼する．再び低周波を10分間通電する．気海・百会の取穴の刺鍼

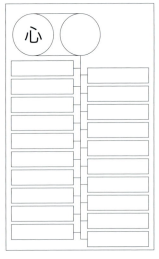

図 5-15　気の診断表
（井上式気診ダイヤグラム）

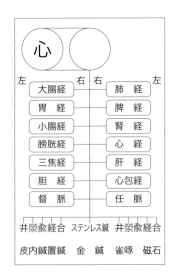

図 5-16　十四経絡診断図
（井上式気診ダイヤグラム）

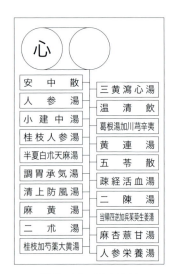

図 5-17　漢方診断
（気診ダイヤグラム）

の方向は男女で反対方向とする．この治療を続けると膝関節の痛み，関節水腫にも適応され，軽減・治癒に向かう．この方法により正座ができるようになった患者もいる．

症例 2：掌蹠膿疱症，60歳，主婦

当院来院前 2 年間，他の医院にて加療するも改善せず，当院に平成 15 年 10 月 7 日来院，受診する．

初診時，足底部は膿疱と乾燥，亀裂が混在し，この疾患の特有の症状を呈していた．「漢方診断」にて，五苓散と桂枝茯苓丸が適応となった（図 5-17）．このさい一度にこの 2 剤を混ぜないで，補と瀉の働きがあるので，五苓散（補）を先に飲ませ，10 分ぐらいして桂枝茯苓丸（瀉）を飲ませる．1 週間経過後に診察すると水泡はほとんど消失し，患者本人も大変驚いていた．その後，気診に従い十味敗毒湯・温清飲・四物湯などを処方し，16 年 1 月足底部の皮膚はほとんど正常状態となった．漢方薬は健康保険適用のエキス剤のみを使用している．漢方診断表は小田式分類[6]により筆者の考案した表に気を転写したものを使用している．

症例 3：本態性高血圧症，51歳，女性，小学校教師

平成 14 年 2 月，本態性高血圧で他院にて加療していたが，収縮期血圧が 150 mmHg 以下に下がらない（大変良い薬を 3 錠飲んでいた）．図 5-18 により気診診断により血圧降下剤を処方し，ノルバスク 5 ミリ 1 錠で収縮期血圧が 130～90 mmHg になった．その後，経過良好である．

薬物の気診診断の適否を判断するためには図 5-19 の A に患者の息をかけ，加の直下の四角に適応と思われた薬物を乗せ，A の気が B に移転すれば適応とする．

さらに図 5-20 の上部の丸に息をかけ，陰・陽に気を認めるとその治療は適正であったことを示す．これらによって効果のあった治療はこのことと一致する．この表はこれらを構成する線の引き方に重要なるノウハウがある．これらは故井上末男の偉大なる功績である．東西医療で気診を利用して，『素問』に述べている陰・陽の気が調整された結果だと想定さ

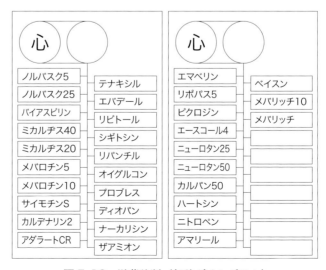

図 5-18 洋薬診断（気診ダイヤグラム）

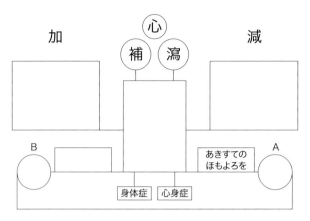

図 5-19 薬方計測（気診ダイヤグラム）

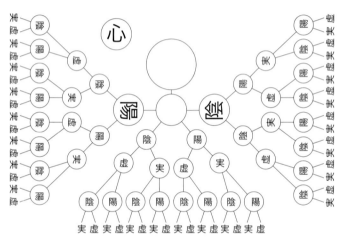

図 5-20 陰陽虚実検査（気診ダイヤグラム）

れ，今日盛んにいわれている統合医療への道を示すと考える．

（古江　嘉明）

参考文献

1) 大村恵昭, 戸部雄一郎：対談米国・ハリと循環器の専門家，大村教授の大村テストを聞く (1). 医道の日本, 468：49-48, 1983.
2) 大塚敬節：漢方医学講座1（日本短波放送内容集）. 津村順天堂, 1997, p36.
3) 勝又保正：作用子入門. 針灸トポロジー研究会 (39) 資料, 旭物療器研究所, 1988.
4) 井上末男：気の認識と手法の実際—論文と生体気診テキスト全集—. 生体気診研究会, 1997, pp7-11.
5) 末原征朗：音素診断学について. 第12回日本針灸トポロジー学術大会, 資料, 旭物療器研究所, 1985, pp4-5.
6) 小田一：漢方診断と針灸治療. 針灸トポロジー研究会資料22, 資料, 旭物療器研究所, 1985.

Ⅳ　入江フィンガーテストによる診療システム

はじめに

　入江フィンガーテスト（Finger test：FT）は，今は亡き恩師，入江正が開発した，いわゆる，「気」の診断法である．

　入江は，常々，「FT とは人の体が発する微細な診断情報をキャッチする方法」と表現し，「この診断情報を，敢えて『気』とは呼ばない」と話していた．「気」と呼ばない理由を，直接聞いたことはないが，おそらく「気」という言葉が持つ非科学的な響きが FT の普及を妨げると心配したから，と推測している．

FT に魅了された理由

症例：10 年以上生存した末期癌症例

　入江 FT を学んで半年ほどの，まだ新米 FT 治療家の頃，某医大から「ターミナルケアをお願いします」と搬送されてきた女性は，乳癌術後の多発性骨転移と癌性肋膜炎を患い，両側に胸水が貯留していた．呼吸困難と痛みを訴え，彼女の命は風前の灯のようだった．

　ところが，三焦の腑病と教えてくれる習いたての FT 診断結果に従い，三焦経別イオンパンピング（IP）療法を施し，補中益気湯加減方を投与した結果，わずか 3 週間で「元気になったので」と患者は自分から退院してしまった．以後，通院はしたが，入院することなく，老衰で亡くなるまでの 10 年以上，癌はまったく進行しなかった．以後，乳癌に対する三焦経別と補中益気湯は筆者の定番治療となり，筆者は，末期癌の夢の治療法を求め，FT 診療に明け暮れることになった．

　約 1 年後，前立腺癌の多発性骨転移症例が，両側腎経別主体の鍼灸療法に十全大補湯加梅寄生大黄の処方併用により，家庭復帰どころか社会復帰し，10 年の長期生存を果たし，仕事も普通にこなした．梅寄生と大黄を使う癌漢方生薬治療法も入江が教えてくれた．この 2 例の経験が，FT への信頼を揺るぎないものにした．

◆ 1．入江フィンガーテストの実際

　FT の実際は，入江の原著[1]に詳説してあり，本稿では方法の概説にとどめる．FT は，通常，右手をセンサー（**図 5-21**），左手をテスター（**図 5-22**）とし，右手のセンサーを愁訴部や脈診部に向け，テスターになる左手の拇指と示指を擦り合わせて診る．

◆ 1 ）テスター──FT は相対性理論

　もし，異常があれば，テスターの役目をする左手の拇指と示指の滑りは悪くなり，これを

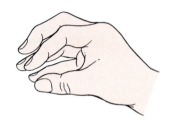

図 5-21　右手の愁訴部センサー
5本の指はそれぞれ間隔を開け愁訴部につけないであてる．

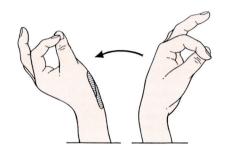

図 5-22　左手のテスター
拇指と示指の摩擦で正常・異常を判断する．図の斜線部が少し張るような感じまで手首を反らせると，FTの感度が増幅される．

スティキー (st) と表現する．指がよく滑るように感じれば，正常であり，これをスムース (sm) と呼ぶ．

つまりFTは，検者が指の擦り合わせで感じとるstとsmな感覚を用い，異常〈+〉あるいは〈-〉と，コンピューターにたとえるなら0と1に変換しながら，解析する方法といえる．ただし，あくまでも主観的な感覚の世界であり，絶対的なスムースとかスティキーは存在せず，比較の中でいわば相対的に物事を判断する．

このような触覚を用いた比較判断はFTに特有なもので，FTの実践により，O-リングテスト (BDORT) とは異なった，東洋医学特有の曖昧模糊とした価値観が自然に発生する．曖昧模糊とは，周易[2]にあるような「陰陽は対立し統一するものである」とか「陰は陽を根とし，陽は陰を根とし，陰が無ければ陽は生じない」などの，西洋医学的に考えると，訳の分からない思考法のことである．筆者はFT診断を長く行った結果，東洋医学思想の神秘である太極図（図 5-23）に示される陰陽の反転さえ，理解できる気持ちになった．

アインシュタインの世界に興味のある読者なら，太極図に示される世界観は相対性理論より量子論的思考法[3]と指摘されるだろうが，ここでは一般に理解しやすいよう敢えて「FTは相対性理論」と表現したい．

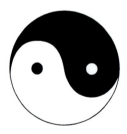

図 5-23　太極図
量子論が示す物質観・自然観の特徴をボーアは相補性と説明し，相補性を表すシンボルとしてボーアは古代の「陰陽思想」を象徴する太極図を好んで用いた．相補性とは，相容れないはずの2つの事物が補い合って1つの世界を形成している，とする考え方で，まさに陰陽八卦の周易そのものである．

◆2）センサー──目的に応じた使い分け

　入江[1]は，経穴や脈診部の診断に用いる小さいものから，広い範囲の異常検出に用いる大きいものまで，S_1, S_2, S_3 の3種類のセンサーを記載する（図 5-24）．経筋症の項目に「寒邪の感知には手背センサーを用いる」ことも述べている．

　また，『漢方治療原論』[4]には中指と拇指を大きく広げた経脈を感知するセンサー（図 5-25）が図示され，入江が診断の目的に応じセンサーを変え，異なる情報の把握に努めていたことが推測される．筆者の経験でも経脈センサーを使うと，向野らの優れた診断法であるM-Test[5]への応用が容易になる．症例を示す．

症例1：54歳，女性，「頭が回らない」に陽陵泉・扶突

　7日前から頸が痛くなり，次第に左右に回らなくなったと訴えて受診した．診察すると，頸の前後屈などは問題ないが，左右回旋時に著しい運動制限を認め，神経学的異常を認めない．頸部単純X線撮影は頸椎の直線化が主であった．このような症例は鍼灸治療の良い適応である．

　そこで，鍼灸医学的な診断を行った．鍼灸治療には，正確な「病んだ経脈診断」が重要である．症状の原因経脈を探すため，患者に頸の左右回旋をさせながら，経脈センサー（図 5-25）を四肢の経脈にあてFTしてみると，右に回旋したときは左の胆と大腸経脈，左回旋したときは右の胆・大腸経脈がそれぞれstに感じられた．

　次いで，症状の責任経穴を見出すため，患者の頸部を左右に回旋させながら，つまり痛みを誘発させて，胆・大腸経脈上の経穴を拇指と示指のセンサー（図 5-24）でFTしてみた．すると，両側の陽陵泉・扶突がstだったので，陽陵泉・扶突の4点に円皮鍼を刺入し，患

S₁：拇指と示指のセンサー
経穴，脈診部補瀉穴などの狭い範囲の感知に使用する

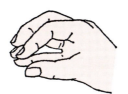

S₂：5本指の先端部を集めたセンサー
腹診部や狭い範囲の愁訴部に使用する

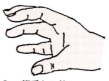

S₃：熊手センサー
広い範囲の異常の感知に使用する

図 5-24　3種類のセンサー（『臨床東洋医学原論』[1]より引用）

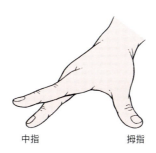

中指　　　　　　拇指

図 5-25　中指と拇指を大きく広げた経脈を感知するセンサー

者に頚部の左右回旋を命じてみた．即座に，患者は「あっ！　回る，回る」といいながら頚を回せるようになった．ただ，この治療のみでは，痛みが再発しやすいので，葛根湯加苓朮湯を処方し，帰宅させた．

　経脈センサーで「病んだ経脈」を大枠でとらえ，さらに経穴センサーで「治療すべき経穴」を正確に診断できることは，FT の大きな利点である．

2. 鍼灸と湯液が統合された入江 FT システム

　入江は，単に FT の開発にとどまらず，FT を使った診断と治療をシステム化した．このシステムを入江 FT システムと呼び，その概略を図 5-26 に示すが，鍼灸と湯液治療が統合された，画期的なものと考えている．

　FT を用い，経別脈診・腹診や奇経脈診を行えば，短時間に臓腑・経脈・奇経の異常を正確に診断できる．さらに手背センサーと音素診を用いると，経筋病の存在も瞬く間に判明する．診断が終われば，図 5-26 の流れに従い，自動的に治療法まで選択でき，便利である．

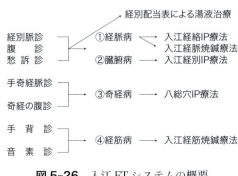

図 5-26　入江 FT システムの概要

1) FT システムは臓腑経絡学説

　FT システムは基本的に臓腑経絡学説に立脚する．入江自身，「病んだ臓腑・経脈の診断を第一義にする」と強調している．臓腑経脈診断の重要性を主張できる理由は，入江経別脈診の完成度の高さにある．

　従来の四診（切問望聞）で「病んだ臓腑・経脈」を断言することはなかなか難しい．特に，六部定位脈診習得の難しさは諸家の認めるところである[6]．しかし，FT では，脈診習得の難しさを短時間に克服できる．

2) 最初にマスターすべき経別脈診

　図 5-27 は，入江が開発した経別・奇経脈診図に四海の脈診部[7]を追加したものである．正確な経別脈診を行うには，円筒磁石などの小道具を必要とするが，本稿では経別脈診法の詳説は入江の原著[1]に譲る．

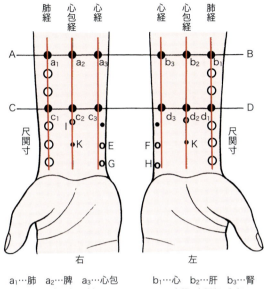

図 5-27　各種脈診部位の配当図
（経別脈診六海奇経診断図）

a₁…肺　a₂…脾　a₃…心包
c₁…大腸・大腸経・肺経
c₂…胃・胃経・脾経
c₃…三焦・三焦経・心包経
E…血海　G…水穀海
K（右）…奇経（女）

b₁…心　b₂…肝　b₃…腎
d₁…小腸・小腸経・心経
d₂…胆・胆経・肝経
d₃…膀胱・膀胱経・腎経
F…気海　H…髄海
K（左）…奇経（男）

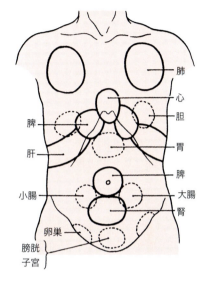

図 5-28　入江が常用した腹診図
（『臨床東洋医学原論』[1]）より引用）

　入江は経別脈診の結果を必ず腹診（**図 5-28**）で確認し，病んだ臓腑・経脈の決定を慎重に行っていた．正しい治療とは，正しい診断に導かれる必然の結果に過ぎず，診断を誤ればどんな治療も誤治となる．診断の誤りは致命的であり，脈診の結果のみを鵜呑みにして治療しない．

◆3）FT システムを用いた診断と治療──誤治しないために

　問診で患者の訴えを確認し，ついで経別脈診で"病んだ臓腑・経脈"を診断する．FT の上級者であろうと，不問診は絶対にいけない．誤診のもとである[8]．

　脈診を終えたら FT で腹診を行い，経別脈診と腹診の結果が一致することを確認する．**図 5-28** は入江が好んで用いた腹診図である．たとえば，経別脈診で「胃と大腸の腑病」の所見が得られた場合，患者の腹部を FT して「腹診図の胃と大腸」の部が st ならその経別脈診は正しいと判断する．さらに，患者が実際に訴える症状と脈診・腹診の結果が，治療者の経験や知識と照らし合わせ納得できるときに，初めて治療を施す．診断に納得できないまま鍼灸治療を行うことは，外科医が不十分な診断のもとに手術するのに等しい．誤治を避けるには，最低限，このくらいの慎重さが必要である．以下に突発性三叉神経痛の症例を示す．

症例 2：69 歳，女性，経別脈診が有用だった三叉神経痛例

　主訴は右下口唇部の痛み（**図 5-29**）と開口障害である．3 カ月前より，右下口唇に痛みが出現し，かかりつけ医に相談したが，鎮痛剤の投与のみで症状は進行した．次第に，痛

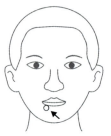

図 5-29 症例 2 の愁訴図
丸印に示す小さい範囲に痛みを訴え，
FT も st に反応した．

みのため口を開けることが困難となり，2 カ月前から某大学病院のペインクリニックで星状神経節ブロックと投薬を受けた．しかし，症状は緩和せず，2004 年 10 月 25 日に当院を初診した．

視診で愁訴部（**図 5-29**）は少し腫れて見え，愁訴部を S_2 センサーで FT すると，著しく st であった．経別脈診は，$C_1 > C_2$ の順に st さが感じられ，掌診[8]は右上焦，腹診は大腸と胃が st だった．経別脈診部の，まず C_1，ついで C_2 の順で円筒磁石を縦向きに置くと，掌の右上焦，愁訴部の下口唇，腹診の胃・大腸のすべてが sm に変化した．この反応は，大腸と胃の腑病を治療すれば，症状の改善が期待できると予想させる．脈診の正しさを確認するため，C_1 と C_2 に置いた円筒磁石をはずしてみると，胃と大腸の腹診部が st にもどったので，脈診の判定は間違っていない．紙包磁石の S 極と N 極を使い虚実を調べてみると，大腸の実・胃の虚であった．

実際に治療する前に，患者が痛みを訴える領域には，確かに胃と大腸経脈が通っていて，唇周囲の痛みには胃と大腸の治療が奏効したことが今までの経験でもある．さらに，成書[9]に合谷の主治は歯痛や顔面の痛み・浮腫と記載されている，などから知識と経験を加味し，診断の正しさを考察した．

自分自身で納得できる診断であれば，通常，満足すべき治療効果を得ることができる．本例の治療法を**表 5-5** にまとめる．初診日以降，毎週 1 回，胃・大腸経別 IP 療法を主とする 11 回の鍼灸治療を行い，治癒した．鍼灸以外に，漢方エキス剤の立効散と抗うつ剤のトレドミン（一般名ミルナシプラン）も投与した．

表 5-5 症例 2 の治療法一覧

本　治　法				標　治　法
右胃・左大腸経別	8 回	両側足三里の灸頭針	10 回	両側地倉置鍼，承漿置鍼
右胃・右大腸経別	2 回	左合谷置鍼	2 回	愁訴部（図5-28○印）置鍼
両側脾経別	1 回	遍歴，衝陽置鍼	1 回	（以上は毎回，施行）

胃の虚・大腸の実だから，経別 IP 治療は右胃経別を補，左大腸経別を瀉すのが原則．
右大腸が左より st に反応した日は，右胃・右大腸経別 IP 治療に左合谷置鍼を追加した．
最後の受診日は胃も大腸も sm で，脾虚の反応だけとなり両側脾経別を施した．

第5章 新しい鍼灸診療　*257*

　もちろん，投与する薬はFTを用い，入江方式で決定した．具体的には，立効散と抗うつ剤を患者の掌に乗せ，stに感じていた愁訴部の下口唇，胃と大腸の脈診・腹診部がsmに，BDORTならオープンからクローズへ変化することを確認する方法である．

◆4）FTシステムのメリット

　FTをマスターするまでは，診断から治療への過程がまったく違っていた．症例2の場合，患者の訴えから「胃と大腸経脈の通る所だから，胃と大腸の治療で効果があるかも」と推定し，推定に基づく治療を行うのが精一杯だった．

　指頭による六部定位脈診で異常な臓腑・経脈の特定はできなかったし，講演や読書で学んだ知識を基に，触診による腹診を行ってはいたが，その方法で立効散やトレドミンの投与決定などは不可能だった．なぜなら，立効散の腹診所見を記載した書物など見たこともなく，まして西洋薬の中でも新しい抗うつ剤のトレドミンが有効か否か，漢方的な腹診で判断する術はないからである．FTは，筆者にとって不可能を可能に変える魔法のランプとなった．

◆3．経　筋

　『霊枢』経筋篇[10]は病症を細緻に記しているが，経筋の病因・作用・治療法には触れていない．したがって，入江は，「病症から帰納して推定する以外に方法はない」と述べ[1]，独自に経筋の作用や治療法を考案している．それが立派に臨床的効果をあげるところにも，入江FTシステムに魅了される理由がある．

　入江式経筋をまとめると，①正経十二脈・奇経八脈・十二経別以外に十二経筋というものがある，②経筋の流注は他の経脈と異なり，四肢の末端から起こり，頭部・胸部・陰部に終わる，③流注は体表が主であり，内臓には直接達しない，④六淫が人に作用したときに最初に反応するのが経筋である，⑤経筋は六淫に対する人体の第一段の防衛機構である，⑥病症は痺と痿である，⑦診断は手背センサーと「ボウ」の音素診で行う，⑧治療には焼鍼を用いる，の8項目となる．

◆1）経筋診断の実際

⑴　まず問診．「患者が四十肩のような筋肉痛を訴え，それが1カ月以内の発病であれば経筋症の有無を確かめたがよい」と，入江は述べている．筆者は，患者が運動痛を訴えるとき，必ず一度は経筋の音素診を行っている．

⑵　ついで音素診．患者の右と左の手掌をFTで比較し，stな手掌を利用する．術者は患者の手掌にS₂のセンサーをのせ，術者の頭の中で「ボウ」という言葉をイメージしながらテスターを動かす．stなら経筋の症である．

⑶　最後に入江式手背診．音素診で経筋の症を確認したら，最後にどの経筋が病むのかを全体診と局所診で決定する．全体診は患者の顔面や胸・鼠径部を利用し，局所診は手足の経脈に直接手背を当てて診断する．

◆2）経筋治療の実際

(1) **急性病を優先**．先急後緩は東洋医学の治療原則の一つである．経筋症治療においても，入江はこの原則を重視し，「経筋症だけに目をとられていると誤りを起こすことがある．経筋症が存在しても，それより先に治療すべきことがある．たとえば，風邪である．先急後緩の通り，風邪の治療が先でなければならない」と述べている．

(2) **器具は焼鍼**．経筋症は寒による「痺」と熱による「痿」に区別される．日常臨床ではほとんどの病症が「痺」であり，焼鍼の治療で多くの経筋病症の治療は事足りる．**図5-30**に入江が考案した熱容量の大きい焼鍼専用の器具を示す．入江はこの器具をアルコールランプで熱し，患者の皮膚に軽く触れるように当てた．熱した鍼を経筋穴にチョンチョンと軽く触れる方法である．

治療の成否に焼鍼の温度は大切で，「患者の肌にあてる前に，自分の手背などに焼鍼をあて，チクリとする程度で跡が残らないのが適当な熱加減である．肌に当てケシ粒ほどの白い跡がついたら，それは熱し過ぎである」と教えていた．

(3) **焼鍼のルール**．治療穴は入江の著書にある，経筋穴を念頭において，5から10カ所を選ぶが，関節周囲を中心に取穴すれば大雑把な選穴でも十分な効果をあげる．治療の大切なルールは，①指から胴体方向へ向かい流注に沿って，②陽経筋を先に，陰経筋を後に，③手を先，足を後に，焼鍼を当てることである．

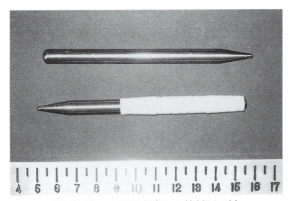

図5-30 入江が考案した焼鍼用の鍼
鍼の先端をアルコールランプで熱し，治療に使用する．鍼の手元部分は絶縁テープで覆い，術者の火傷を防止する．

◆3）経筋症治療の実例

症例3：24歳，女性，ハンドルを左に回すと右肩が痛む

毎日の通勤で，片道40分ほど車を運転している．1週間前から「ハンドルを左に回すと右肩にビリッとした痛みが走る」と訴え，12月の寒い時期に治療を求めてきた．

愁訴診：患者は右三角筋に痛みを訴え，FTの愁訴診も同じ所がstだった．

経脈診：ハンドルを左に回す動作を行わせながら四肢の経脈をFTすると，右胆・三焦経

脈が st だった.

経穴診：痛む動作を患者に続けてもらいながら，右胆・三焦経脈上の経穴を FT で探索した．すると，右の中瀆・支溝・臑臑の 3 点が st だった．この 3 経穴に円皮鍼を刺入した．

2 回目の診断：右三角筋を FT してみると，まだ st が残っていた．ハンドルを回す動作をしてもらうと「やはり痛い」というが，右側の経脈はすべて sm に感じる．このようなときは左側の経脈を調べることである．左上下肢 6 本の経脈を FT してみると左三焦経脈が st で，かつ左外関が st だったので，左外関に円皮鍼を刺入した．

経筋症診断：もう一度，ハンドルを回す動作を行わせると，「随分楽になったが，鈍い痛みを感じる」と訴える．しかし，愁訴部の右三角筋は S2 センサーで FT しても完璧に sm に感じる．こんなときに，自分の FT を過信して「もう治っているよ」などとは言わないことである．治療家には「何か見落としがあるのでは？」と自分を省みる謙虚さが大切である．右三角筋を S2 センサーで FT しながら，「ボウ」の音素を唱えると，途端に左拇指と示指の滑りが st に変化した．経筋症である．

右上肢の陰陽 6 本の経筋に筆者の右手背を当て FT を繰り返し，右三焦経筋が st だったので，これを焼鍼で治療した．直後に，ハンドル回しをさせると，「あーあー，楽に回る，回る」と喜んで帰っていった．

湯液診断：翌日，「右肩の後ろ側に少し痛みが残る」と訴え再診した．経脈診は，膀胱メイン・小腸サブの経脈病であった．漢方処方の経別配当表[1]を参考に，桂枝加苓朮附湯のエキス剤を選び，これを患者の掌に置いて愁訴部を FT すると，かなり sm に感じたが，st さは残る．そこで愁訴部が完全な sm になるまで炮附子末を少量ずつ患者の掌に追加してのせ，最終的に桂枝加苓朮附湯に炮附子末を 1 g 増量した処方を投与した．

結果：本例は 1 週後に再診し，完治していた．

考察：筆者の経験では，経筋病を単独で病む症例はまれであり，本例のように病像全体の中で，経筋病が症状の一部の原因となる症例がはるかに多い．しかし，痛みの診療で，経筋症は大変重要な意味を持ち，特に運動器疾患といわれる病態では，経筋症を治療しない限り，患者は満足しないといっても過言ではない．

桂枝加苓朮附湯を選んだ理由だが，この処方は成書[11]によると「寒と湿に侵された者に対する基本処方」とされている．本症例は，以前「毎年冬になると，右肘頭部に湿疹ができ，皮膚科の軟膏ではスッキリ治らない」と訴えて受診し，当帰四逆加呉茱萸生姜湯を投与し，2 週間で完治したことがあった．当帰四逆加呉茱萸生姜湯は「霜焼け」の治療薬として有名で，冷え症や凍傷に著効する．今回も「以前から冷え症なので冷えに対処できる湯液を処方すれば」と考え，寒い時期の発病を念頭に炮附子を加法したことが短期間に完治し得た要因である．漢方医学的治療を施す場合，'寒湿痺'などの概念を持って診断・治療にあたることが大切である．

経筋症を「ボウ」という音素で診断することへの強い違和感については，入江[1]は「貴方の常識など全く通用しない世界が東洋医学には実在している．『霊枢』には音と病気を関係させる「五音五味」篇がある．古代の医人は五色や五味を基礎理論に組み込んだように，五音もまぎれもなく漢方理論を構成する因子である」と述べている．音素診を受け入れると，気の診断の世界が後述するイメージ診断へと繋がる．

◆4. 奇　経

『素問』『霊枢』『難経』『太素』に奇経の記載があることから，奇経は正経とは独立して存在し，古くから開発されていたもののようである[1]．ただ，難経以外は断片的な記載しかなく，入江は，『難経』の二十七難・二十八難・二十九難に述べられている奇経の作用と八総穴を，臨床に応用した結果を帰納し，「奇経とは？」に以下の答えを残している．
(1) 奇経の経脈は正経とは独立して存在する．
(2) 流注は，岸勤が発表したものをベターと考える．
(3) 作用は，奇経独自の作用と正経と重複する作用とがある．

以上の答えは，「正経治療で奇経の症が消える場合と消えない場合があり，逆に奇経治療で正経の症が消える場合もある」という臨床経験から帰納され，その結果「奇経は臓腑には深く関与しない経脈で，内臓を内，それ以外の体を外と定義したとき，外が主になりわずかに内に影響が及んでいる病気は，奇経が大きな影響を持っている」との結論に到達している[1]．

◆1）奇経の診断法

脈診・腹診・局所診・八総穴診の4種がある．

脈診部は内関と大陵の中間に求める（**図5-27**）．男は左手，女は右手の内関と大陵の中間がstなら奇経の症があると診断する．

腹診は，臍を中心に天枢までを半径とする円を描き，任脈と30度，帯脈と60度に交わる線を引く（**図5-31**）．円と各線の交点を診断部とし，各々の交点をFTで調べ，stに感じる交点から奇経ペア治療の適応を決定する．

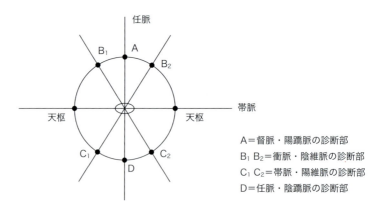

図5-31　奇経ペア治療適応の診断に使用する腹診図（『臨床東洋医学原論』より引用）

奇経の流注で明確なのは任脈，督脈，帯脈だけで，その他の奇経は正経と重なり合って頼りにはならない．脈診と腹診と経脈診の総合で決める方法がよい．臍を中心として天枢までを半径とする円を考える．任脈と帯脈は直角に交わっている．任脈と30度，帯脈と60度に交わる線を考える．その交点が奇経をペアで使うときの診断部で，FTでstなものを選べばよい．

局所診は**図5-25**のセンサーを用い，主に督脈・帯脈に利用し，慣れたら任脈・衝脈にも利用できる．このセンサーは大変に便利で，正経の経脈の異常診断にも利用でき，また帯脈が1本でないことも実感できる．さらに，長い膀胱経脈の下腿，大腿，仙骨部，腰部，肩甲間部と順にこのセンサーをあてて行くと，膀胱経の中でどこが最も異常なのかを診断できる．ともかく，このセンサーでFTできないと奇経治療後の効果を判定できないので，このセンサーは必ずマスターする必要がある．

八総穴診は，主に奇経ペア治療の選穴診断に用いる．具体的には，腹診でペアの奇経治療診断を行った後，八総穴の左右をFTで比較し，IPコードを左右に交叉結線するか否かを決める．奇経治療が十分な効果を現すのに，八総穴診断は欠かせない．

◆2）奇経の治療法

FTシステムでは，一般にイオンパンピング（IP）を利用していて，それにはシングルとペアの2つの治療法がある．

⑴ シングル治療

督脈か帯脈の単独の異常に行う．診断手順は，脈診で外関・大陵の中間のstで奇経の症を診断し，局所診センサーで督脈あるいは帯脈がstなら，シングル治療の適応としてよい．督脈・帯脈をS_1センサーでたどるようにFTし，最もstな経穴2穴を求め，治療経穴を決める．2穴の経穴に紙包磁石のS極・N極を交互に置き，経穴の虚実を決め，補瀉を決定する．後は経穴に置鍼し，補穴の鍼をIPコードの赤グリップ，瀉穴のそれを黒グリップで結線し，イオンパンピングを行う．結線したら，必ずstだった督・帯脈がsmに変化したことを確認する．時間は10分で十分である．

⑵ ペア治療

奇経の脈診・腹診・八総穴診の順で診断を済ませ，診断結果に従って選んだ治療経穴に置鍼し，10分間IPコードを繋いでおけば，自動的に治療が終了する．FTシステムは大変便利である．とはいえ，医療ミスはいつでも起こり得る．IPを開始したら，脈診・腹診・愁訴診のstがsmに変化したことを確認する．治療経穴一覧表を（**表5-6**）に示す．

表5-6 奇経治療の一覧表

腹診部	ペアとなる経脈	治療経穴	IPの結線法
A	督脈・陽蹻脈	後渓・申脈	交叉・両側
B	衝脈・陰維脈	内関・公孫	交叉・両側
C	帯脈・陽維脈	外関・臨泣	同側・健側
D	任脈・陰蹻脈	列欠・照海	交叉・同側

◆3）奇経治療の実例

症例4：40歳，女性，頸が左に回らない寝違い

　食品製造工場に転職し，1カ月ほど経過した平成17年3月14日，起きてみると頸が回らなくなっていたことで，初診した．単純X線撮影は明らかな頸椎の直線化と，わずかな頸椎の変形を認めた．頸を左に回旋させると，30度ほど回した所で左僧帽筋に痛みを訴え，痛みが左上肢に放散するという．

　FT診断：経別と奇経の脈診部を比較すると，奇経のほうがst（女性だから右内関・大陵の中間点）で，経別脈診部の中ではd2＞d1の順でstだった．左僧帽筋で愁訴診すると，手掌・手背センサーとも同じくらいstに感じ，奇経症と経筋症の合併と診断した．

　奇経の腹診はC1・C2がstで帯脈・陽維脈の症，経筋局所診は左小腸経筋がstだった．八総穴診断では，右手の外関と右足の臨泣がstで，頸を左に回すと左帯脈穴が著しくstに変化する．「腰も痛いのでは？」と尋ねると，「今度の仕事は，寒い食品倉庫内で左手に物を持ち右側の棚に入れる作業が続き，腰を右に回す動作が多い」と答えた．

　治療：右の外関・臨泣と左帯脈にアルミ電極を貼り，IPコードを繋いだ．経筋は，承筋・輒筋・筋縮・陶道の6穴に電子温灸器（CS-2000，カナケン社製）の電極を貼った．10分間，患者が腹臥位で休んでいる間に，左小指先から肘まで焼鍼をチョンチョンチョンチョンチョンチョンと左小腸経筋にあて，いわゆる，焼鍼治療を行った．

　結果と考察：10分間の治療後，ベッドから起き上がった患者は「あっ，回る」と首を左へ90度ほど回すことができ，治療は十分な効果を発揮した．診断経過と実際に施した治療法を考えると，「寒さに曝される環境で利き腕でない左手で物を持ち，右へ体を捻りながら棚へ移すため，左小指側と左帯脈あたりの筋に負担がかかった」と推測でき，改めてFTの正確さに筆者も感心した．なぜなら，診察中に左帯脈の異常を感知し，愁訴部の首以外に，腰を痛めている可能性まで患者に指摘できるのは，FTを習得しない限り不可能だからである．

　承筋・輒筋・筋縮・陶道の6穴を電子温灸器で温める治療法は，筆者が最近，好んで行う経筋症の本治法である．経筋症は，この6穴で本治し，焼鍼で四肢を標治すると効果が高い．なお，帯脈・陽維脈のペア治療は「患側の反対側を治療する方が気持ちよい」と入江は述べている．

◆5．虚実と補瀉

　『漢方治療原論』[4]の中で，筆者が常々"白眉の出来栄え"と感心させられるのは，「漢方の臨床で最も大切な概念と最も大切な技法が補瀉である．これを抜けば漢方はそのステイタスを無くしてしまう」の魅力的な書き出しで始まる「補瀉について」の一節[4]である．

　漢方薬を使い始めた20年前から，種々の研究会や書物で漢方を学んだが，「なぜ，この場合は補し，その場合は瀉すのか」を明確に教えてくれたのは入江だけであった．筆者が入江に傾倒した大きな理由の一つはここにある．

「補瀉について」の一節に，「病気とは人の体に正気の虚と病邪の実が併存している状態」と，入江の講義で何度も聴いた東洋医学の真髄が述べてある．鍼灸も湯液治療も「病気を虚実の混在」として把握できないと，人を治すことは難しい．

入江の表現[4]を借りて詳説すると，鍼灸の場合，1本ずつの経脈ではなく，体全体の経脈を考える．つまり正気の虚した経脈と邪が実した経脈と，なんにも異常の判断ができかねる経脈とがあると考える．虚した経脈の中にも，補穴と瀉穴が共存しているだろうし，実したものにもそれがあると考えるのである．だから，実際の治療に際し，筆者は実した経脈に瀉だけでなく補の治療も行う．

具体的に症例を示したいが，「虚実と補瀉」は両方とも相対的にしか決定できず，文章表現には紙面を費やす．そこで分かりやすいよう，以下の説明にとどめる．

頭痛と腰痛を訴える高齢者患者を想定し，経別脈診で膀胱脈診部の異常が強く，紙包磁石を使うと膀胱の実だったとする．より詳しく診断すると，腰痛は腎虚が原因で腰以下の膀胱経脈は虚しているが，頭痛は高血圧と脊椎骨の歪みに伴う上半身の気滞が主因で，頸より上は実している．膀胱経脈は長いので，膀胱経脈の中に虚実が混在した症例はときどき経験する．読者なら，膀胱経脈を補しますか，瀉しますか？

筆者は，膀胱経脈には手をつけず，まず腎虚を補し，つぎに歪んだ脊椎骨を治療する．首から上は瀉さなくても，生体の自然治癒機転で気の滞りが解消するからである．こう書けば，上述した入江の「鍼灸は一本ずつでなく，体全体の経脈を…」という詳説の意味を理解

表5-7 虚実と補瀉の変換表（『漢方治療原論』[4]より引用）

	虚	実
定　義	正気の虚	病邪の実
紙　包 磁　石	紙包磁石のNを当てて sm 紙包磁石のSを当てて st	紙包磁石のSを当てて sm 紙包磁石のNを当てて st
異　種 金　属	アルミニウムを当てて sm 銅を当てて　　　　　　st	アルミニウムを当てて st 銅を当てて　　　　　　sm
生　薬	干姜で sm　石膏で st	干姜で st　石膏で sm

	補	瀉
定　義	虚に対して行う治療	実に対して行う治療
皮内鍼 円皮鍼	皮内鍼は枕をつけない 円皮鍼は直接刺入する	皮内鍼は赤羽式に枕をつける 円皮鍼はテープの上から刺入する
IP	IPコードは刺鍼した鍼にR（赤）クリップを結ぶ	IPコードは刺鍼した鍼にB（黒）クリップを結ぶ

経脈の虚	経脈の実
上流に棒磁石のN極を向けたとき sm 上流に棒磁石のS極を向けたとき st	上流にS極で sm 上流にN極で st

補	瀉
毫鍼の場合は他の経脈と相関させて治療する	左と同じ

してもらえると思う．

しかし，患者から「腰痛は以前からで我慢できる．このひどい頭痛を先にどうかして下さい」と頼まれ，最初に頸から上の膀胱経穴を瀉す場合もありうる．古典にある「先補後瀉」が治療の原則だから，「瀉は間違い」の意見もあろうが，実際には，「先生が頭痛を治してくれたら，お陰で腰も楽になったよ」という患者は多い．首より上を瀉した結果，膀胱経の気の流れが改善し，腰以下の膀胱経脈の虚も是正され，瀉したことで結果的に膀胱経全体を補したことになる．

入江は，「瀉すことで補すことになる」とよく教えていた．一見，矛盾するが，FT を実践すれば，虚実をきちんと診断できるので，言葉の遊びではないことを実感できる．以上の説明で，虚実と補瀉が相対的概念であることを理解して欲しい．絶対的な虚や実は生体に存在しないと仮定するほうが，東洋医学の実践には好都合なことが多い．O‐リングテスト（BDORT）だけで診断していると，絶対的なものを求める傾向が強くなりがち，と筆者は懸念する．FT なら陰陽虚実の相対性を実際に体験でき，太極図（**図 5-23**）の納得も夢ではない．

本稿では，診断と治療に便利な「虚実と補瀉の変換表」を示しておく（**表 5-7**）．

◆ 6. イメージ診断

1998 年に「入江 FT とイメージ診断」[12]と題し，「入江 FT システムに原因と病態の診断法を組み込み，より有効な治療法を確立すること」を追求していると述べ，病邪分類表（**表 5-8**）を報告した．

しかし，現実には開業医の短い診療時間で，一人一人の患者に**表 5-8**の内容をひとつずつ共鳴現象[13]で調べることは不可能であり，「その問題を解決する方法がイメージ診断である」と述べた．確かにイメージ診断は便利で有用だが，乱用は厳に慎むべきで，イメージ診断を行ったら，常にその確認を怠らない慎重さが大切である．

表 5-8 病邪分類表

分類	定義	名称	共鳴する内容
瘀 血	生理的機能を喪失した血液	外瘀血	体内で血管外へ漏出した血液（打撲後）
		内瘀血	毛細血管内にうっ滞した血液
血 虚	血液の不足	血 虚	イメージ診断のみ可能，共鳴物質はまだ不明
臓 毒	体内に蓄積し病原性となる化学物質	水 毒	尿酸，胆汁酸，尿素窒素，コレステロール，アンモニアなど
		食 毒	農薬，中性洗剤，食品添加物，内服薬
		薬 毒	非経口的に投与された薬物
感染毒	病原性微生物	風 毒	病原性ウイルス
		梅 毒	スピロヘータ（*Borrelia burgdoferi* が主）
		菌 毒	細菌，クラミジア，リケッチア，トキソプラズマ，真菌など
気 毒	五志（七情）五神の影響所謂，内因	気 実	狭義の気毒，感情・精神エネルギーの過剰
		気 虚	感情・精神エネルギーが不足した病態
		気鬱滞	不虚・不実で正経自病の病態
外 因	環境因子	六 淫	風・寒・暑・湿・燥・火

◆1）病名診断への応用は慎重に

　イメージ診断の結果は診断を行う時点での治療家の経験と知識で変化する．変化する理由を説明する．たとえば，若年性関節リウマチに類似する成人スチル病について十分な医学知識のない人が，成人スチル病患者に「関節リウマチ」をイメージして FT すると st に反応し，成人スチル病患者を関節リウマチと誤診する可能性は高い．もっと平易に説明すると，患者の中には痛風とリウマチを混同し「自分の慢性関節痛は痛風」と思い込んでいる人もいる．このような誤った医学知識を持つ患者がイメージ診断すれば，関節リウマチ症例を痛風と誤診してしまう．だから，医学知識の有無あるいは深浅はイメージ診断に大きく影響する．

　経験の問題とは，たとえば癌を経験したことのない治療家が，癌患者に向かって「ガン」をイメージし，FT が st に変化しても，その反応は真実だろうか？　これは，筆者のいまだに解決できない疑問である．実例を挙げる．15 年間も診療している気管支喘息患者の一人は，10 年前に肺癌のイメージ診断で st に反応した．ところが，CT を含めた種々の医学検査で肺癌は認められず，10 年経過した今でも患者は元気に通院している．最近，撮った胸部 X 線写真でも異常は認められない．筆者は，医師として肺癌の知識を持ち，多くの肺癌を診療したので，肺癌をイメージすれば正しく反応すると信じていたが，この喘息患者の経過は必ずしもそうではないことを示してくれた．

　このような経験から，イメージ診断で FT が st に変化したら，必ず違う方法で確認することにしている．たとえば，肝の脈診部や腹診部が C 型肝炎のイメージで st なら血液検査を行い，肝が瘀血のイメージで st なら瘀血試験管を患者の手掌に置き，st に変化するかチェックし，イメージ診断の誤り防止に努めている．

◆2）イメージ診断が許される疾患

　ただ，かぜ（風邪）だけは，初心者でもイメージ診断が可能である．具体的には風邪をイメージして患者の手掌や愁訴部を FT で調べ，拇指と示指の滑りが st に変化すれば風邪と診断してよい．その理由は，風邪は誰しも経験したことのある疾患で，風邪に罹患している患者の症状を治療家のイメージの中で共有できるはず，と思うからである．しかし，診察椅子に座った患者に，FT だけで「貴方は風邪です」と宣言すれば，常識を疑われる．現実には，咽頭を見たり，聴診器をあてた後，患者に「風邪です」の診断を告げている．

◆3）経穴部位診断に最適

　イメージ診断が最も威力を発するのは，経穴の位置を決めるときである．右手に作った S1 センサーで前脛部の胃経脈を辿りながら「足三里」や「豊隆」をイメージし，FT が st に変化する所が，正しい足三里や豊隆である．これは筆者の長年の経験から断言できる．余談だが，経穴のイメージ診断を実施すると，学校や書物や先輩から学んだ経穴の位置とかなり違うことに驚き，また治療後の素晴らしい効果にも驚かれることだろう．

まとめ

　大病院で消化器外科医だった頃，西洋医学以外の鍼灸や漢方薬を医学とは思わなかった．ところが16年前に開業し最も困惑したのは慢性の痛みの患者が多く，しかも西洋医学で治らないことであった．そのとき，向野義人[5]に出会い，彼の教えに従って鍼灸を行い，その効果に驚いた．その後，向野は海外に留学し，あれこれ悩んでいるとき入江と出会いFTを知った．

　FTを実践して良かったことは，まず患者が治るので毎日の仕事が楽しくなったことである．それ以外に，M-Test[5]の素晴らしさや古典の正しさを実感でき，鍼灸と漢方薬を同じ理論で活用できるなど，利点を挙げるときりがない．

　入江は「漢の時代に作られた医学を漢方と呼ぶことにしている」と述べ，東洋医学より漢方医学の呼称を好んで用い，「漢方薬というハードは残っているが，漢方薬を創方したソフト（＝理論）が伝えられていない」と，コンピューター時代に即した表現で，基礎理論を解明しないまま治療を行う，現在の漢方界に警鐘を鳴らしていた．

　そのような現状を打開するために，入江は「漢方が作られた時代は，現代のような検査機械はなく，人の五感を使うしかなかったはずである．古典に『神農は毎日，野山に出て百草を舐めた』とあり，神農は味覚で漢方薬を創方したのであろう．経穴は触覚に優れた人間が発見したのかも知れない．現代の科学が重視する視覚以外の感覚を判定基準の中心にすれば，漢方医学の解明に革命をもたらす」と，熱く語っていた．FTは触覚である．「FTは鍼灸医学の解析に適している」と筆者は確信する．

　最後に，筆者は気の診断法としてFT以外に，O-リングテスト，胸鎖乳突筋検査法，井上式気診法，パワーテストの4つを知っている．4つの診断法をすべて試みた結果，「得られる情報はFTと同じであるが，自分にはFTが最も馴染む」と思った．読者は，自分でいくつかの診断法を体験し，使いやすいものを利用されるとよい．

◆7．FT診療25年を経て──それでも西洋医学がないと

◆1）経絡医学の限界を解決したデルマトームの図

> 症例5：左手首痛の治療に第6頸椎左華陀穴

　69歳の女性で，「左の肩から手首にかけて，ジンジンした痛みが続き，特に左拇指の付け根辺りが最も痛む」と受診．頸部の単純X線やMRI検査では変形性頸椎症の所見のみで，椎間板ヘルニアや椎間孔狭小などは認めず，鍼灸治療の適応と判断した．

　痛みは左肩前面から手首までの橈骨側にあり，典型的な肺・大腸経脈に沿う痛みと思え，FTによる経脈診でも左の肺・大腸経脈のみがstであった．

　初診日は，FTでstに感じる肘以下の左肺・大腸経穴（曲池，偏歴，陽渓，合谷，魚際，経渠，尺沢）を治療穴としたが，全く効果なし．1週間後の2診目は，肘以下の肺大腸経穴以外に，FTでstな頸部の大腸経脈（扶突・天鼎）に，上半身の瘀血に有効な膈兪まで治療

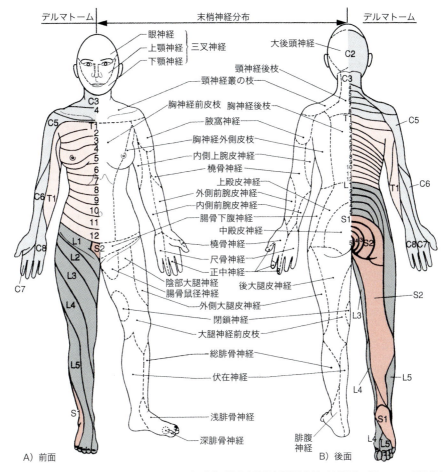

図 5-32 デルマトーム（皮膚分節）

（公益社団法人東洋療法学校協会編：解剖学第2版，p142，医歯薬出版）

穴とした．しかし，2週間後「肩辺りの痛みは少し楽になったが，手首はまだ痛く，拇指・示指に痛みが響く」と言う．3診目は，1診目の肘以下の経穴と，2診目の頸の経穴を取穴した後，愁訴部をFTで調べながら，まず両膈兪，次いで左大腸兪，さらに左肺兪に置鍼すると，愁訴部はかなり sm に変化したが，手関節の橈側や合谷の辺りはまだ st に感じる．だが，左手の腹部の肺・大腸募穴は sm で治療穴にはならない．

そこで西洋医学的観点に立ち，患者の頸椎をFTで調べると，第6頸椎（C6）の左華佗穴が st であった．デルマトーム図（**図 5-32**）で確認すると，肘以下の腕で橈骨側の知覚は C6 が支配している．実際に，C6 の左華佗穴に置鍼すると，愁訴部は sm に変化した．

本例は，C6 華佗穴の追加で治ってしまった．痛みを治療するとき，経絡の変化以外に，西洋医学的な神経の知識が役立った経験は多い．特に慢性疼痛症の治療には，極めて有用どころか，神経の知識が不可欠で，慢性疼痛症は経絡の知識のみでは治せないと思う．

◆2）鍼灸の適応決定に西洋医学は不可欠──高齢女性の腰痛と MRI 検査

> 症例6：普通にある圧迫骨折なのに──

　85歳の女性が，杖歩行ながら自分で歩いて診察室に入り「腰が痛い」と訴えた．腰部単純 X 線撮影にて骨粗鬆症を認める以外にさしたる問題はなく，腰陽関・委中を治療した．2日後，「いったん，楽になったが，まだ痛い」と再診．委中・腰陽関以外に，後渓・養老を治療し，治療後は「腰がとても楽になった」と喜ばれた．しかし，さらに2日後，家族から「2回目の治療から帰って来た後，腰が痛くて動けなくなった．一体，何をしたのか？」と言われた．即座に MRI 検査を行い「腰椎圧迫骨折を起こしてます」と説明すると，幸いにして家族は文句も言わず帰ったが，初診日に MRI 検査すべきだったと深く反省した．

　最近は，以前に増して，経絡治療の適応と決める前に西洋医学的検査を行なっている．特に高齢女性の腰痛は，経絡治療前の MRI 検査を必ず行うべきである．
また肩関節周囲炎と思える患者でも，腱板断裂を起こしていることがあり，治療前に MRI 検査を行うべきである．

◆3）おわりに

　追補に述べた2症例では，経別脈診も経別 IP 療法も行っていない．なぜか？

（1）経別脈診と経別 IP 療法は必要か？

i　経別脈診

　東洋医学診療に慣れてくると，経別脈診がなくても診断できるようになる．しかも，経別脈診には気血水の概念を欠くため，経別脈診結果だけでは患者の治療は不可能である．最近は，東洋医学の四診法を丁寧に行い，経別脈診は省略し，治療に移ることが多い．ただ例外は，風邪の患者に入江の経絡 IP 療法を施す場合は経別脈診を行う．

ii　経別 IP 療法

　日常診療で経絡治療の効果が高い①腰痛（ぎっくり腰を含む），②膝関節痛，③肩関節周囲炎，④肩こり，⑤むち打ち症には経別 IP 療法は不要である．現在，経別 IP 療法は患者の体質改善や基礎体力向上のために，例えば，①乳癌術後の再発予防に両側三焦，②潰瘍性大腸炎に両側大腸，③高齢者のフレイル症候群に補腎・補脾を目的とした腎や脾，の経別 IP 療法を施す，などの用い方が多い．なお，一部のうつ病に経別 IP 療法が有効な可能性がある．

（2）気診（FT）をはじめる前に

　FT 診療を25年以上続けた経験から，FT も OT も真実だと信じる．ただ，FT 診断を始める前に，①ワイヤー入りブラジャー，②携帯電話，③キーホルダー，④ポケットの薬，⑤小銭入れ，⑥絹製の服，を患者の体から取り除かなければ，FT を含む気診の診断結果は全

く信用できない.

（3）経筋治療は滎穴の円皮鍼がよい

最後になるが，経筋治療は，入江の焼鍼より，篠原昭二教授の提唱される滎穴治療の方が素早く行え，効果も確実である．本書第3章Ⅲを参照されたい.

（吉本　英夫）

参考文献

1 ）入江正：臨床東洋医学原論．発行者入江正（医道の日本社取り扱い），1990，pp7，22-30，46-63，95-106，107-121.
2 ）楊　力（宮下功・訳)：周易と中医学．医道の日本社，1992，p56.
3 ）佐藤勝彦：図解量子論がみるみるわかる本．PHP研究所，2004，pp68-69.
4 ）入江正：漢方治療原論．発行者入江正，1995，pp25，69-75.
5 ）向野義人：M-Test基本ガイド．医歯薬出版，2017.
6 ）木戸正雄・他：上手な脈診の学び方．医道の日本，63（12)：123-136，2004.
7 ）吉本英夫，村上晴康：寝違いの鍼治療．医道の日本，56（6)：59-69，1997.
8 ）吉本英夫，小田崎博，柏原卓行：入江先生の思い出と腰痛一題．医道の日本，63（12)：176-180，2004.
9 ）李丁（天津中医学院・編)：鍼灸経穴辞典．東洋学術出版，1989，pp113-114.
10）小曽戸丈夫，浜田善利：意釈黄帝内經霊枢．築地書館，1972，pp74-78.
11）高山宏世：腹證図解漢方常用処方解説（新訂23版)．日本漢方振興会漢方三考塾，1998，pp256-257.
12）吉本英夫，山本エリ：入江FTとイメージ診断．医道の日本，57（9)：75-82，1998.
13）吉本英夫，村上晴康：手足の痛みに脾肺肝の臓を治す理由．医道の日本，54（7)：41-51，1995.

Ⅴ　原始信号系による診療システム

湯液・鍼灸作用同一論ならびに全医療に共通する治癒の原理

「湯液・鍼灸作用同一論」とは，身体に反応を起こす目的で体に影響を与える場合，その与えた影響の，身体に反応を起こす仕組み，ならびに作用の仕方については，湯液と鍼灸の間には本質的に違いはないという論である.

湯液と鍼灸という，まったく方法が異なっていて共通性が全然認められないと思われる治療が本質的には違いはないとは，どんな根拠に立っての論なのであろうか？　本質的とはどういう意味なのか？　などの疑問をもたれるのは当然である.

以上の疑問は，練習の実践によって得られる，原始感覚とでも呼ばれる感覚を用いることによってのみ理解ができる部分があるので，言葉だけで説明するのは不可能に近いが，できるだけ疑問に答えて理解を得るためには，この説の成立した経緯の概略を述べるのが最良の方法であると思う.

この論は一つの新しい原理を基に，自然に成立した.

ある未知の条件で皮膚が刺激を受けたときに（皮下注射），生体に説明ができない特殊な反応が起きることがあるのを知り，この現象が起こる条件や理由を追求して，体表に地図に描かれた道路様の線が存在して，これが生体に大きな影響を与えるらしいことを知った．筆者は，新知識と思ったのに，鍼灸ではすでに昔から経絡と名づけられた筋の存在が知られていた．このことを知り，東洋医学を再認識して，鍼灸の勉強を始めた．

その約2年後，小島喜久男（当時鹿児島大学薬理学教授）から漢方*1の特徴とその優秀さの説明を受け，強く勧められるままに漢方の勉強を始めた．

しかし湯液でも，鍼灸の場合と同じく，その原理・学説は，到底，納得，理解できるようなものではないので，この点について小島に相談すると，「まず信じて，実行してみることだ．そして，その結果を実感することだ．まず実行しなさい」の一点張りであった．約2年間，種々の本を「まず信じて実行すること」を心がけて読み漁った．しかし，展望は開けなかった．

思い余って小島に，湯液の理論や学説の，構築の基礎となる原理を納得・理解できないという理由で，湯液の研究を断念したいと申し出た．小島は暫く黙っていたが，「同じ東洋医学である漢方を，鍼灸と関連づけて考えてみたら」と教示された．

湯液と鍼灸に二股をかけると，どちらも大成しないと聞いていたし，湯液は薬理学，鍼灸は生理学と分野も異なっているので，両者を関連づけるなどまったく考慮の外であった．

しかし，小島の教示を受けた瞬間，筆者には両者に対する研究方法と，それらのだいたいの結論が脳裏にひらめいた．その頃，鍼灸での種々の理論が信用できず，独自の理論による種々の研究と実験で試行錯誤を繰り返していたが，そのなかで確からしいと研究を続行していたテーマがあった．それは「気滞を解消すると疾病は治癒に向かう」というものであった．

疾病のとき出現する「気滞*2」と名づけた現象が解消すると，疾病は治癒に向かうという事実を，多くの鍼灸治療経験の結果，例外なしの正しい治癒の原則だと確信したばかりの頃であった．

臨床で回復のはかばかしくない患者の気滞を鍼灸で消去すれば，疾病は明らかに治癒の方向に向かう．それならば湯液でも同様の可能性が考えられるのでは，と考えたのである．「湯液・鍼灸作用同一論」はこの瞬間に誕生した．

筆者は，改めてこの観点から湯液の勉強を始めた．

数年の後，湯液と現代医学的薬物との両者を区別することなく利用して，気滞を消去することが可能となり，その臨床での病状観察から，「気滞を消去すれば疾病は治癒の方向に向かう」という説には例外がないことを確かめたのである．

このことから，上述の疾病治癒の原理は洋の東西を問わず動かしがたい真理であると確信している．

「湯液・鍼灸作用同一論」は「気滞を消去すれば疾病は治癒の方向に向かう，という全医

---

*1 **漢方**：漢方は鍼灸に対応した呼び名として「湯液」と呼称するのが適当と思う．

*2 **気滞，経絡，印知**：気滞，ならびに経絡（と思われるもの）は，印知とよばれる特殊の感覚（原始感覚とでも呼ばれる，人間が忘れ去った感覚で，練習によって取り戻すことのできる感覚）によってのみ感知できる．

療に共通する治癒の原理」から導きだされた理論である．

1．気滞を消去すれば疾病は治癒の方向に向かう

　厳密にいえば，疾病があれば気滞が生ずると，必ずしも断定はできない．疾病があっても気滞が生じないことがあるのを否定することはできないからである．それで，ここでは，気滞の存在を確認した場合についてのみ述べる．

　気滞の存在は，人間の感覚によって印知されるので，人間の感覚に基をおく限り，その気滞を印知する感度には限界があり，かつ個人差がある．また，気滞を印知するとき，気滞そのものの鮮明度にもかなりの幅がある．

　以上2つの理由から，気滞を印知できる可能性には，各場合，各個人でかなりの差が生じる．また一方，印知した気滞を消去しようと方法をつくしても，すべての気滞を完全に消去することは容易ではなく，むしろ不可能である．ある人が気滞を完全に消去したと思っても，より感度の高い人によって，気滞の残存を確認することがしばしばあり，その残存した気滞をすべて消去したとしても，人間の能力に限界がある限り，気滞をすべて消去したとは断言できない．

　それで，診療で，気滞を消去するということは，存在するすべての気滞を消去するのではなく，印知できた気滞を，自分の能力の限りを尽くして消去することを意味する．

　しかし，不完全ながら，できるだけ気滞を消去すれば，疾病は，気滞を消去する以前と比べると，程度の差はあっても確実に停止の方向，または治癒の方向に向かう．

　筆者らは，印知能力の向上と，気滞の消去方法の追求に努力している．

〔有川　貞清，徳永　秀次〕

参考文献

1）有川貞清：潜象界からの診療（新増補改訂版）．高城書房，2003．

2．印知能力が芽生えるまで

　鍼の治療効果を知らずに鍼灸の世界に入ったので，鍼はどれほど効くのだろうかという疑問を，実体験を通して明らかにしてきた．

　筆者は乳児期からアトピー性皮膚炎を患っており，現代医学的においても難治であるアトピー性皮膚炎が果たして鍼灸治療で効果があるのかを体験してきた．

　大学の講義で習ったことや様々な勉強会を通じて，多くの鍼治療を体験し，良い鍼を受けると，鍉鍼でも皮膚がその場でツルツルになる．逆に悪い鍼を受けると，逆気してしゃっくりのようなものが止まらなくなったり，背中の凝りがひどくなったり，下痢をその場で起こしたりした．このように，**1回の鍼でも（1本でも）生体に対して，なんらかの影響を与える**ということを，身をもって体験してきたのである．

　鍼の効果を経験し，鍼が効くということがわかっても，何かスッキリしない点があった．

それは「治療をどのように終えたら良いのか」という疑問であった.

治療の終わり方について，多くの先生に質問をしたが，心から納得のいく答えには出会わなかった．そのような状況のときに，2001年夏期大学で出会った藤木実の被験者となり，望診，切診（今まで習った方法とは異なる：後述）を体感し，「治療は気滞の解消である」と習ったのである.

この考えを聞いたときに，これまでの治療で効いたものと効かなかったものの違いを説明できるのではないかと思い，本格的に学び，取得したいと思った.

藤木から有川貞清を紹介され，2002年4月から有川医院の見学を許可された．有川は，著書の中にある切診の練習方法（電流を指で追いかける訓練）を，「とにかくこれだけは練習するように」と見学のたびに指導された.

見学を許可されて1カ月位経ったときに，有川が印を付けた患者の反応点に刺鍼をするように指導された．鍼を施術すると「いつの間にか，鍼の方向はわかるようになっているね」といわれた.

反応点を消すにはただ鍼を刺せば良いというものではない．反応点からルート（経絡）がでており，このルートに乗るように鍼をすると気が走り反応点は消失する．そのためには，鍼をするときには鍼の方向性，角度，深さが大切なのである.

次に述べる症例で鍼の方向性がいかに大切であるかを体験し，またそれが，従来の経絡流注による補瀉迎随とは関係がないことを理解・体得した.

五十肩の患者に刺鍼をしたとき，外関穴付近に反応点を感じた．経がでる方向に向けて刺鍼をしたが，切診で調べると気は走っていない．腕を動かしてもらうと痛みに変化はなく挙上できなかった．そこで，切診で丁寧に方向をみると，刺鍼角度が5度くらい違っていた．方向に狂いがあったので，鍼を刺し直し，方向を正すと経がでるのを感じると同時に，挙がらなかった手が即座に上まで挙上できるようになっており，すばらしい効果に患者とともに喜びあった.

この症例を通して，鍼に方向があると確信した後は，治療結果も向上した．鍼をするときにまず大切なことは，正確に反応点を取れることである．反応点が取れたらそれを効率よく確実に消していくための刺激が必要になる．鍼で反応点を消すのであれば，前述のように鍼を刺す方向が大切である．灸を施術する場合は，方向は関係ない．しかし，修練を開始してすぐに反応点を取ることは困難である．まず始めに，指導者が取った反応点をそれが反応点であると確認し，自分の感覚として掴むように練習する．次に方向がわかるようになるための練習を始めると上達が早いように思う.

筆者の切診では，患者に近づけた指が経絡の上を勝手に動いて反応点に止まる.

経絡を実際に身体に書く研究を行っている（後述）．井穴に刺鍼をしたり，刺絡をしたり，原穴，経穴，八総穴，四総穴に刺激をした．この研究をはじめてから，切診のレベルが向上したように思われる.

有川医院でこれまで見たこともない鍼灸の臨床効果を何回も目の当たりにしているうちに，いつの間にか自分の中でも，当たり前の出来事になってきた．そのうちに，自分でもできるのではないかという気が起こってきた．そうすると，不思議と少しは自分でもできるようになっていたのである.

有川はよく，「まずは，既存の知識を広げて，できるということを知ることだ」と教えて

いる．できるということを知ることで，非常識が常識化される．それが，自分でもできるようになることの第一歩だと思う．

3. 人間のもつ五感以外の感覚

　人間には**五感以外の感覚（原始的な感覚）がある**ということを有川の著書[1]によって知り，有川の診療を通じて体験した．そして，著書にも載っている練習方法をすることで**この感覚の一部を身につけ，本当にそのような感覚があると知った**．また，このような感覚は特別の能力でなく，本来誰にでもできるようになると思っている．この練習を続けている周りの人（筆者も含め）がみんなそれぞれにできるようになっていくからである．

　練習をする前から何かを感じていたわけではなく，ただただそれをしていると何となくわかってきて，現在ではその練習方法である**電流の上を指でなぞると**，説明はできないが，**指が一定方向にしか動かなくなる**．それは，思い込みや信じるものでもなく「**こうなる**」としかいえない感覚である．

　繰り返しになるが，初めからできたわけではなく，とにかく練習をした．中には初めから何かを感じる人がいるかも知れない．初めから何かを感じる人でも，この練習を続けると，もっと深いものが得られると思う．ちなみに筆者は，指や手がビリビリするなどの何かを五感的に感じているということはなく，**指（手）が引っ張られるような感じで動く**だけである．この感覚で治療をしていくと，今までにない治療効果を得ることができる．何より，治療をしている本人の心が落ち着くようになる．

　筆者が習い，身につけた治療方法を簡単に説明する．

　筆者がこの治療法を学び始めて16年になる．習い始めの1，2年は切診が中心であった．指が勝手に患者の身体の上をなぞり，ある場所で止まる．そして，止まった所に鍼をする．この手が止まった場所には，2種類の性質があり，それぞれにあった刺激を加えていく．これは，**自分の身体が，自分の意志と関係なく先に動く**のである．そして，患者の身体の欲しいところ（勝手に指が止まった場所）に，欲しい刺激をする．刺激する方法は，様々な事実の集積により治療効果をあげている有川の方法に基づいている．当時，筆者の場合は，指が止まった後で治療方針を決め，寒・熱を解釈していた．治療が終わると，患者の身体に手が止まらなくなっていた．現在では，まず望診により，気滞の解消に繋がる反応点（治療点）の⊕⊖を探す．気滞を消去すると筆者の身体が患者の方にいかなくなる．治療をしたいという気持ちがなくなる．

　切診で勝手に指が動いて患者の身体のある場所で勝手に止まってしまうような感覚は，**人間の持つ五感以外の原始的な感覚**であると思う．

　昔から，名人，達人といわれている人，たとえば一流のスポーツ選手，ソムリエ，料理人など，この感覚を用いているように思う．

　有川からイチロー選手はこの感覚を利用していると言われていた．こんなインタビューがあったことを思い出した．「外野手の前にポンと落ちる，いわゆるポテンヒットを解説者の方が，これはラッキーなヒットですねと言われることがある．しかし，僕はその技術を身につけてしまったので，そのヒットを見たときにラッキーとは言えない」とコメントしていた

ことがあった．これは，技術的な話ではなく，五感以外の感覚の世界の話を言葉として表現してくれたものだと思う．

　上記のように，感じたものを表現するときには，本当は五感以外の感覚を使っていても，**本人でさえ五感以外の感覚を使っていることを自覚せず，あたかも五感だけで感じたような表現方法**をとる．それは，われわれ人間は，人に言葉で伝えるときには，**五感を基礎にした表現方法**しか使えないからだと思われる．

　このような**五感以外の感覚**は，本来人間誰もが持っている．ただこの感覚を開発して自覚するには，どのようなものであっても，ある程度の修練が必要であり，そして，そうした修練を積んだ人にはわかることなのである．

　このような感覚について，有川の著書[1]には，**印知**という言葉で「五感以外の感覚で五感と同じか，または類似の次元にあると感じています」と書かれている．

（加藤　淳）

参考文献

1）有川貞清：潜象界からの診療（新増補改訂版）．高城書房，2003．
2）加藤淳，飯泉充長監修，有川貞清：経絡図譜「潜象界からの診療」実践編．高城書房，2007．

4．経絡の図説──現れる経絡

「経絡というものが存在するのか？」

　この問いに対し，現在の鍼灸界には，①経絡は存在する，②経絡は存在しない，③経絡などは問題ではない，といった意見がある．これは経絡の存在の根拠を文献のみに頼り，想像やイメージを使って構築しているからだと思われる．また，**経絡が発見された経緯についての記載は文献に見当たらない**．

　今回，十二井穴付近の反応点から現れる経絡と思われるものを捉えた．加えて，十二原穴付近の反応点から出る経絡と思われるもの（以下，経絡と記す）を追った．

経絡と思われるものを指で追うことができる感覚

　筆者らは経絡が，指で追うことができるという事実をもとに実験を行った．経絡を指で追うことができるというのは，電流回路の流れを指で感じる（言葉がないので「感じる」＝指で追う）ことができれば可能となる．電流回路の練習方法を以下に記す．

　この感覚はまったく新しい感覚であり，「印知」と呼称している．しかし，本来人間が持っている感覚なので練習をすることで誰にでも身につけることが可能になる．

　この感覚を身に付けた方は，今回の研究結果について自分の感覚で検証してほしい．

　切診の練習方法：左手に磁石のN極の先端を持ち，右手で**図5-33**の電流回路の上をなぞる．そのとき，電池の⊕（矢印）の方に向かい，指が勝手に動くまで練習する．左手にS極を持った場合には，電池の⊖（矢印と反対）の方向に動くようになるまで練習する．

　この練習ができるようになると，**経絡（印気の動く道筋）を指で追える**ようになる．

　刺激条件と観察方法：健康な人の場合，身体の反応点にマーキングする前は，経絡が現れ

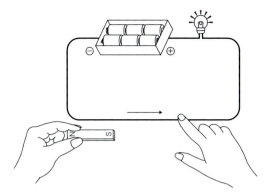

図 5-33 電流回路を利用した切診の練習法

乾電池（単 1, 6 個, 9V）を直列にして，豆電球をはさんでコードで結ぶ．左手に磁石（N 極）を持ち，右手でコードの上を示指またはその他の指でなぞる．乾電池の⊕方向（矢印）に指が動くまで練習する．S 極を持ったときは逆になる．

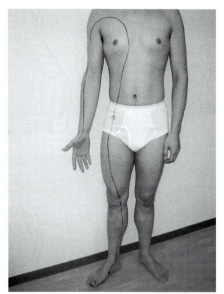

図 5-34 手の太陰肺経のマーキング結果

ていないので追うことができない．身体の反応点を刺激することで，初めて経絡が現れた．

　文献に記載されている**経穴（十二井穴，十二原穴）の付近にある〈＋〉反応点に赤マジックでマーキングすることを刺激方法とし，左手に磁石のS極を持ち，右手で現れた経絡を追いかけて描写**した．なお，経絡が途中で止まる場合には，以下の 2 通りの方法により刺激を加え経絡（印気）がこれ以上走らないかを確認し終点と思われる所まで追いかけた．

(1) マーキングした井穴に再度赤マジックを強く押し当てた．ここで，経絡が走らないときには，井穴に銅製の鍉鍼を当てるか，刺鍼をした．
(2) 止まった場所に赤マジックをつけた．ここで，経絡が走らないときには，その場所に銅製の鍉鍼を当てるか，刺鍼をした．

　何回も何回も検証実験を繰り返していくと，赤マジックのマーキングだけでほとんどの経絡を追いかけられたが，慣れないと難しいと思う．また，被験者によって差があり，経絡を終点まで一気に追える被験者と途中で経絡（印気の動く道筋）が終わってしまう被験者がいるように感じる．赤マジックでのマーキングだけよりも刺激を加えたものの方がわかりやすく，刺激の方法により印気の走る勢いは，かなり異なるようである．

　結果：今回は，〈＋〉反応点に赤マジックでマーキングを行うと，経絡の走行が文献の流注に近かったので，写真および図を掲載した．

　実際に少商穴付近の〈＋〉反応点から起こる手の太陰肺経と思われる経絡を追った結果を**図 5-34** に示し，他の経絡については次頁の**図 A〜Y** に示す．

今回の条件による検討結果の特徴的な事項

(1) 現れた経絡は追うことができた．
(2) 現れた経絡は終点で回って終わった（足の太陽膀胱経と思われるルートは除く）．
(3) 陰経では，同名異経のつながりがあった．

276

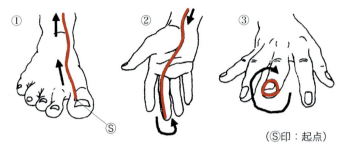

A：① 大敦穴付近より始まる．
足背部第1・第2中足骨間を通り，下肢前面内方，胸腹部前面の正中線と乳頭線との間を上行し，肩関節前面中央，上肢前面中央を下行する．
② 手の第3指先端を回って終わる．
③ 同手背面．

(Ⓢ印：起点)

図A 足の厥陰肝経と思われるルート

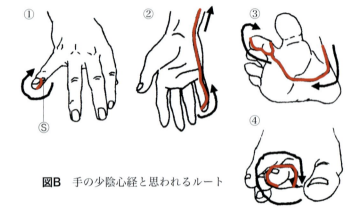

B：① 少衝穴付近より始まる．手の第5指先端を回る．
② 同手掌面尺側，手根部前面尺側から肘窩横紋中央を通り上腕部前面外方を上行し，肩関節前面中央から胸腹部前面の正中線と乳頭線との間，大腿部前面内側を通り，下腿部後面内側を下行する．
③ 足底部中央を通り，足の第2趾先端部を回って終わる．
④ 同足背面．

図B 手の少陰心経と思われるルート

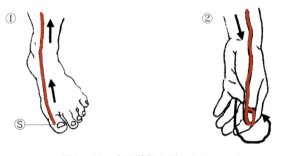

C：① 隠白穴付近より始まる．
足背部内側を通り，下肢前面内方，胸腹部前面の正中線と乳頭線との間を上行し，肩関節前面中央から上肢前面橈側を下行する．
② 手の第1指先端を回って終わる．

図C 足の太陰脾経と思われるルート

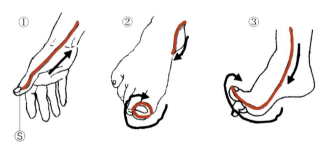

D：① 少商穴付近より始まる．
手の第1指手掌面橈側，上肢前面橈側を上行し，肩関節前面中央から胸腹部前面の正中線と乳頭線との間，下肢前面内側を通り下行する．
② 足部内側面を通り，足の第1趾先端を回って終わる．
③ 同内側面．

図D 手の太陰肺経と思われるルート

E：① 湧泉穴付近より始まる．
下腿後面内側を通り，大腿内側面，胸腹部前面の正中線付近を上行し，肩関節前面上方，上腕部前面外方，肘窩横紋中央を通り，前腕部前面尺側を下行する．
② 手掌面尺側を通り，手の第5指先端を回って終わる．

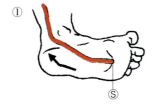
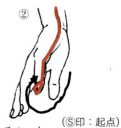

(Ⓢ印：起点)

図E　足の少陰腎経と思われるルート

F：① 中衝穴付近より始まる．
手の第3指先端を回る．
② 同手掌面中央，手根部前面中央から上肢前面中央を上行し，肩関節前面中央を通り，胸腹部前面の正中線付近，下肢内側面を下行する．
③ 足底部中央を通り，湧泉穴付近で止まる．

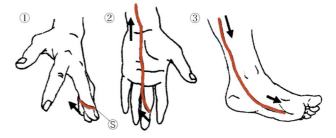

図F　手の厥陰心包経と思われるルート

G：① 足竅陰穴付近より始まる．
足背部第4・第5中足骨間を通り，下腿部後面中央，膝窩部外方，大腿部外側面中央を上行し，体幹部に至る．体幹部側面から肩甲部中央，後頸部，後頭部から頭頂部の正中線よりやや外方を通り，前頭部で対側の眉毛外端に至る．次いで面部を下行し，下顎下縁に沿って再び同側の耳介部に戻り，後方からこの周囲を巡った後，耳介前方より側頸部を通り，肩関節後面，肘頭橈側を経て前腕部後面を下行する．
② 手根部後面中央，手背部中央を通り，手の第3指先端を回って終わる．

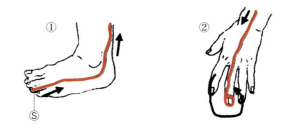

図G　足の少陽胆経と思われるルート

H：① 少沢穴付近より始まる．
上肢後面内側を上行し，肩関節後面でaとa'（図になし）の2本に分岐する．
a　肩関節上方から前面に回り，上腕前面，肘窩横紋外端，前腕前面橈側から後面橈側に下行する．
② aは手根部後面から手の第1・第2中手骨間を下行し，手の第2指先端を回って終わる．
a' 肩関節後面から肩甲骨下縁を巡り，肩甲間部，後頸部をまっすぐ上行して頭部に入り，後頭部，頭頂部，前頭部を正中線よりやや外方に回り，頬骨中央，下顎角を下行し，頸部前面で2本（b, c）に分岐する．
b　鎖骨内方から胸部の乳頭線より内方を下行し，鼠径部でcと交差し，下肢前面外側を下行し，足関節前面内方で再びcと合流する．
c　鎖骨中央から胸腹部前面の乳頭線より外方を下行し，鼠径部でbと交叉し下肢前面中央を下行し，足関節前面内方で再びbと合流する．
③ b, cは足の第1中足骨内方を通り，第1趾先端を回って終わる．

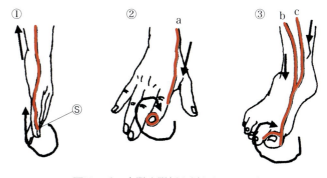

図H　手の太陽小腸経と思われるルート

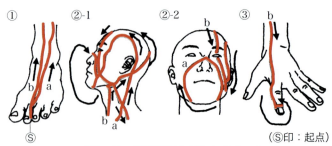

図I 足の陽明胃経と思われるルート（Ⓢ印：起点）

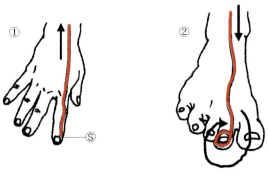

図J 手の陽明大腸経と思われるルート

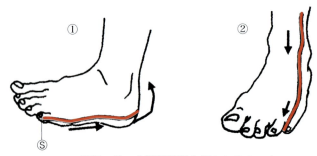

図K 足の太陽膀胱経と思われるルート

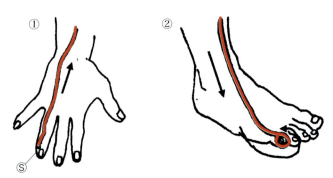

図L 手の少陽三焦経と思われるルート

I：① 厲兌穴付近より始まる．
足の第2趾外側を2本（a, b）に分かれて上行する．
a 足関節前面，下腿部前面外側から膝蓋骨外側，大腿部前面中央を通り，胸腹部前面を乳頭線よりやや内方を上行し，鎖骨内方から頸部に至る．
b 足関節前面，下肢前面中央を通り，胸腹部前面を a よりやや内方を上行し，鎖骨内端から頸部に至る．
② 頸部を通り，頭顔面部を巡る．
a 耳介部後方から側頭部を巡り，頬部を下行し，鼻口部の周囲を回って終わる．
b 下顎下縁に沿って上行し，後方から頭部を巡り，眉毛中央，眼部中央を通り，下顎角前方から再び頸部，肩関節前面中央，上肢前面外側を下行して手背側に移る．

J：① 商陽穴付近より始まる．
手の第2指橈側，上肢後面橈側を上行し，肩関節側面中央から胸腹部前面の乳頭線より内方を通り，下肢前面中央を下行する．
② 足の第2趾先端を回って終わる．

K：① 至陰穴付近より始まる．
足部外側面を通り，踵部で後方に移り，下肢後面中央，腰背部の正中線と肩甲骨内縁の線との間を上行する．僧帽筋上縁中央を乗り越え肩関節前面，上腕部外側面，前腕部後面橈側を下行する．手背部の第2・3中手骨間，手の第2指尺側から爪甲部前方を通り，手の第2橈側，手背部の第2中手骨橈側，手根部背面橈側端を通り，前腕部にて後面橈側から前面橈側に移り，肘窩横紋橈側端，上腕部前面外側を上行する．肩関節前面中央から胸腹部の正中線よりやや外方を通り，下肢前面外方を下行する．
② 足関節前面外方から足背部の第4・5中足骨間を通り，足の第5趾先端を回らずに終わる．

L：① 関衝穴付近より始まる．
手の第4・5中手骨間，手根部背面尺側端を通り，肘関節後面に至るまでの前腕部で後面尺側から後面橈側に移る．肘関節後面橈側から上腕部後面中央を通り，肩関節後面中央まで上行し，肩甲棘上縁から肩甲骨内縁に沿って巡り，肩甲骨下角から体幹部側面の腋窩線上を下行する．大腿部外側面，膝関節前面外方を通り，下腿部脛骨外縁に沿って下行する．
② 足背部を斜めに通り，足の第5趾先端を回って終わる．

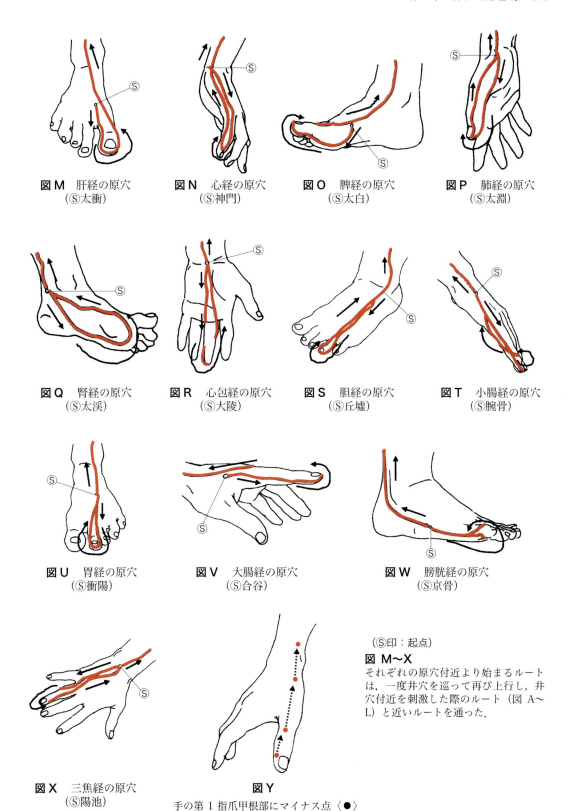

図M 肝経の原穴（Ⓢ太衝）
図N 心経の原穴（Ⓢ神門）
図O 脾経の原穴（Ⓢ太白）
図P 肺経の原穴（Ⓢ太淵）
図Q 腎経の原穴（Ⓢ太渓）
図R 心包経の原穴（Ⓢ大陵）
図S 胆経の原穴（Ⓢ丘墟）
図T 小腸経の原穴（Ⓢ腕骨）
図U 胃経の原穴（Ⓢ衝陽）
図V 大腸経の原穴（Ⓢ合谷）
図W 膀胱経の原穴（Ⓢ京骨）
図X 三焦経の原穴（Ⓢ陽池）

図Y 手の第1指爪甲根部にマイナス点〈●〉をとり，左手にS極を持ち，右手で経絡を追いかけると，点状として現れた．

（Ⓢ印：起点）

図M〜X
それぞれの原穴付近より始まるルートは，一度井穴を巡って再び上行し，井穴付近を刺激した際のルート（図A〜L）と近いルートを通った．

(4) 原穴を刺激して現れた経絡は，一度，指先の井穴を巡って，正経と近いルートを通った（正経は，その経絡の井穴を刺激したときに現れる経絡とする）.

今回の検討で捉えた**印気の動く道筋**が，おそらく**経絡**ではないかと考えられる.

また，経絡の現れ方は，同一被験者でも一定でなかったことから，そのときどきの**身体の状況により変化**するのではないかと思われる.

参　考

刺激の方法を赤マジックではなく青，黒マジックですると，赤マジックを付けたときとは違った経絡が現れた.

今回は紙面の都合上記載していないが，四総穴，八総穴では正経上にある経穴と名称は同じであっても，その場所と，そこを刺激したときに走る印気の動く道筋（経絡）は異なる.

赤い印を付けた〈＋〉反応点に対する刺激方法として，灸，刺鍼，皮内鍼（枕なし），鍉鍼，刺絡，銅の粒などのさまざまな方法があるが，そのときに走る経絡（印気）の勢いは，それぞれ異なる.

〈＋〉反応点（赤印）にＳ極を持ち，線上に経絡（印気）を追いかけたが，習練をつむと，Ｎ極を持ちＳ極のときとは違ったルートを点線状に追いかけることができる.また，〈－〉点（青印）においても同様にＮ極を持つときは経絡が線上に現れ，Ｓ極を持つと点線状として現れた.

今回の報告は，**実際に練習し電流を追うことができる**という新しい感覚を身につけることで**誰にでも確認できる**.詳しくは，何度も実験を繰り返してさまざまな人でも検証を行ったものを『経絡図譜』「潜象界からの診療」実践編で図譜したのでそちらをご参照いただきたい.今後このような事実を基にした研究が進められることを願っている.

（加藤　淳・飯泉充長・有川貞清）

参考文献

1）有川貞清：潜象界からの診療（新増補改訂版）.高城書房，2003.
2）加藤淳，飯泉充長監修，有川貞清：経絡図譜「潜象界からの診療」実践編.高城書房，2007.

◆5.　有川反応点を刺激して有効であった腹痛，腰痛，頭痛の症例

有川貞清は症状に大きな影響を与える点を「反応点」として，著書[1]に記載している.有川によると，「反応点は刺激とはいえないくらい微小な信号のような刺激が症状に大きな影響を与える点」である.

今回この反応点を刺激し，症状の改善した腹痛，腰痛，頭痛の各1症例を提示し，若干の考案を加え報告する.以下「反応点」は有川の反応点を指す.

症例 1 ：HT，52 歳，男性

主訴：腹痛

既往歴：C 型肝炎（現在も治療中）

現病歴：2003 年元旦に餅を食べてから腹痛が出現．腹全般にキリキリとする強い痛みであった．1 月 4 日，近くの病院で胃内視鏡検査を受けたが，潰瘍性病変はなかった．そのとき，投与された薬を内服しているが，腹部の右側を中心に症状が続くため，1 月 6 日，筆者のクリニックを受診．

現症：1 月 6 日，腹部は平坦で軟，腸管音はやや亢進，筋性防御はなし．腹部単純 X 線で上行結腸，S 状結腸に軽度のガス像を認めた．切診で右下腹部に異常を認めた（**図 5-35**）．

治療経過：切診で異常を認めた右下腹部より〈＋〉〈－〉の反応点を求めた．〈＋〉の反応点は右丘墟の辺り，〈－〉の反応点は右大巨の辺りであった（**図 5-35**）．〈＋〉〈－〉の反応点をその磁性を帯びた鍼で約 10 分刺激した．置鍼後，腹を石で押さえつけられているような感じがとれ，腹が温もり，腸がグーグと動き出しガスが出そうになった，といった．そして切診で得られた右下腹部の異常も消失していた．腹痛に対しての処方はしなかったが，症状は改善していった．

症例 2：KY，43 歳，女性

主訴：腰痛

既往歴：青年時代から頻回のギックリ腰

現病歴：慢性の腰痛があり，ひどいときは治療を受けるが，強い痛みが消えると治療を止めることの繰り返しであった．

長い経過から，腰痛と付き合いながら，腰をかばいながら仕事をしている状態であった．2002 年 12 月末より腰痛が増強し，2003 年 1 月 28 日筆者のクリニックを受診．

痛みの詳細は次のようである．右大腿後方から下腿にかけての張った痛みで，しばらく

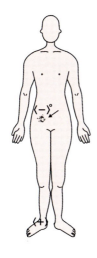

　　切診で異常を認めた部位
〈＋〉の反応点　丘墟の辺り
〈－〉の反応点　大巨の辺り

図 5-35　症例 1 における切診の異常部位と〈＋〉〈－〉の反応点

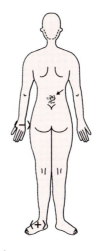

　　切診で異常を認めた部位
〈＋〉の反応点　束骨の辺り
〈－〉の反応点　後渓の辺り

図 5-36　症例 2 における切診の異常部位と〈＋〉〈－〉の反応点

マッサージしないと歩けないくらいである．咳をすると同部に電気が走るような感じがする．夜間はどんな体位をとっても，大腿と下腿の筋肉が引き合って痛い．

　　現症：母趾背屈障害（−），母趾低屈障害（−），ラセグ徴候（−）
　　　　　切診で3〜5腰椎とその左側に異常を認めた（**図5-36**）．

治療経過：切診で異常を認めた部位より，「反応点」を求めた．〈＋〉の反応点は左束骨の辺り，〈−〉の反応点は左後渓の辺りであった（**図5-36**）．それぞれその磁性を帯びた鍼で約10分刺激した．

　置鍼後，下腿後方の張っていた筋肉がほぐれ，大腿部の痛みがとれてきた．そして切診で得た3〜5腰椎とその左側の異常も消失していた．

　腰痛に対しての処方はしなかったが，症状がとれ，苦痛なく日常の生活がおくれるようになった．

症例3：TN，46歳，女性

　主訴：頭痛
　既往歴：特記することなし
　現病歴：仕事が多忙で，最近の数週間，不眠傾向であった．4〜5日前から倦怠感があり，昨日からは頭痛が出現し，2004年9月4日，筆者のクリニックを受診．頭痛はこめかみ，前頭部から後頭部・頸部にかけて著明．肩こりもひどい．
　現症：血圧122/74 mmHg，脈拍68/分
　　　　　顔面蒼白で応答もしたくない状態
　　　　　胸部；打聴診異常なし．腹部；腹力なく，振水音あり
　望診：体の前面よりの望診で鳩尾から中脘の辺り，背面からの望診でその対側に気滞を感知した（**図5-37**）．

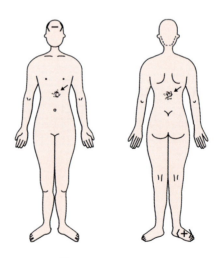

　　　　望診で異常を認めた部位
　〈＋〉の反応点　　丘墟の辺り
　〈−〉の反応点　　百会のやや前方

図5-37　症例3における望診の異常部位と〈＋〉〈−〉の反応点

治療経過：現病歴および頭痛の性状より筋収縮性頭痛（緊張性頭痛）と診断した．

　望診でわかった気滞の部より切診で「反応点」を求めた．〈＋〉の反応点は右丘墟の辺り，〈−〉の反応点は百会のやや前方であった（**図 5-37**）．そして，〈＋〉の反応点を灸で，〈−〉の反応点を磁性 S 極の帯びた鍼で刺激した．

　数分の刺激後，症状は 9 割改善し，わずかに左肩のこりが残存する程度になっていた．血色が改善し笑顔も出てきて，通常のように会話できるようになったので，薬物は投与しなかった．

考　察

　有川反応点を特定し，その部位への微小な刺激で，腹痛，腰痛，頭痛の症例を改善できた．「反応点」は症状に大きな影響を与えることがわかった．そして，3 症例で特定した有川反応点は従来記載されている経穴・経絡とは関連のない部位であった．

　「反応点」を提唱した有川の診療は後述するように特異なものである．したがって，有川反応点も，鍼灸書に散見される反応点と，その意味するものは異なっているように思われる．

有川反応点とは何か

　有川反応点の説明のために有川の診療の概略を述べる．

　有川の診療は次のような現象を事実として認識することにより成立している．

(1)　人間の体は病気になると，健康なときにはまったく出さないような，異常な情報を出すようにつくられている．

(2)　異常な情報は，治療すべき病変部，または病変部を治療するのに関係のある場所から発せられる．

(3)　異常な情報を，手段を講じて消去すると，結果として体は快方に向かう．

　これらに基づいた診療の実際は，病変部を気滞として望診により捉え，その部分より切診により得られた「反応点」に治療を行い，気滞を消去することで行われている．

　以上のことから，有川反応点は気滞を消去するための治療部位である．

　有川の診療は，望診，切診での把握の仕方，特定されるものが非常に特異的で，これらは従来の記述にある東洋医学にはみられない．すなわち，望診，切診で捉えることができるものは①気の動き（経絡），②気の滞っている場所，③体表の「反応点」である，とされている．

　これらは五感では捉えることができないので，これらを感知する能力が必要である．このような能力獲得には習練が必要で，有川の著書にはその方法も述べられている．

　「反応点」については，その発見の経緯を次のように記載している．

　「体表への刺激に対して起こる，体の反応や鍼灸での治療点について調べていた時，今まで知られていないような，特別な反応を示す経穴が存在し，その経穴への刺激が，症状に大きな影響を与えることを知り，反応点と名づけた．反応点とは，①未知の，特別な反応を示す点であり，②その点への刺激（刺激とは言えないくらいの微小な信号のこともある）が症状に大きな影響を与える点の総称」としている．

　「反応点」を使っての治療は，有川の著書によると，〈＋〉の反応点には〈＋〉の刺激を，

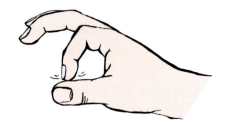

図 5-38　手指の筋力を利用し切診で異常を感知する手技

示指の先端は拇指（爪根部と指尖部の中間）に軽く接触する．この状態で BDORT，入江 FT と同様の判定ができる．示指が拇指の指尖の方に止まることを「散」と表現する．BDORT での〈−〉，FT での sticky に当たる．示指が拇指の爪根部の近くに止まる状態を「収」と表現する．BDORT での〈+〉，FT での smooth に当たる．

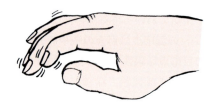

図 5-39　タッピングにより切診で異常を感知する手技

磁石を持たない他側の手指でタッピングすると，握った磁石の磁性と同じ性格の反応点の部位を特定できる．習練をつむと，磁石を持たないで，示指で〈+〉の，中指で〈−〉の反応点を特定できる．

〈−〉の反応点には〈−〉の刺激を行うことを原則とするとしている．

〈+〉の刺激とは磁石のN極，イオン化傾向の低い金属などであり，〈−〉の刺激とは磁石のS極，イオン化傾向の高い金属などである．

今回提示した症例 1，2 においては，筆者はその診療当時，望診で気滞を，また切診により容易に「反応点」を感知できなかったので，これらの部位の特定は次のように行った．

症状を訴える部位辺りを切診で探し，異常を感じた部位を，治療を必要とする病変部と考えた．切診で異常を感知する方法は，有川のすすめる手指の筋力を利用する手技（図 5-38）で行った．有川はこの手技を LF（learning by finger）としている．

次に，治療すべき病変部より「反応点」を探した．その特定は有川のすすめる磁石を利用する方法で行った．すなわち，一側の手指で磁石を握り，他側の手指で体表面をタッピングする方法である（図 5-39）．タッピングする手指の動きが収斂する場所を求め，その部位が「反応点」である．「反応点」の性格は握っている磁石の磁性によって決まってくる．

症例 1，2 では，これらの方法によって感知できた〈+〉〈−〉の反応点を，それぞれの磁性を帯びた鍼で刺激することにより，切診で感知できた治療すべき病変部の症状を速やかに改善することができた．

症例 3 の診療の際は，不完全ではあるが望診で気滞を，切診で「反応点」を特定することができた．そして得られた〈+〉〈−〉の反応点を鍼，灸で刺激することによって，症状が改善し，気滞も消去されていた．

症例 1，2，3 の診療からみて，獲得した感知する能力の程度によって，望診，切診の仕方，治療の方法が異なってくることがわかる．

症例 1，2，3 では，「反応点」の刺激だけで，大きな臨床効果をあげることができた．この効果よりみて，これらの反応点は「強力反応点」と考えられる．強力反応点は有川では，次のように記載されている．

「…体表に刺激が加わったときや，体に異常が起こり，気滞が発生したときには多数の反

第5章　新しい鍼灸診療　*285*

応点が発生します．…（中略）…その中でも気滞消去に最も強力な数対の反応点が存在します．これらの反応点を強力反応点と名づけます．…」

　強力反応点であるかないかによって，治療効果が大きく変化するので，診療に際してはこの点に留意することが大事である．

総　括

(1)　「反応点」へ鍼灸の刺激を行い，体力は快方に向かった．

(2)　症例3は『潜象界からの診療』[1]に述べられている望診，切診によって診断と治療ができた．

(3)　症例1，2は望診に代わり，治療する部位を切診で特定した．その方法は手指の筋力を利用しての切診によった．

(4)　症例1，2では切診に代わり，磁石を利用しての指のタッピングで「反応点」を特定できた．

(5)　反応点という言葉は，「身体に起こった異常を知る場所であり，その部位への刺激が治療に有効である治療点」[2,3]を意味している．

(6)　反応点は五感でわかるものから原始感覚で感知するものまで，種々あることがわかった．

(7)　有川の述べている反応点は気滞の消去というはっきりした治療目標があり，またその特定の仕方から，成書にある反応点とは識別されるべきである．その記載方法は，"反応点（有川）"または"有川の反応点"としたほうが望ましい．

（徳留　一博）

参考文献

1 ）有川貞清：潜象界からの診療（新改訂増補版）．高城書房，2003．
2 ）長濱善夫：東洋医学概説．創元社，1998，p235．
3 ）山下　詢：正奇経統合理論とその臨床．医歯薬出版，1994，p26．

索　引

● 欧文 ●

ABAB 法　138
AMI　225
BDORT　224
Bi-Digital O-Ring Test　224
calcitonin gene related peptide
　128
Care　4, 10
CGRP　128
Core　4, 10
Cure　4, 10
LTR　133
MOS　47
MPS　131, 132
MRI　125, 128
MV　235
nature　10
Oda test　192, 203, 206
OHQ57　47
O- リング　224
PHC システム　1, 2, 3, 17
physis　10
PNI　12
Primary Health Care システム　1,
　2
PTG　235
QOL　47
RCT トライアル　109
SEA　133
VAMFIT　169
VAS　138, 139
WHO　5
Wolff　107
X- 信号系　112
X 線　122, 125, 128
X 線透視　129

● あ ●

アーユルヴェーダ　5
アイスパック　122
アイスマッサージ　122
アトロピン　126, 127, 128
アリストテレス　13
アルマ・アタ宣言　5
阿是穴　95
噫気　41, 45, 49, 60, 61
噯気　45
呃逆　45
悪性腫瘍　136
足や腰がだるく痛む　147

足陽明経筋　108, 188
汗　46, 50
圧作用　123
圧弾性率測定装置　235
圧注法　123
圧痛　90, 91, 91, 131, 132,
　133, 134
圧痛閾値　135
圧痛点　130, 132, 133, 134
現れる経絡　274
有川貞清　4, 11, 112
有川反応点　112, 212
按　71, 114
按診　78
暗紅舌　29

● い ●

イオンパンピング　205
イメージ診断　264
いのち　4, 12, 18
いのち学　4
井筒俊彦　11
井上式気診法　245
医の哲学　3
医学　3
医学・医療行為　3
医学原論　3
医術　3
医術・治療の原則　13
医心方　6
医道　3, 10
医療行為　4
医療面接　47
胃　71, 72
胃の気　72
　──の脈診　159
胃陰不足　148
胃脘痛　55
胃気上逆　144
胃痛　147
胃内停水　85
胃熱熾盛　148
畏寒　50
異常経絡　170
意斉・夢分流の腹診　81
痿軟　35
遺精　147
遺尿　59, 147
息切れ　146
閾値　137
一気溜滞説　6

入江フィンガーテスト　251
入江 FT システム　254
引痛　53, 55
因果律　13
印気　15, 16, 212
印知　15, 192
　──の解釈　211
　──の臨床作用　210
陰維脈　93, 94
陰液の不足　21
陰黄　23
陰気滞　112
陰虚　21
陰虚陽亢　141
陰蹻脈　93, 94
陰極刺激　123
陰谷　115
陰部神経　126, 130
陰部神経低周波鍼通電療法　126
陰部神経電気刺激　127
陰部神経鍼通電刺激　126
陰部神経鍼通電療法　127
陰脈　75
　──の海　94
陰陽五行の診療　242
陰陽八卦の診療　242
飲　59, 145, 146
隠痛　53

● う ●

運動器系疾患　124, 124
運動制限　123
運動療法　122

● え ●

エネルギー系　15, 16, 18
エネルギー変換熱　122
エビデンス　121
衛気営血弁証　143
栄　33
栄枯　33
瑛　12
疫癘　143
液体医学　2, 16
液体窒素　122
液体病理学説　2, 12
円柱状経気　239, 240
遠位選穴　149

● お ●

小田伸悟　192

小田式胸鎖乳突筋検査法　203
小田一　192, 204
押し手　142
悪寒　22, 50
悪寒発熱　50
悪心　61
悪風　50, 55, 143
瘀血　23, 144
瘀点　34, 35
瘀斑　34, 35
王然　11, 12
黄汗　52
黄苔　31, 36
嘔吐　45, 49, 147
横溝　40
岡本一抱　115
屋漏脈　76
澤瀉久敬　2, 4, 7, 9, 10
帯下　66
音素コード　207, 237, 243, 243
音素診断　207, 243
温寒　142
温度刺激　123
温熱療法　122
温法　142
温冷パック　136

● か ●

カルシトニン遺伝子関連ペプチド　128
ガルバニゼーション　123
下合穴　97, 173, 175
下肢しびれ　125, 128
下肢痛　125, 128
下腹部痛　146
化学的刺激　123
可視光線　122
可動域　134
仮骨形成　123
仮象　39
仮神　21
仮燥苔　37
仮苔　37
科学　3, 8, 9
　　——の知　7, 8
過敏性腸症候群　58
渦流浴　123
痕　79
蝦游脈　76
牙痛　57
介達牽引　123
回光返照　60
回盲部の抵抗と圧痛　84
灰苔　31, 36
怪脈　76
解索脈　76

外感熱病　75
外感病　143
外感病証　153, 154
外傷　136
艾炷灸　150
艾条灸　150
咳嗽　41, 44, 146
革脈　74
喀痰　146
隔物灸　150
学　8
顎関節症　110, 137, 139
肩こりのバリエーション　111
肩痛　57
滑濇　73
滑苔　37
滑白仁　115
滑脈　72, 74
干渉電流刺激法　123
肝の竅　25
肝胃不和　109
肝郁気滞　111
肝火熾盛　148
肝気鬱結　147, 148
肝気鬱結証　143
肝気上逆　144
肝虚寒証　117
肝虚証　114, 114, 115
肝虚熱証　117
肝血不足　148
肝積　80
肝風内動　148
肝陽上亢　148
陥凹　90, 91
陥下　90, 91
間欠跛行　125
間代性痙攣　147
寒厥　49
寒湿　23
寒証　43, 45
寒象　147
寒顫　50
寒熱　49, 80, 143
寒熱往来　50
寒熱波及経絡　170
寒包火　51
寒冷浴　123
寒冷療法　122
感知　15
感応電流療法　123
漢方　7
漢方腹診　80, 82
関　69
関上　69, 114
関節リウマチ　122
関連痛　131, 133, 134

緩脈　74
眼光　25
眼眦　25
眼症状　147
眼精疲労　63
顔色　21
顔面の五臓配当　24
顔面診　22
顔面痛　137
顔面部の臓腑配当　24

● き ●

気　12, 15, 16
気の医学　2, 6
気の診断　243
気化熱　122
気化冷却　122
気陥証　144
気逆証　144
気虚　23
気虚血瘀　145
気虚証　144
気血津液弁証　143
気血同病弁証論治　144
気血両虚　145
気血両虚証　144
気口九道脈診　76
気色　23
気診　192, 203, 247
気滞　212
気滞血瘀　141, 142, 145
気滞証　144
気病弁証論治　144
気味　45
奇経治療　180
奇経八脈　92, 93, 94, 112, 195
奇穴　95
起刺　34
基礎研究　127
喜按　90, 91
機械的刺激　123
機械的刺激療法　123
機械論　13
機能的電気刺激法　123
技術　3, 8, 10
技能　3, 8, 10
吃逆　41, 45
九動脈　116
九道　75
灸点　15, 16, 112
拒按　90, 91
挙　71, 114
挙按尋　71
虚　73, 114
虚実　143
虚実の反応の左右差　158

虚証　21, 23, 42, 45
虚熱　22
虚熱証　141
虚脈　73, 116
虚陽浮越　22
虚里の動　79, 85
虚裏の躍動　79
魚翔脈　76
共通感覚　5, 8, 12, 16, 17
狂言　44
夾脊穴刺鍼　124
脇下　82
脇下痞鞕　83
脇痛　55
胸脇　82, 147
胸脇苦満　83
胸鎖乳突筋検査法　203, 237, 243
胸椎棘突起の反応　89
胸痛　55, 146
胸痺　55
胸腹の按診　79
胸悶　61
強硬　35
強力反応点　112
驚悸　61, 147
驚啼　67
曲泉　115
局所経気　237
局所単収縮反応　133, 135
局所注射　130
局所的・局部的選穴　107
局所法　237
棘突起　125
近位選穴　149
近代医学　12, 16
近代的鍼灸医学　2, 16
近代的鍼灸治療　121
近代的鍼灸療法　1
筋・筋膜疼痛症候群　131
筋緊張の緩和　123
筋腱移行部　136
筋・骨格系　134, 136
筋紡錘　131
筋力強化　123
筋力低下　135
禁灸点　15, 16, 112
緊張　90, 91
緊張型頭痛　137, 139
緊脈　74

● く ●

げっぷ　45, 147
下痢　146
形　20, 21
経　91, 95
経気診断法　208

経期　66
経筋　191
経筋の異常の有無　152
経筋の病証　153
経筋運動　179
経筋穴　179
経筋治療　169, 179, 184
経筋病　109
経筋病証　153, 154
経筋病証の診断　155
経穴　95, 112
経穴の国際標準　97
経穴部位診断　265
経血量減少　147
経皮的末梢神経電気刺激法　122,
　123
経別治療　169, 178
経別脈診　254, 268
経別IP療法　268
経脈　92, 201
経脈の異常の有無　152
経脈の海　94
経脈の病証　153
経脈病証　153
経脈病証の診断　154
経脈流注に基づく選穴　108
経絡　92, 112, 201
経絡―臓器機能測定器　225
経絡系統　169, 170, 177
経絡系統治療システム　169
経絡現象　225, 228
経絡治療　1, 113, 151
経絡治療の証　117
経絡治療学会　114
経絡的治療　113
経絡敏感者　225
経絡敏感人　112
経絡弁証　143
経絡弁証論治　149
経絡論争　118
経量　67
滎　91, 95
滎穴　108, 189
滎穴治療　269
頸入穴　169, 170
頸入穴触診　174
頸入穴VAMFIT　170, 173
頸部痛　57, 138
芸術　10
郄穴　95, 96
穴位（経穴）作用　124
穴性を考慮した選穴　109
血の栄　26
血瘀　21, 22, 23
血瘀証　144
血寒証　144

血虚　23
血虚証　144
血腫　129
血尿　59
血熱証　144
血病弁証論治　144
血便　58
血余　26
血流改善　123
厥陰経頭痛　54
厥陰病　149
結穴　175
結脈　74
月経　66
月経後期　66
月経周期の異常　147
月経先期　66
月経不順　149
肩脈　62
倦怠感　139
牽引療法　122, 123
健康学　4
健康観　10, 15
健忘　146
弦脈　74
眩暈　63
原穴　95, 96, 97
原穴診　91, 158
原始感覚　5, 192
原始信号系　15, 223, 269
原初存在　14
原絡治療　178
現代医学的病態把握　124, 130,
　151, 152
現代医学的な病態把握に基づく治
　療法　121
現代派　119, 151

● こ ●

コールドパック　122
古代鍼　162
古典復興運動　113
古方派期　6
股関節痛　109
呼吸の門戸　25
固摂機能　142
固体医学　2, 16
固体病理学説　2, 16
固有感覚　131, 140
枯　33
五音　41, 42, 43, 44
五感　16
五行　45
五行穴治療　243
五更泄瀉　58
五臭　45

五心煩熱　49
五声　41，44
五臓腹診　80
五臓六腑の病証　153
五兪穴　91，95，96
後世派期　6
後藤艮山　6
後渓　111
口渇　59
口干　60
口甘　60
口鹹　61
口苦　60
口腔内細菌　28
口酸　60
口臭　41，46，60
口辛　61
口淡　61
口甜　60
口味　60，60
孔穴　95
交会経配穴　150
交会穴　96
光化学作用　123
光線療法　122
考証学派　6
抗くる病作用　122
抗凝固剤　137
抗生物質　123
芤脈　74
紅舌　29，33
厚苔　32，37
洪脈　74
哮　44
高圧電気刺激法　122
高骨　70
高電圧刺激法　123
硬結　90，91
鈎状　40
絳舌　29，33
絞痛　53
溝状舌　34
鉤脈　72
睾丸痛　147
酵素活性　123
興奮点　119
合　91，95
合谷　110，111
毫鍼　150
囓缺　40
囓歯　45
声の変化　146
黒苔　31，36
極超短波　122
極超短波療法　122
極低温空気　122

極低温療法　122
骨空　95
骨粗鬆症　137
骨電気刺激法　122，123
骨度法　101
骨余　57
根　72
根穴　175
根源的自然　11，11
根性坐骨神経痛　130

● さ ●

左右配穴法　150
刺し手　142
差電点　118
坐骨結節　126
坐骨神経血流　124，125，126，
　　127，128
坐骨神経血流の改善　124
坐骨神経電気刺激　128
細胞病理学説　2，7
細脈　74
臍下　82
臍下悸　85
臍上　82
臍診　85
臍中の動　85
臍腹　55
臍腹痛　55
臍傍圧痛　84
索状硬結　132，133，134
数　73
数脈　73，116
錯語　44
殺菌作用　122
撮空理線　22
撮診　90
擦診　90
三部九候法　68，68
三部九候脈　76，114
三部診法　68，69
三部配穴　150
三稜鍼　150
散鍼　111
散脈　74
酸痛　53
残灯復明　21

● し ●

ジャンプサイン　133
しびれ　124
しゃっくり　45
子母経配穴　150
矢気　45
失気　45
四肢痛　56

四診　20
四総穴　97
司馬遷　5
自然観　10
自然治癒過程　12
自然治癒力　4，12，12，13
自覚　9
自汗　51，143
自他一如　13
自発痛　90，91
自発放電活動　133
自由律　13
自律神経機能障害　131
自律神経系　140
自律神経症状　131，137
死脈　76
刺　30，34
刺激療法　130
刺痛　52，55，55
刺熱穴　169
姿勢異常　134，136
姿勢筋群　135
指尖容積脈波　235
指法　71
清水博　13
紫外線療法　122
紫舌　33
歯痕　34
歯痕舌　29
歯痛　57
嗜睡　66
耳痛　63
耳脈　62
耳鳴　62，63，131，137，147
耳聾　63，147
持続的他動運動訓練　123
匙形　40
滋陰潜陽　141
磁石　204
磁石診断　207，208
磁石診断法　208
膩苔　32，37
軸索損傷　129
軸索反射　128
七死脈　76
七表　75，116
七表八裏九道　75
失禁　59
失神　21
失眠　66
疾脈　74
湿証　23
湿燥　80
湿熱　23
湿熱困脾　148
質的な自然　12

実　73, 114
実証　42, 45
実脈　73, 116
捨舌従症　38
斜飛脈　70
瀉実　142
邪気　141, 201
尺　69
尺中　69, 114
尺膚診　158
灼痛　53, 55
積　79
積聚　79
弱脈　74
雀昏　63
雀啄脈　76
雀目　63
手足の按診　78
手足心汗　52
主穴　150
主語の論理　13
主動作筋　134
腫脹　35
腫脹舌　30
腧穴　89, 95
呪術的医療　5
濡脈　74
聚　79
十怪脈　76
十五絡脈　93
十四経絡経穴の標準用語　100
十二経の海　94
十二経筋　92
十二経別　92, 93
十二経脈　92, 93
十二総穴　180
十問歌　49
重語　44
重舌　35
重聴　63
重痛　53, 54
出血　147
述語の論理　13
術　8, 10
純粋経験　9
循衣摸床　22
循環改善　123
循環障害　131
循経感伝現象　112
循経選穴　149
順逆　23
潤燥　37
除中　60
小児指紋　67
小児鍼　111
小腹　55, 82

小腹拘急　84
小腹痛　56
小腹不仁　80, 84
小便　58
小便不通　59
少陰経頭痛　54
少陰病　149
少気　44
少数鍼　160
少苔　32, 37
少腹　55, 82
少腹の脹痛　147
少腹急結　84
少腹痛　56
少陽経頭痛　54
少陽病　149
消炎作用　122
消渇　143
消穀善飢　60
消長　38
証　110, 143
証の重層構造　154
証を考慮した選穴　109
証候　143
焼鍼　185, 186
障害高位　124, 125
障害高位神経根鍼通電療法　128
障害高位傍脊柱部　127
障害高位傍脊柱部刺鍼　129
障害神経根　130
障害神経根鍼通電療法　127
衝脈　93, 94
上気　44
上下配穴法　150
上後腸骨棘　126, 126
上腕二頭筋の遅発性筋痛　109
条件反転法　138
情報系　15, 16, 18
常脈　71
色　20, 21
食　60
食習慣　28
食欲不振　147, 148
触診　134
濇脈　72, 74
褥瘡　123
心の苗　27
心下　82
心下悸　85
心下支結　83
心下軟　83
心下痞　83
心下痞鞭　83
心火亢盛　146
心気虚　146
心悸　61, 146

心血虚　146
心積　80
心身二元論　12, 13
心跳　61
心痛　146
心煩　146, 148
心脈瘀阻　146
身体の知　7, 8
神　20, 71
神学　9
神経根ブロック　129
神経根鍼通電療法　128, 129, 130
神経障害　129
神経走行部　130
津液　42
津液病弁証論治　145
津液不足証　145
真寒仮熱　22
真象　39
真臓脈　76
真苔　37
真痛　55
深刺　142
診療方式　152
新生気論　13
鍼灸の措置　150
鍼灸の定義　1
鍼灸医学　8
鍼灸刺激　121
鍼灸治療　124, 136
鍼灸病証学　118
鍼響　225, 226
人迎　69
人迎脈口診法　68, 69, 76
仁術　3, 8, 10
尋　71, 114
腎の華　26
腎陰虚　149
腎間の動　85
腎間の動気　80
腎虚　23
腎虚証　114, 115
腎積　80
腎精　21
腎俞穴　107
腎陽虚　149
腎陽虚証　143, 147

● す ●

ステロイド　130
ストレス　131, 135, 136
ストレッチ　136
スプレー冷却法　122
頭汗　52
頭重感　55
頭沈　55

頭痛　54，137，147
水液内停証　145
水治療法　122，123
水分の動　85
睡眠　66
睡眠障害　131，132
錘内筋線維　131
随機制宜　18
随証治療　242
寸　69
寸口　69，114
寸口診法　68，69
寸口脈　76，77

● せ ●

世界三大伝統医学　5
井　91，95
井穴診　158
正気　141
正経十二経　112
正邪弁証　161
正中芯　84
生気論　13，13
生体気診　244
生物的自然　10
生物的自然観　11
生命の自覚　8
生命の智　7，8
生命感覚　5，8，9，12
生命観　10，13
生命哲学　3，8
生命倫理　3，8
青舌　33
怔忡　61，146
星　34
星斑　34
清熱　142
清法　142
掣痛　53，55
精神神経免疫学　12
整骨術　7
脆裂　40
石脈　72
赤外線　122
赤外線サーモグラム　235
脊柱管の狭小　124
脊柱管狭窄症　125，126
積　79
切経　67，89
切穴　67，90
切診　16，20，67
折衷派　6
泄瀉　58
舌の臓腑配当　27
舌下　27
舌下細絡　35

舌下小点　35
舌下静脈怒張　30，35
舌下脈絡　35
舌菌　31，35
舌形　27，28，33
舌根　27
舌根の剥苔　32
舌衄　35
舌質　27，28
舌縦　36
舌色　27，28，33
舌神　27，28，33
舌診　26
舌尖　27
舌瘡　35
舌苔　27
舌態　27，28，35
舌中　27
舌疔　35
舌辺　27
舌辺の剥苔　32
舌癰　35
舌裏　27
絶汗　51
絶経　67
絶対無の場所　9
絶脈　76
浅刺　142
染苔　28
戦汗　52
煽動　25
線維筋痛症　139
遷延治癒骨折　123
選穴　150，160
選穴原則　149
譫語　44，146
顫動　35
全一学　9
全身倦怠感　137
全体論　13
全苔　32
前後配穴法　150
喘　44

● そ ●

祖脈　73，114
祖脈診　116
粗厚　40
組織修復　124
組織循環　124
疏肝理気　110
疏泄機能　147
疏通経絡　141
爪萎　40
爪枯　40
爪甲診　39

双管脈　70
壮熱　50
走竄痛　53
相兼脈　73
相対有の場所　11
相動筋群　135
掻痒感　90
痩小　34
痩小舌　30
創傷の治癒促進　123
創傷治癒促進　123
創造論　13
腠理　51，91
腠理粗　91
総按　71
総穴　180
嘈雑　61
燥苔　37
蔵志　6
蔵府　22
糙苔　37
臓器異常診断　224
臓腑　22
臓腑の異常の有無　152
臓腑・経絡の異常　109
臓腑病証　153
臓腑病証の診断　154
臓腑弁証　143
臓腑弁証論治　145
促脈　74
息賁　80
存在診断　224
孫絡　93
飧泄　58

● た ●

タノミメータ　118
ダイオード　205
ダイオード・リング　208
ダイオード診断　207
だるさ　147
田代三喜　6
多食易飢　60
多夢　146
打鍼　81，162
唾液分泌　131，132，137
大汗　51
代謝・内分泌障害　136
代脈　72，74
大学　3，8
大小便の異常　146，147
大同類聚方　6
大腹　55，82
大便　57
代償運動　134
代表測定点　119

太陰病　149
太極陰陽論　162
太衝　110，111
太息　45
太陽経頭痛　54
太陽病　149
体温　28
体臭　41，45
体表の按診　78
体表観察　158
体表区分　102，103
体表指標　102，103
体表診察　78
対症選穴　149
対流冷却　122
苔の厚さ　28，37
苔質　27
苔色　27
退行変性　138，139
帯下　66，67
帯脈　93，94
態　20，22
達観　11
脱汗　51
脱毛　147
脱落　40
脱力　124
玉城康四郎　13
丹波康頼　6
但寒不熱　50，54
但熱不寒　50
単按　71
胆火亢盛　148
淡紅舌　33
淡白舌　29，33
短気　44
短縮　36
短縮舌　31
短脈　74
痰　145，146
痰飲　21
痰厥　49
痰湿阻肺　147
痰蒙心竅　146
弾石脈　76

● ち ●

知覚過敏　90
知熱感度測定　118
治神　142
治標経気　238
治標法　237
治法経気　239
治本法　239
治療学　4
遅　73

遅発性筋痛　185
遅脈　73，116
置鍼術　125
中　69，114
中医学　1，117，140，151
中国医学　5
中風　143
注穴　175
注射療法　130
長脈　74
超音波療法　122
超短波　122
脹痛　52，54，55
腸鳴　45
腸腰筋　135
潮熱　50
調和陰陽　141
癥　79
癥積　79
癥聚　79
直達牽引　123
直観　16
沈　69，73，114
沈脈　73，116
鎮痛　122，123，130，139

● つ ●

椎間板内圧　123
痛覚受容機構　139
痛経　67
爪の半月　40
艶　21

● て ●

デカルト　3，13
デカルト医学　7
デルマトーム　267
手足の按診　78
手足の振戦　147
手足二対脈療法　180
低周波鍼通電刺激　126，126，128
低出力レーザー　123
涕　65
鄭声　44
哲学　3，8，9
微痛　53
天・地・人治療　169
点　34
点刺　34
癲語　44
伝統の知　7
伝統医学　2，4，12
伝統医学の定義　1
伝統的鍼灸医学　16
伝統的鍼灸療法　1
伝導熱　122

伝導冷却　122
電気刺激　126，127，128，130
電気鍼　150
電気抵抗　119
電気療法　122
電磁界作用　123
電磁波　123

● と ●

トリガーポイント　130，131，132，133，134，135
トリガーポイント治療群　138
トリガーポイント注射　136
トリガーポイント鍼通電療法　139
トリガーポイント鍼療法　136，137，139
トリガーポイント療法　131
ドップラー血流計　235
ドライアイ　64
吐舌　36
吐弄　36
徒手療法　136，137
東洋医学　7
東洋医学の起源　5
東洋医学の源流　2，5
東洋医学健康調査票　47
東洋医学原論　1，2，18
逃避反射　133
疼痛　52，131，134
疼痛誘発動作　134，134
疼痛抑制　123，124
盗汗　51
湯液・鍼灸作用同一論　112
筒状　40
撓入鍼法　161
橈骨茎状突起　70
橈骨動脈　114
同身寸法　101
同名経配穴　150
動気　80
動悸　80，85
動物実験　125，126，127，128
動脈　74
動脈硬化症　137
動脈瘤　137
道　8，10
特定穴　150
得神　21
得気　142
督脈　93，94
独語　44
呑酸　60
嫩舌　30

● な ●

内湿　21

内出血　137
内傷雑病　75，143
内臓体壁反射　106，107
中島宏　3
中谷義雄　112
中村雄二郎　7
長濱善夫　112，226
軟弱　90，91
軟薄　40
軟便　147
濡脈　74
難経系腹診　80
難経腹診　80
難経本義諺解　115
難経六十九難　114
『難経』六十九難　115
難聴　63

● に ●

二元的一元性　8，18
二便　57
日本針灸皮電研究会　119
日本鍼灸医学　120
肉芽　122
肉芽形成促進作用　122
西田幾多郎　8，11
入穴　175
尿　58
尿意切迫　147
尿管結石　110
尿失禁　147
尿排泄量　107
尿閉　147
人間機械論　12
任脈　93，94

● ね ●

熱厥　49
熱作用　123
熱邪壅肺　147
熱証　43，45

● の ●

のどの痛み　146
納呆　60
脳波トポグラム　235

● は ●

ハバードタンク　123
パラフィン浴　122
波動性　18
歯が弱くなる　147
馬尾性間欠跛行　124
場所　9
場所の医学　2
場所的論理　9，10，11，13，13

肺の竅　25
肺陰虚　147
肺気虚　147
肺気上逆　144
肺虚証　114，115，117
肺積　80
背候診　158
背診　67，86
背痛　56
背部兪穴　88，108
配穴　150
配穴方法　149
排尿困難　59
排尿時痛　147
排尿量　107
敗脈　76
白黄苔　31
白眼　25
白苔　31，36
白髪化　147
剥落　37
剥離　40
薄苔　32，37
八会穴　96，97
八祖脈　73
八総穴　97，180
八裏　75，116
八綱弁証　143
発汗　91，131，137
発汗現象　131
発現する経絡　112
発熱　149
華岡青洲　6
鍼の響き　225
鍼治療　130
反関脈　70
反発力　114
半身汗　52
胖大　34
胖大舌　30
斑　34
斑点　40
瘢痕灸　150
燔鍼　185，186

● ひ ●

ヒポクラテス　3
ビタミン　136
比較脈診　76
日野原重明　3
皮電点　118
皮膚と経絡　194
皮膚鍼　150
非感染性皮膚疾患　123
肥気　80
脾の竅　26

脾の外候　27
脾の華　26
脾気虚　147，148
脾気下陥　148
脾虚　23
脾虚証　114，115
脾積　80
脾不統血　148
脾陽虚　148
脾陽虚証　147
痞気　80
微緩脈　72
微弦脈　72
微洪脈　72
微沈脈　72
微熱　50
微浮脈　72
微脈　74
鼻衄　65
鼻汁　146
鼻出血　65
鼻塞　65
鼻閉　146
膝関節痛　109
表裏　143
表裏経配穴　150
標　109
標穴　175
標識経気　239，241
標治　142
標治法　116
病因病理　159
病因弁証　143
病気観　10，15
病邪弁証　145
病証　153
病態把握　121，124
平野元忠　41
頻尿　59，147

● ふ ●

ファラディゼーション　123
フェザータッチ　158
フルオロメタン　122
ブロック注射　130
不寝　66
不仁　90
不通即痛　52
不定愁訴　131，137，139
不適合眼鏡　107
不眠　137，139，146，147，149
扶正祛邪　141，142
負荷試験　161
浮　69，73，114
浮腫　131，131，147，147
浮脈　73，116

浮絡　93
釜沸脈　76
腐膩　37
腐苔　32，37
風寒　22
風寒束肺　147
風寒束表証　143
風寒表証　146
伏脈　74
副交感神経　127
副交感性血管拡張神経　126，127
副作用　136
腹診　67，79
腹脹　147
腹痛　55，147
腹皮拘攣　83
腹皮攣急　83
腹部の按診　79
腹部打鍼法　80
腹満　61，84
腹鳴　41，45
複合脈　73
輻射熱　122
伏梁　80
藤本蓮風　157
物質的自然　10，11
物質的自然観　11
物理刺激　121
物理療法　121，122，123，124，
　130，136
噴嚏　44
聞診　20，41
＋点　112

●へ●

ベクトル　14
ベルグソン医学　7
平衡機能　131
平人無病の腹　79
平脈　71
平流療法　123
閉　59
閉経　67
扁鵲　5
変動経絡　170
変動経絡検索法　169
偏外苔　38
偏紅　28
偏頭痛　54
偏沮　52
偏苔　32，38
偏淡　28
偏内苔　38
弁証　143
弁証論治　143
弁病　142

便の臭い　41
便通異常　139
便秘　57，146

●ほ●

ホットパック　122
ホメオスタシス　12
ホログラム理論　193
ボンハン学説　118
ボンハン管　112
ボンハン小体学説　112
ポリモーダル仮説　118
歩行可能距離　128
補虚　142
補穴　150
補寫手技　150
補助診断孔穴　242
補助診断孔穴群　237
補助療法　136
母子関係　115
募穴　95，96，97，99
募穴診　85
放射熱　122
泡沫浴　123
蜂巣炎　131
亡陽　23
芒刺　34
望視法　246
望神　20
望診　16，20
傍脊柱部　125
傍脊柱部刺鍼　124
膨隆　90，91
北辰会方式　157
発赤　131
本　110
本経配穴　150
本穴　175
本治　142
本治法　116
本道　7
本間祥白　118
賁豚　80

●ま●

マイクロバイブレーション　235
マッサージ　123
曲直瀬道三　6
麻酔薬　130
麻酔療法　130
間中喜雄　16，112，203，204
霉醬苔　37
末梢循環　130
丸山昌朗　112
万病一毒説　6
慢性頸部痛　138，140

慢性腎不全　41，42
慢性腰痛　138，140
眦　25
－点　112

●み●

脈位脈状　114
脈位脈状診　77，77，117
脈口　69
脈差　114
脈差診　76，114，116
脈状　72，114
脈状診　72，116
脈診　67，68，114
　──の臓腑配当　70
脈幅　114
脈力　114

●む●

ムスカリン様受容体遮断薬　126
無汗　51
無月経　147
無根　37
無作為化比較対照試験　109
無神　21，29
　──の徴候　22
無苔　31，37
無分節　11，12
夢分流　162
夢分流の腹診　80
夢分流腹診　81，158
夢分流腹診の図　81

●め●

めまい　131，137，147
目と五臓相関　24
眼の周り　25
名人の医学　2

●も●

毛脈　72
目昏　63
目渋　64
目痛　64
目的律　13，13
目痒　64
本山博　225
問診　20，46，47

●や●

焼針　185，186
薬湯　123
薬物の適応診断　247
薬物適合性判断　224
柳谷素霊　113
山脇東洋　6

山野隆　192

● ゆ ●

ユナニ・ティブ　5
兪　91, 95
兪穴　95, 95, 96, 99, 108, 189
有機体論　13
有根　37
有神　21
遊走性疼痛　147
遊走痛　53

● よ ●

予防学　4
余瀝　59
要穴　96
洋方派期　6
陽蹻脈　93, 94
陽萎　147
陽維脈　93, 94
陽黄　23
陽気の不足　21
陽気滞　112
陽虚　21, 23
陽脈　75
陽脈の海　94
陽明経頭痛　54
陽明病　149
腰下肢症状　128
腰痛　56, 128, 137
腰部脊柱管狭窄症　124, 125,
　127, 128, 129
腰部脊柱管狭窄症に対する鍼灸治
　療　129
腰部鍼刺激　124, 125
腰方形筋　135
抑制点　119
吉益東洞　6

● ら ●

ラ・メトリー　13
絡穴　95, 96, 97, 97, 173, 175
絡脈　92
絡脈治療　169, 178, 178
懶言　51
蘭方　7

● り ●

リーの視床説　118
リハビリテーション　123
李朱医学　6
李定忠　227
理学所見　128
理学療法　122
罹患筋　134, 136

六経弁証論治　149
立毛　131
粒子性　18
溜穴　175
癃　59
癃閉　59
両者対等二者択一　208
良導点　118
良導絡　112, 119
良導絡療法　119
量的な自然　12
緑苔　37
臨床の知　7, 8
臨床研究　127
臨床試験　126, 128
臨床症状　128

● れ ●

レーザードップラー血流計　124,
　126, 127
レーザー療法　122
冷却治療　122
冷却療法　122
冷痛　53, 55, 56
冷浴　122
『霊枢』経筋篇第十三　109
『霊枢』経脈篇（第十）　184
霊背兪穴　169, 176
霊背兪穴 VAMFIT　176
霊背兪 VAMFIT　170
裂紋　34
裂紋舌　30
連続歩行可能距離　124, 125,
　126, 128
連続歩行距離　128

● ろ ●

老舌　30
老嫩　34
弄舌　36
牢脈　74
六淫　143
六経弁証論治　149
六祖脈　73
六部定位の脈診　243
六部定位脈診　77, 114
六海　242
六経弁証　143
肋骨弓角　82
論治　143

● わ ●

歪斜　35
歪斜舌　31

【編者略歴】

篠原 昭二(鍼灸学博士)
1978年　龍谷大学法学部卒業
　〃　　明治東洋医学院専門学校卒業
1980年　明治鍼灸短期大学助手
1987年　明治鍼灸大学講師
1991年　明治鍼灸大学助教授
2003年　明治鍼灸大学，同・大学院教授
2008年　明治国際医療大学，同・大学院教授
2014年　九州看護福祉大学教授
2015年　九州看護福祉大学教授，同・大学院教授

和辻 直(鍼灸学博士)
1987年　明治鍼灸大学鍼灸学部卒業
1989年　明治鍼灸大学附属研修鍼灸師修了
1991年　明治鍼灸教員養成施設卒業　明治鍼灸大学助手
1994年　明治鍼灸大学講師
2004年　明治鍼灸大学助教授
2005年　明治鍼灸大学大学院助教授
2008年　明治国際医療大学，同・大学院助教授
2015年　明治国際医療大学教授

北出 利勝(医学博士)
1965年　立命館大学経営学部卒業
1968年　京都仏眼鍼灸理療専門学校卒業・鍼灸師免許取得
1968～1980年　大阪医科大学附属病院麻酔科(兵頭正義教授に師事，鍼灸臨床)
1980年　明治鍼灸短期大学(3年制)助教授
1988～2010年　大阪医科大学麻酔科学教室非常勤講師
1990年　明治鍼灸大学(現・明治国際医療大学)教授
2011年　明治国際医療大学名誉教授

新しい鍼灸診療　第2版　　　　　　　　　ISBN4-263-24083-0

2006年 1月20日　第1版第1刷発行
2006年 4月20日　第1版第2刷発行
2019年 7月 5日　第2版第1刷発行

　　　　　　　　　　　　　　　　　編　集　篠　原　昭　二
　　　　　　　　　　　　　　　　　　　　　和　辻　　　直
　　　　　　　　　　　　　　　　　　　　　北　出　利　勝
　　　　　　　　　　　　　　　　　発行者　白　石　泰　夫
　　　　　　　　　　　　　　　　　発行所　医歯薬出版株式会社
　　　　　　　　　　　　　　〒113-8612　東京都文京区本駒込 1-7-10
　　　　　　　　　　　　　　TEL．(03)5395－7641(編集)・7616(販売)
　　　　　　　　　　　　　　FAX．(03)5395－7624(編集)・8563(販売)
　　　　　　　　　　　　　　　　　　　　https://www.ishiyaku.co.jp/
　　　　　　　　　　　　　　　　　　　　郵便振替番号 00190-5-13816

乱丁，落丁の際はお取り替えいたします．　　　印刷・永和印刷／製本・愛千製本所

© Ishiyaku Publishers, Inc., 2006, 2019. Printed in Japan

本書の複製権・翻訳権・翻案権・上映権・譲渡権・貸与権・公衆送信権(送信可能化権を含む)・口述権は，医歯薬出版(株)が保有します．
本書を無断で複製する行為(コピー，スキャン，デジタルデータ化など)は，「私的使用のための複製」などの著作権法上の限られた例外を除き禁じられています．また私的使用に該当する場合であっても，請負業者等の第三者に依頼し上記の行為を行うことは違法となります．

JCOPY ＜出版者著作権管理機構　委託出版物＞
本書をコピーやスキャン等により複製される場合は，そのつど事前に出版者著作権管理機構(電話03-5244-5088，FAX 03-5244-5089，e-mail：info@jcopy.or.jp)の許諾を得てください．